365 Sexstellungen

ISBN: 978-3-8094-3322-4

12. Auflage 2021

Die amerikanische Originalausgabe erschien erstmals 2012 bei Quiver unter dem Titel *365 Sex Moves*.

Projektkoordination dieser Ausgabe: Martha Sprenger
Umschlaggestaltung: Atelier Versen, Bad Aibling
Fotos: © 2012 by Moseley Road, Inc.
Übersetzung: Dr. Ulrike Kretschmer, München
Redaktion und Producing: Dr. Alex Klubertanz, Garmisch-Partenkirchen
Herstellung: Sonja Storz

FSC
www.fsc.org
MIX
Paper from responsible sources
FSC® C004378

Penguin Random House Verlagsgruppe FSC®N001967

Druck und Bindung: PBTisk, a.s.

Printed in the Czech Republic

RANDI FOXX

365 Sexstellungen

Heiße Sexspiele für ein ganzes Jahr

Bassermann

TAG für TAG

... für TAG

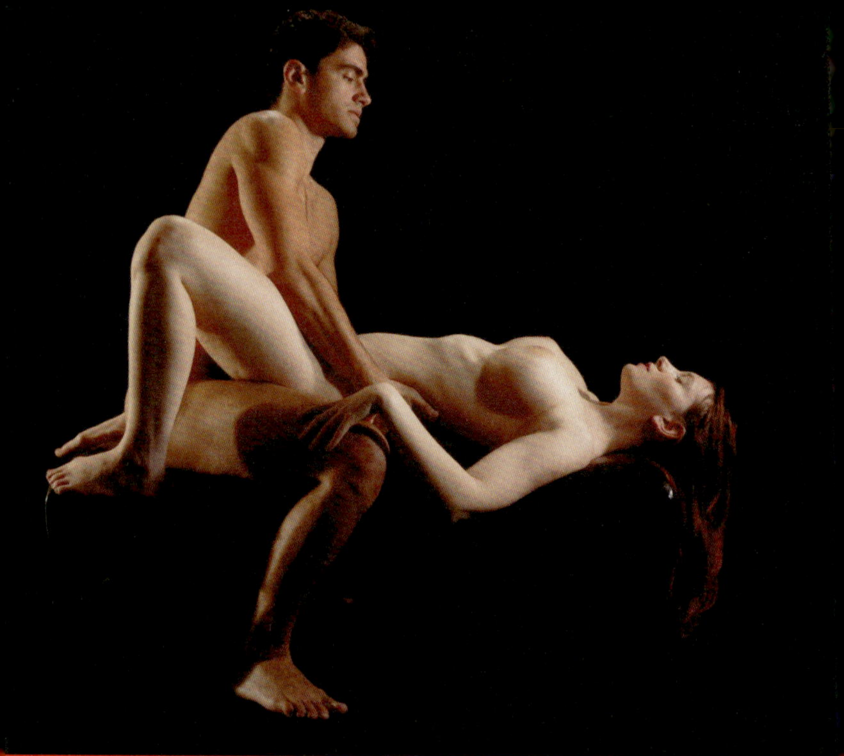

TAG 1

BITTE HIER EINPARKEN

Sie liegt rücklings auf einer Bank, ihr Partner sitzt mit gespreizten Beinen im rechten Winkel zu ihr – die perfekte Position, um beim Eindringen ihre Klitoris zu stimulieren. Beugt er sich nach vorn, kann er noch tiefer eindringen und ihre Brüste mit dem Mund liebkosen.

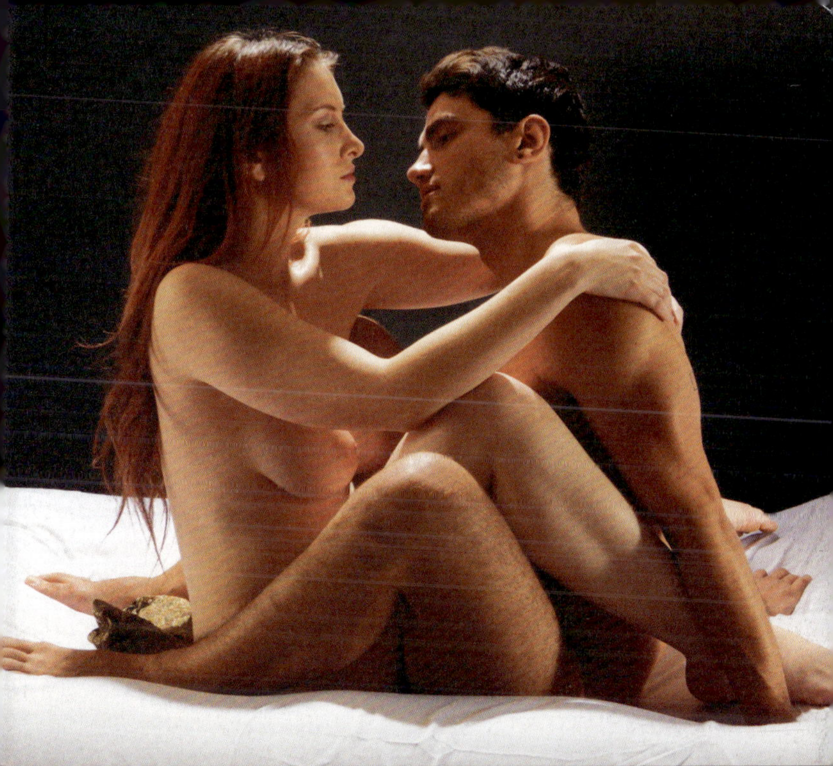

TAG 2

UMARME MICH, LIEBLING

Die beiden sitzen einander gegenüber auf dem Bett. Sie legt ihre Beine über seine, während er näher an sie heranrutscht, um in sie eindringen zu können. Sie umarmt ihren Partner, und gemeinsam bewegen sie sich langsam und genussvoll auf den Höhepunkt zu.

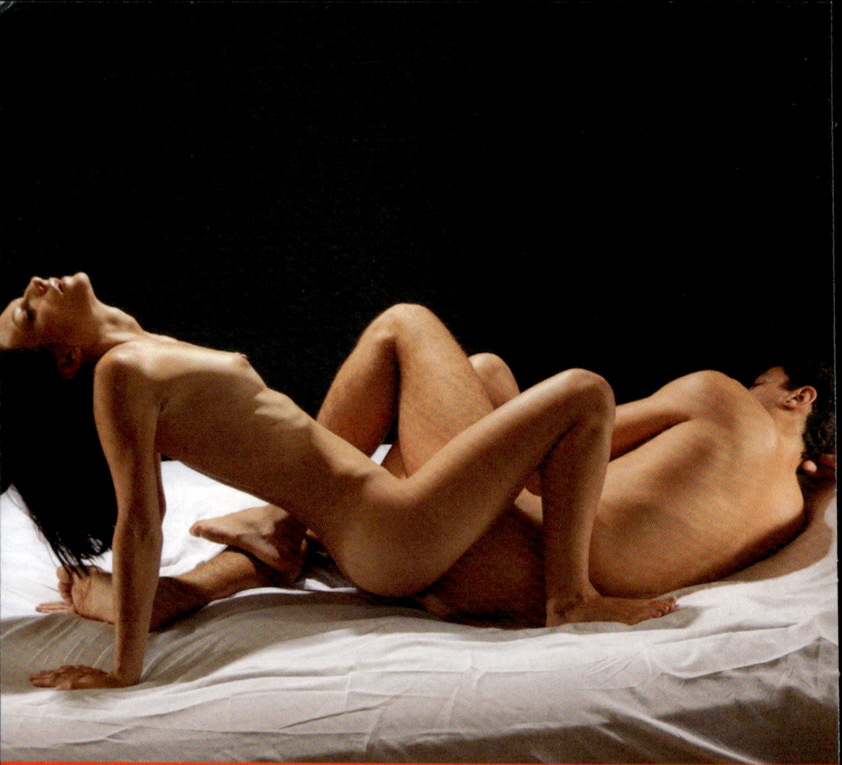

TAG 3

EINANDER UMRANKEN

Er liegt auf der Seite; das untere Bein ist bequem angewinkelt, das obere angewinkelt aufgestellt. Seine Partnerin verlagert ihr Gewicht auf ihre Hände, damit sie mit ihrerseits geöffneten Beinen zwischen seine Beine gleiten und er in sie eindringen kann.

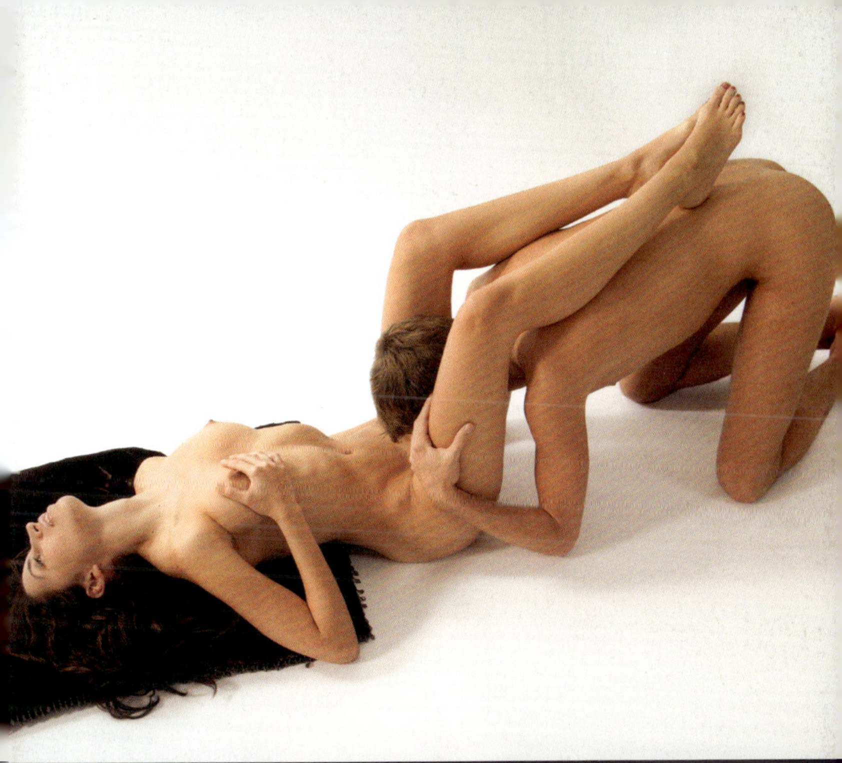

TAG 4

SÜSSE LECKEREI

Sie liegt rücklings auf dem Boden, Kopf und Oberkörper ruhen auf einem Kissen. Er kniet vor ihr und stimuliert ihre Vagina mit Lippen und Zunge. In Erwartung des Höhepunkts streckt sie ihre Beine in die Luft.

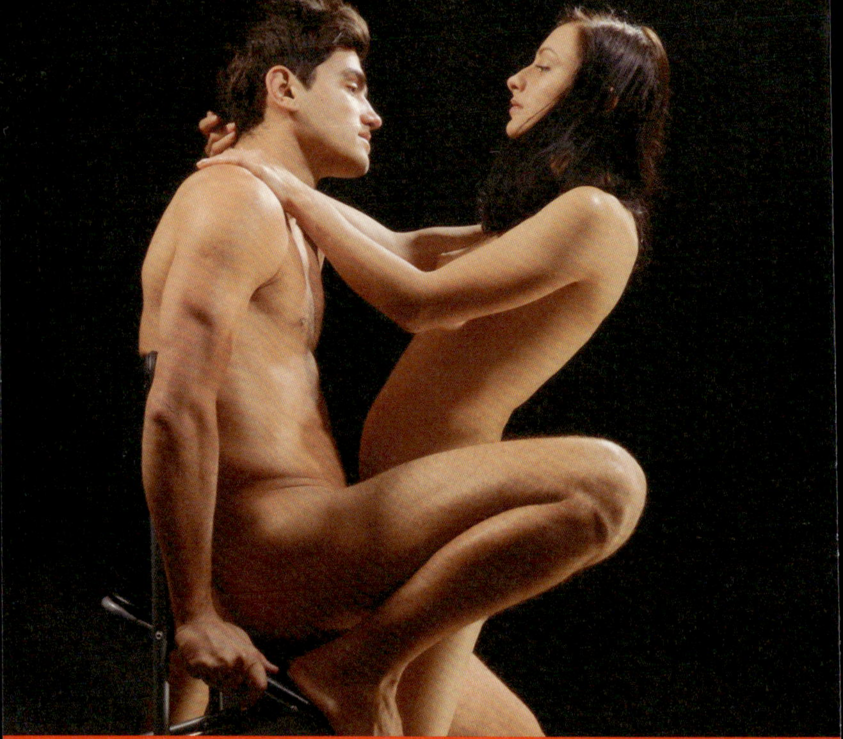

TAG 5

DER HEISSE STUHL

Er klettert auf einen Stuhl und stellt die Füße am Rand des Stuhls ab. Sie stellt sich zwischen seine Beine und nimmt seinen Penis zwischen ihre Oberschenkel. Mit etwas Gleitmittel mit Wärmeeffekt wird die ganze Sache noch heißer.

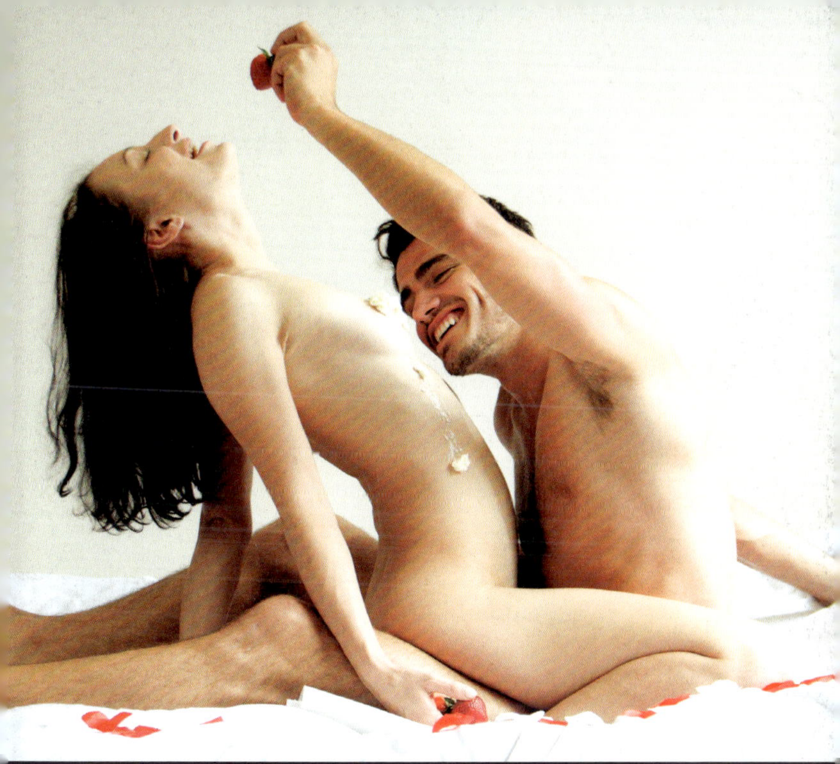

TAG 6

EINE ECHTE SAUEREI

Beim Sex Spaß zu haben gehört zu den größten Vergnügen des Lebens. Sie sitzt mit gespreizten Beinen auf ihrem Partner, und er versucht, sie mit einer Erdbeere zu füttern und gleichzeitig Sahne von ihren Brüsten zu lecken. Weniger lustig ist natürlich das Aufräumen hinterher …

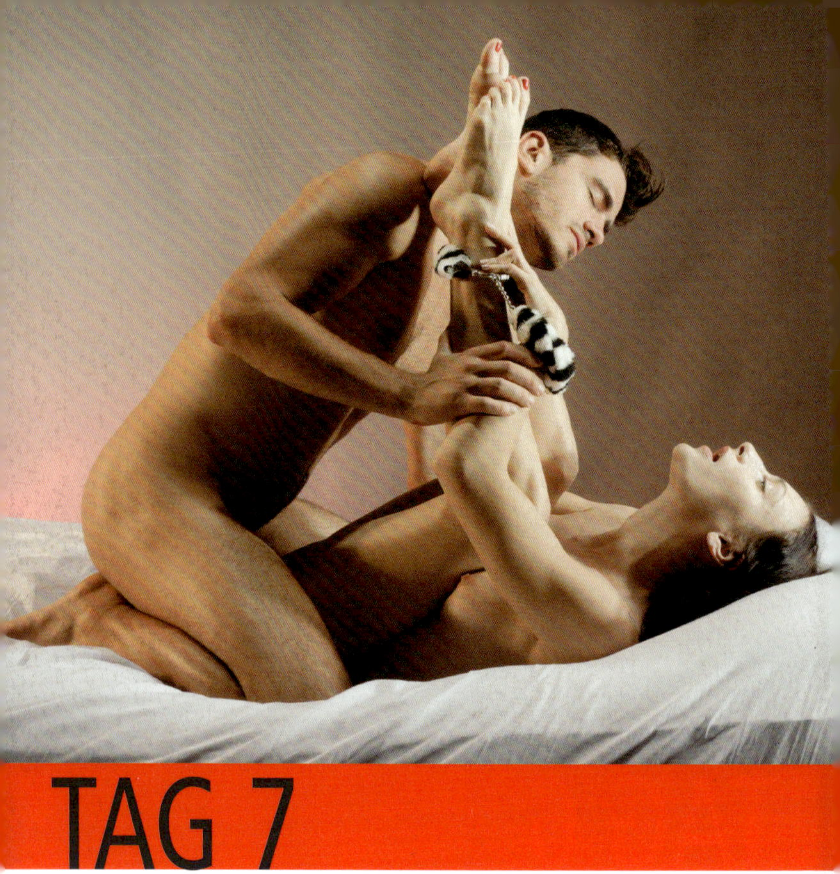

TAG 7

LASSEN SIE SICH FESTNEHMEN

Sie liegt auf dem Rücken, ihre Handgelenke sind mit Handschellen an ihre Fußgelenke gefesselt. Mit den Armen zieht sie ihre Knie an sich heran, damit ihr kniender Partner leicht in sie eindringen kann. Vielleicht möchte er dabei die Haut unter den flauschigen Handschellen streicheln.

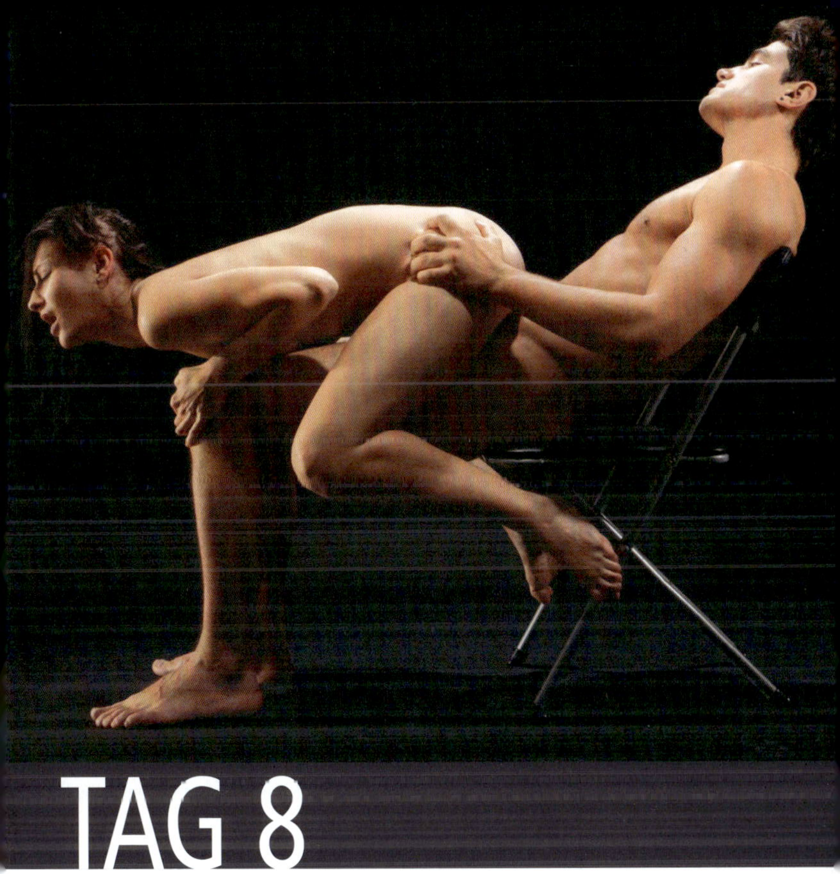

TAG 8

SANFTE SCHAUKELBEWEGUNG

Er sitzt weit zurückgelehnt auf einem Stuhl und hat die Beine im rechten Winkel aufgestellt. Sie lässt sich mit dem Rücken zu seinem Gesicht auf seinen Penis hinabgleiten und beugt sich nach vorn. Während sie sich an seinen Knien festhält, bewegt sie sich vor und zurück.

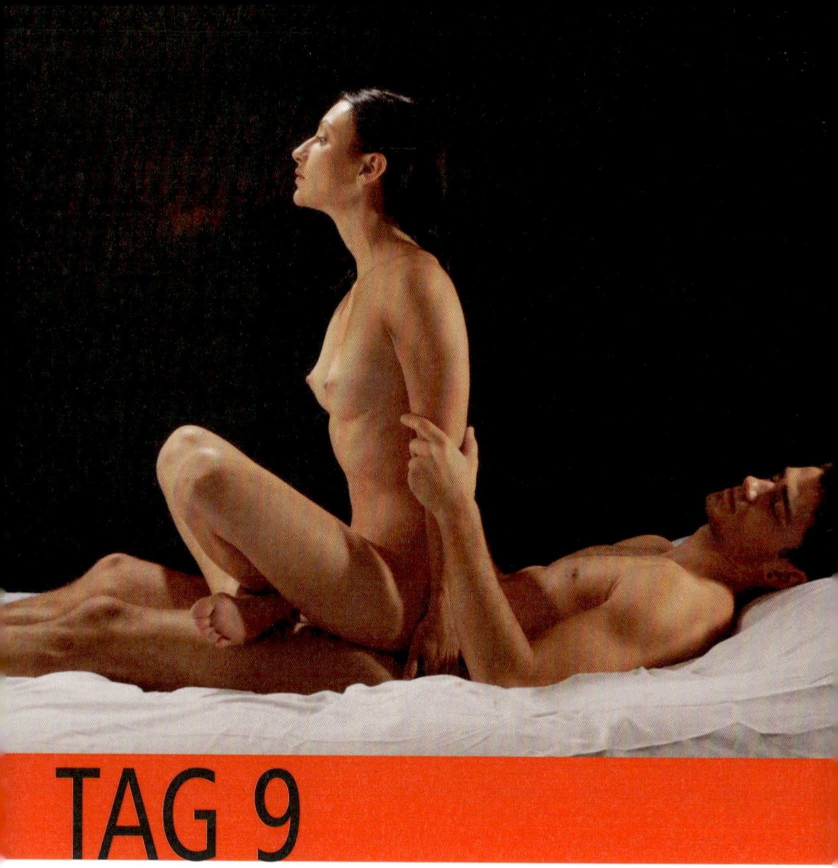

TAG 9

DER DREHSITZ

Er liegt rücklings mit ausgestreckten Beinen auf dem Bett. Sie dreht ihm den Rücken zu, lässt sich auf seinem Schoß nieder und verschränkt die Beine im Schneidersitz. Mithilfe der Hände kann sie in ihrer Position nun gedreht werden, ohne dass die lustvolle Penetration unterbrochen wird.

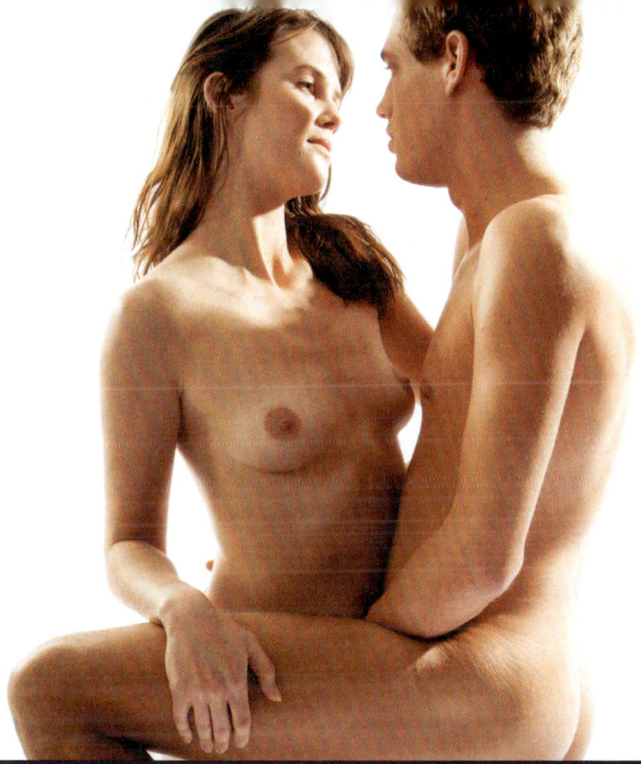

TAG 10

WILLST DU?

Er kniet sich auf ein Bein, das andere Bein ist aufgestellt. Sie kniet auf beiden Beinen vor ihm. Sie öffnet ihre Beine ein wenig, damit er leichter eindringen kann. Aber Achtung: Diese Stellung kann leicht als Vorspiel zu einem Heiratsantrag (miss-)verstanden werden!

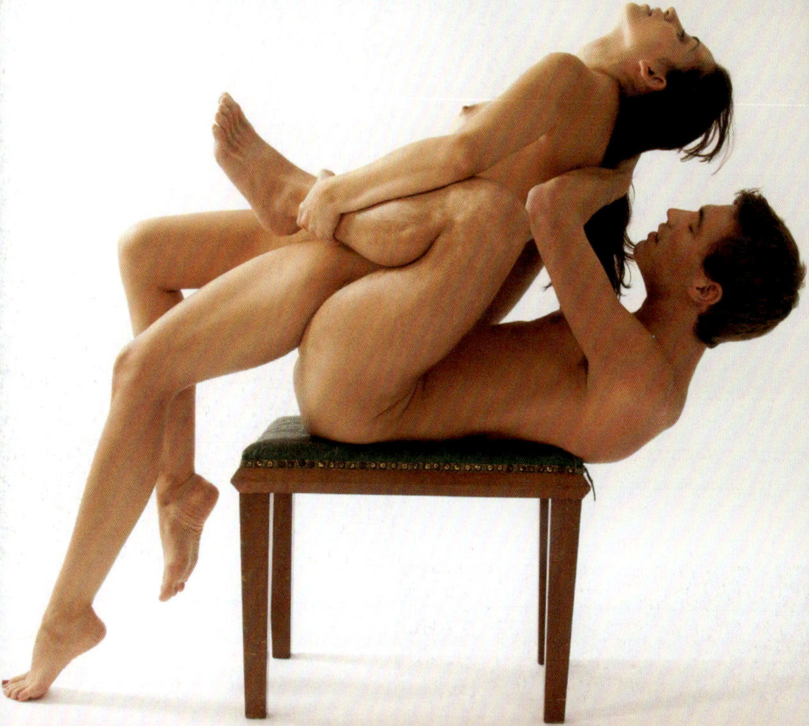

TAG 11

DIE LIEBESBANK

Er legt sich rücklings auf einen niedrigen Hocker, öffnet die Beine und zieht die Knie zur Brust. Sie lässt sich rücklings auf seinem Penis nieder, streckt die Beine aus und lehnt sich zurück, damit er an ihre Brüste herankommt.

TAG 12

HUCKEPACK ANDERSHERUM

Er stellt sich aufrecht hin, seine Waden ruhen an einem niedrigen Tisch oder Hocker. Sie schlingt die Arme um den Hals ihres Partners und führt seinen Penis ein, während sie die Beine auf dem Tisch oder Hocker abstellt. Er kann in dieser Position auch mit ihr umherlaufen.

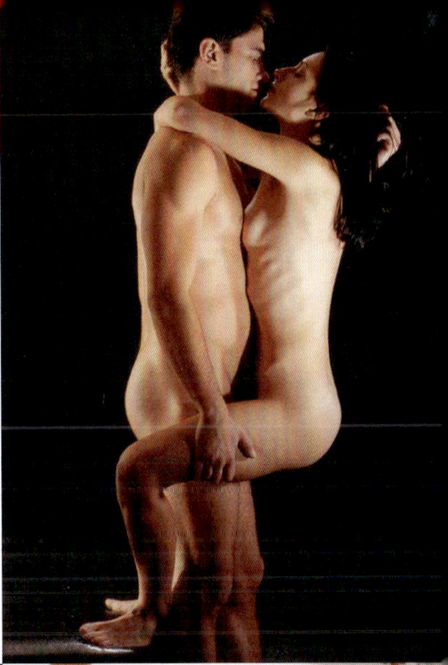

TAG 13

EINFACH MAL ABHÄNGEN

Er hängt sich an eine Stange für Klimmzüge, sie schlingt ihre Arme um den Hals ihres Partners und öffnet ihre Beine, um ihm das Eindringen zu ermöglichen. Sie kann auf dem Boden stehen bleiben oder die Beine in der Luft öffnen und schließen.

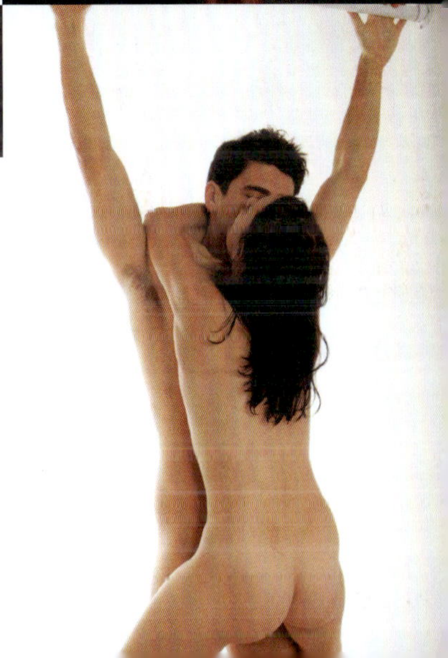

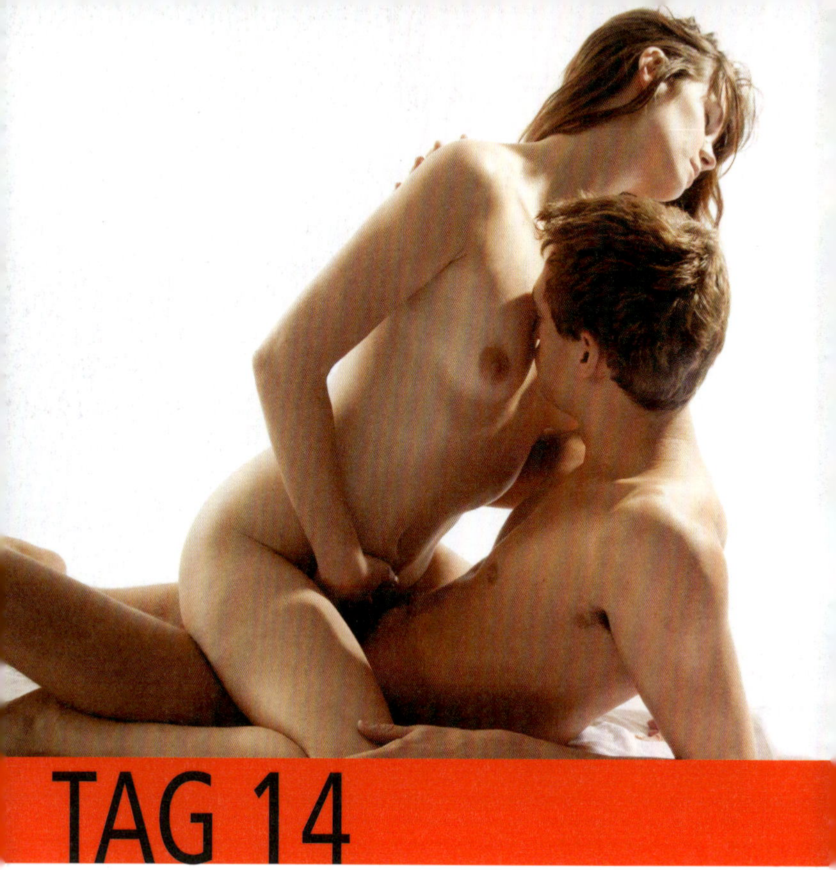

TAG 14

DEN STIER REITEN

Er liegt auf dem Rücken, während sie sich auf ihn setzt und ihn reitet, was das Zeug hält. Dabei hat er reichlich Gelegenheit, ihre Brüste zu liebkosen und ihre Klitoris zu stimulieren.

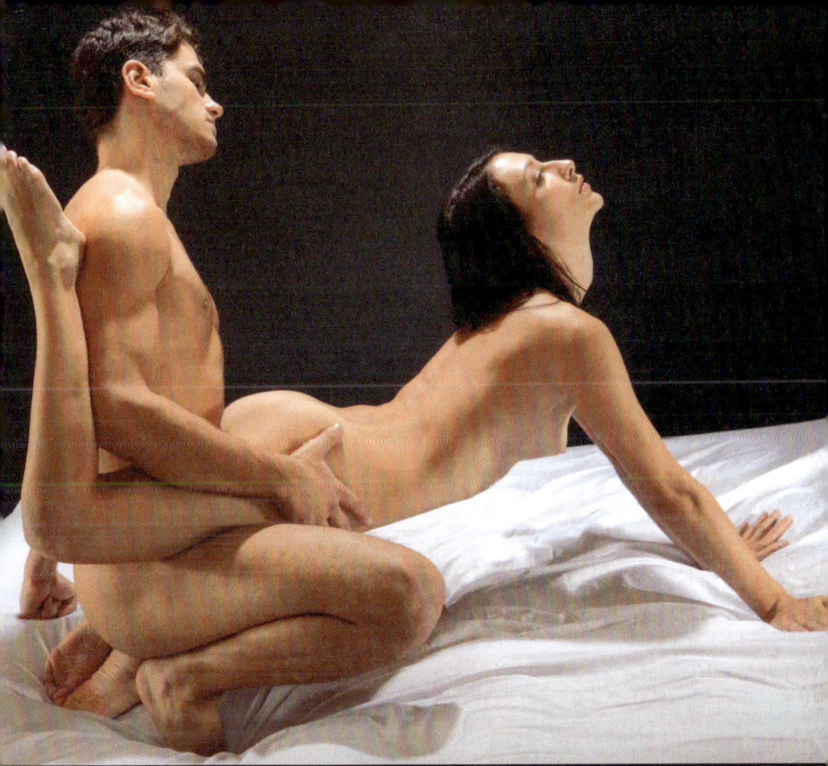

TAG 15

EIN BEIN IN DIE HÖH’

Sie begibt sich auf dem Bett in den Vierfüßlerstand, ihr Partner geht hinter ihr in die Hocke und dringt in sie ein. Bei jedem Stoß bringt sie eine Ferse an seinen Rücken – auf diese Weise kann er noch tiefer in sie eindringen.

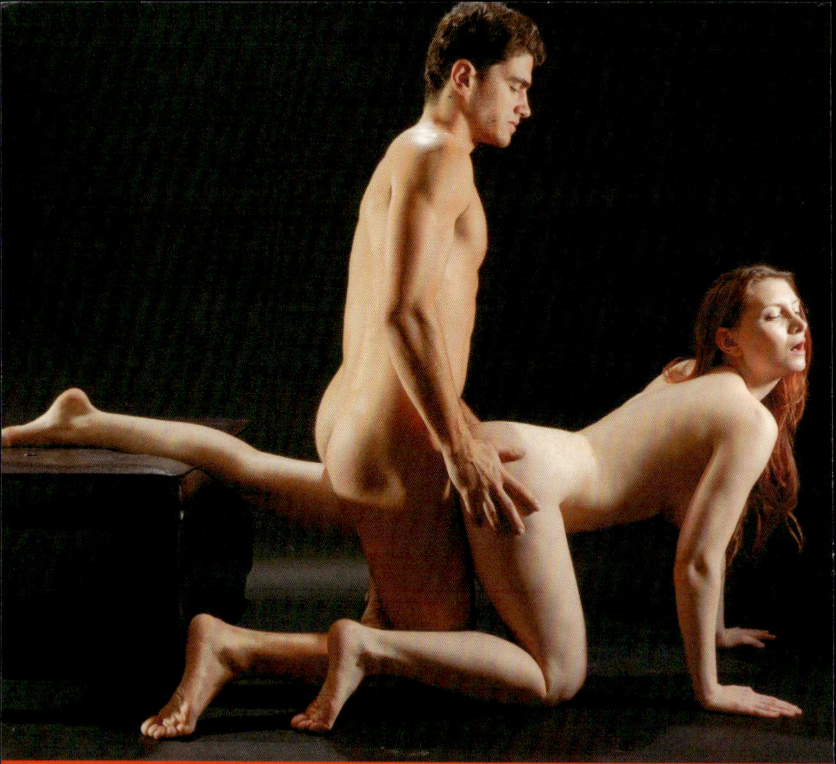

TAG 16

AUF ALLEN VIEREN

Aus dem Vierfüßlerstand legt sie ein Bein ausgestreckt auf einem geeigneten Möbelstück ab. Ihr Partner kniet hinter ihr und dringt tief in sie ein. Er hat die Hände frei und kann ihren Po und ihre Brüste streicheln.

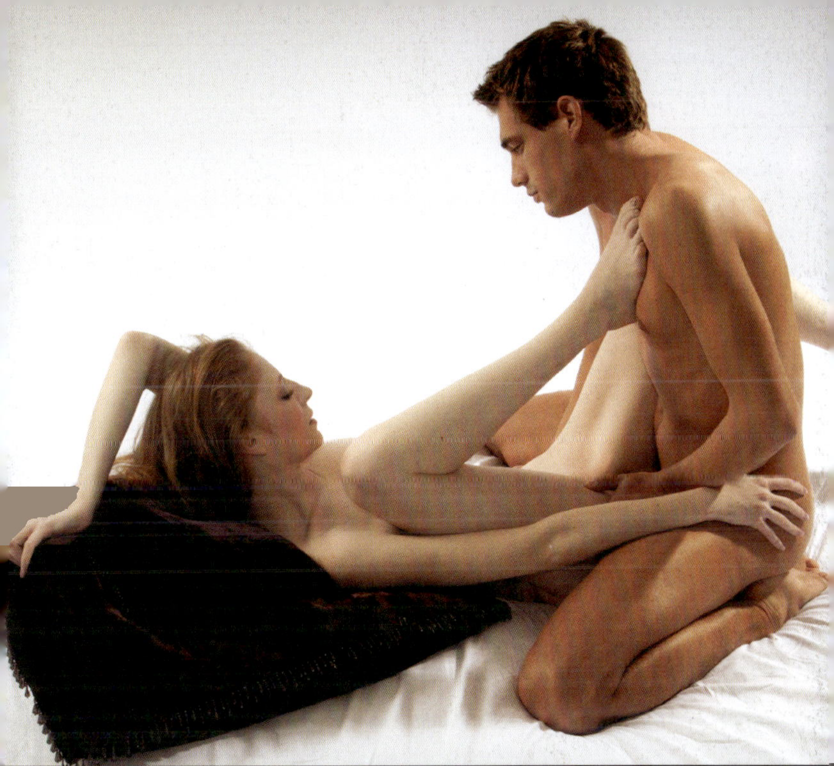

TAG 17

DIE LUST AM RADFAHREN

Sie liegt auf dem Rücken und setzt einen Fuß auf der Brust ihres Partners ab. Das andere Bein streckt sie seitlich aus. Er kniet mit gespreizten Beinen vor ihr und dringt in sie ein. In dieser Position erinnert sie an eine Fahrradfahrerin.

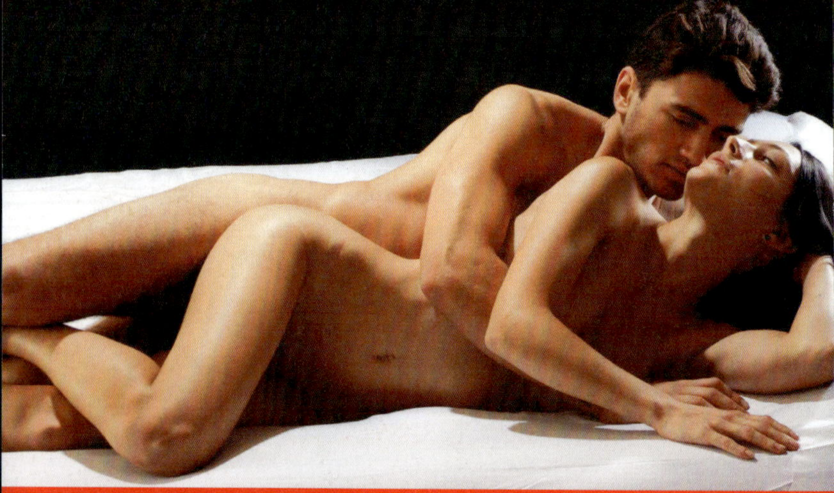

TAG 18

AUSSEN VOR

Das Paar legt sich in der Löffelchenstellung auf das Bett. Er dringt von hinten in ihre Vagina ein, während sie seine Stöße mit kreisförmigen Hüftbewegungen unterstützt.

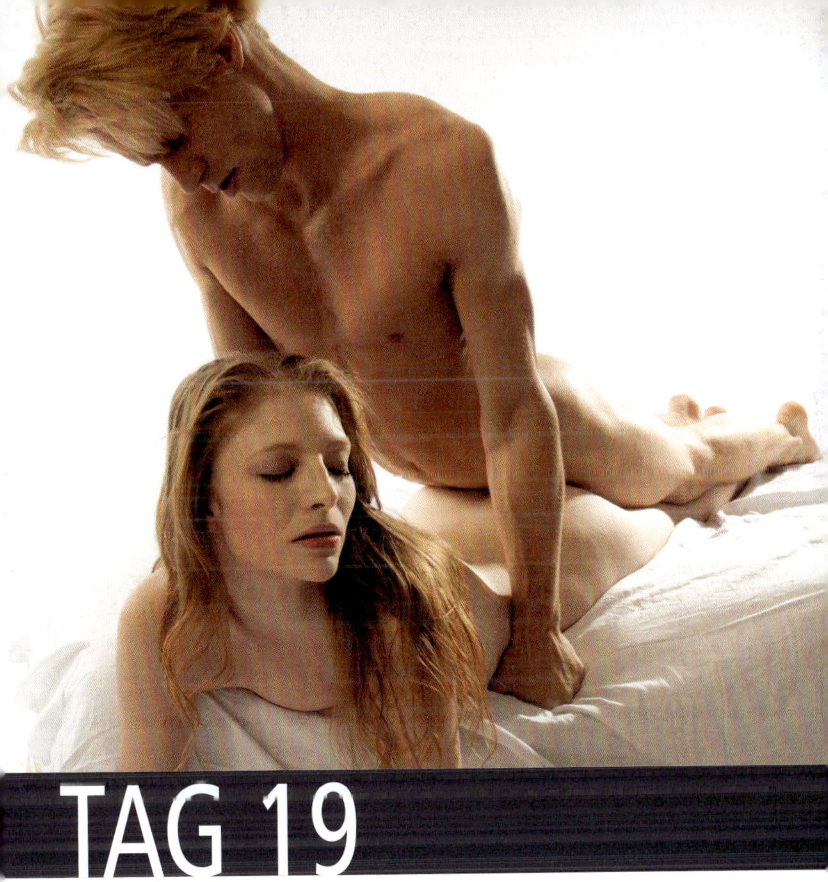

TAG 19

DURCH DIE HINTERTÜR

Sie liegt am Rand des Bettes auf dem Bauch, damit sie mit den Händen den Boden berühren kann. Er streckt sich auf ihr aus und hebt den Oberkörper an, während er von hinten in sie eindringt.

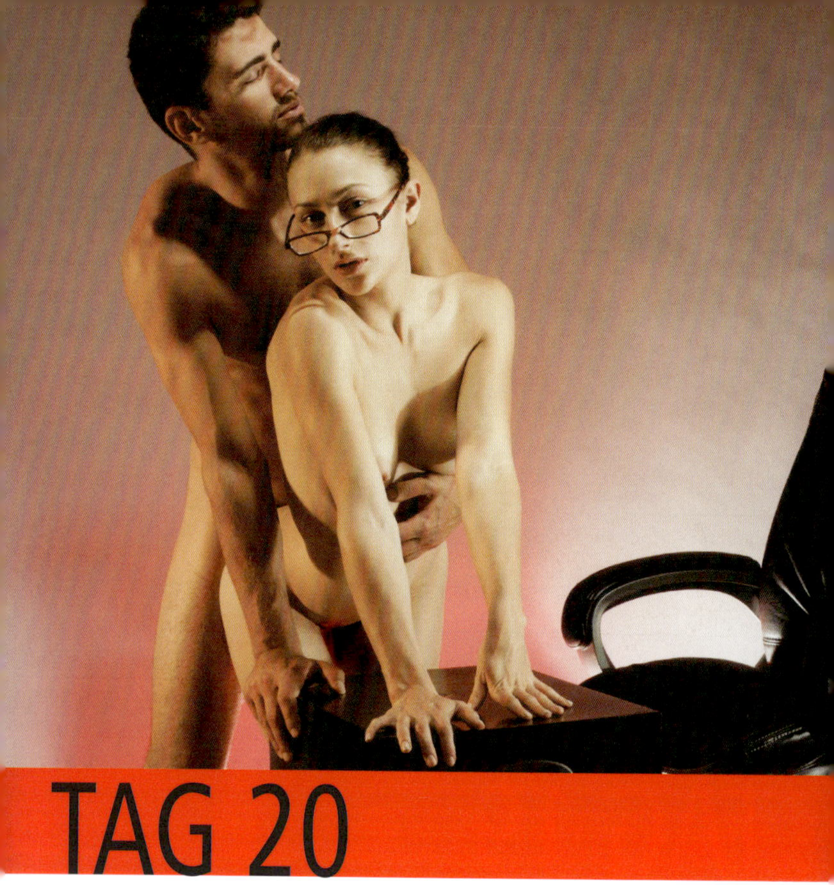

TAG 20

TERMINDRUCK

Das arbeitsbezogene Rollenspiel gehört zu den beliebtesten Fantasien bei Paaren. Sie stützt sich auf einem Büroschrank ab, damit er von hinten in sie eindringen kann. Hat er das getan, schließt sie ihre Beine, um das Gefühl der Enge zu steigern.

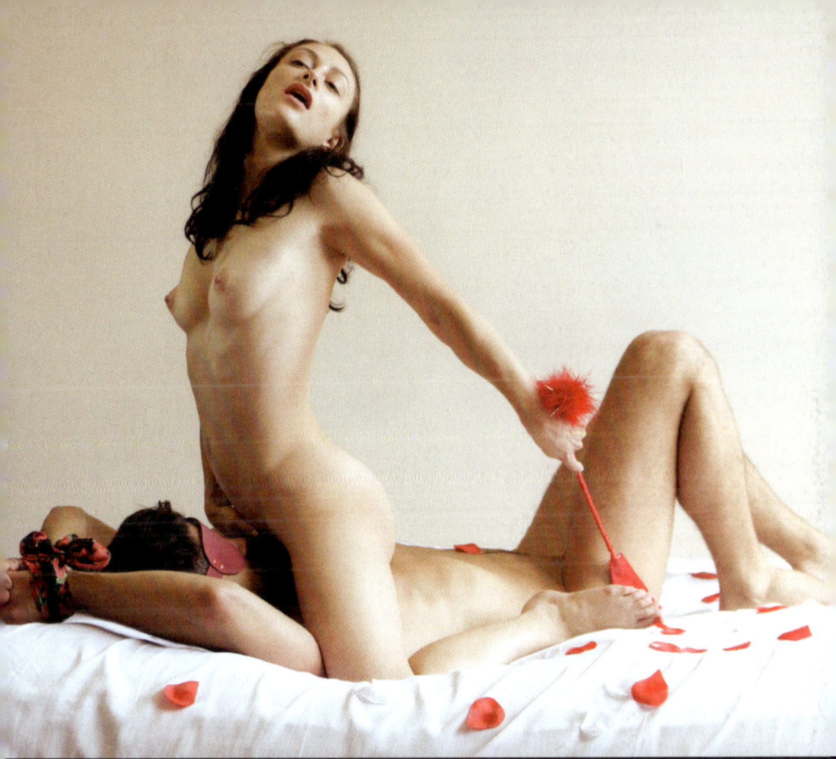

TAG 21

ORALER GEHORSAM

Er liegt mit verbundenen Augen auf dem Rücken, seine Hände sind über dem Kopf gefesselt. Seine Partnerin kniet mit gespreizten Beinen über seinem Gesicht. Sie macht kein Geheimnis daraus, was er mit seiner Zunge anstellen soll.

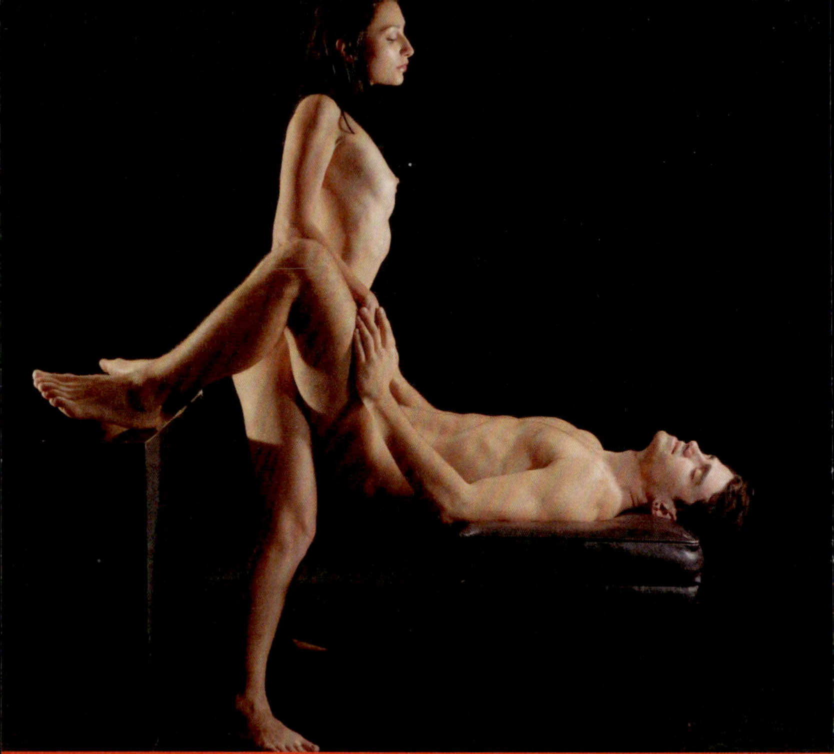

TAG 22

STANDING OVATIONS

Er legt Kopf und Oberkörper auf einer Couch o. Ä. ab und stellt die Füße auf einer Tischkante auf. Sie steht zwischen seinen geöffneten Beinen, was ihr beim Eindringen ganz neue Perspektiven eröffnet.

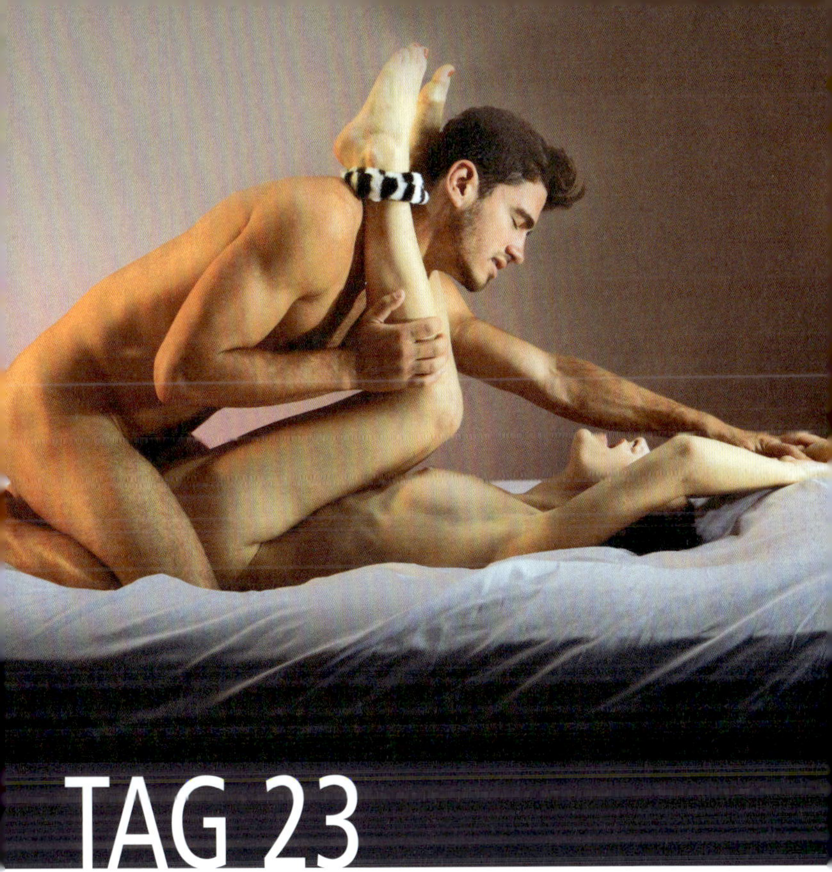

TAG 23

LIEBESFESSELN

Sie liegt mit Handschellen um die Fußgelenke auf dem Rücken und hebt ihre Beine so weit an, dass sich die Handschellen im Nacken Ihres Partners befinden. Er ist nun ihr Gefangener und dringt kniend in ihre Vagina ein.

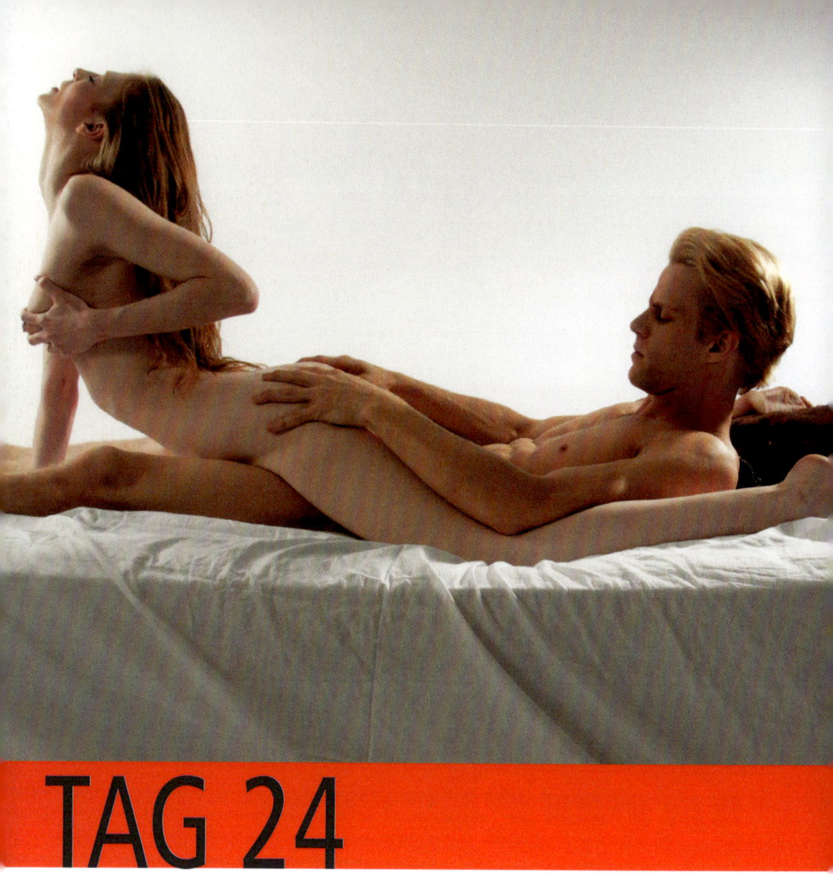

TAG 24

SÜSSE BERÜHRUNG

Er liegt mit ausgestreckten Beinen auf dem Rücken, während sie sich bäuchlings auf ihn legt. Ihr Oberkörper befindet sich nun über seinen Beinen, und er kann ihren Po ungehindert liebkosen.

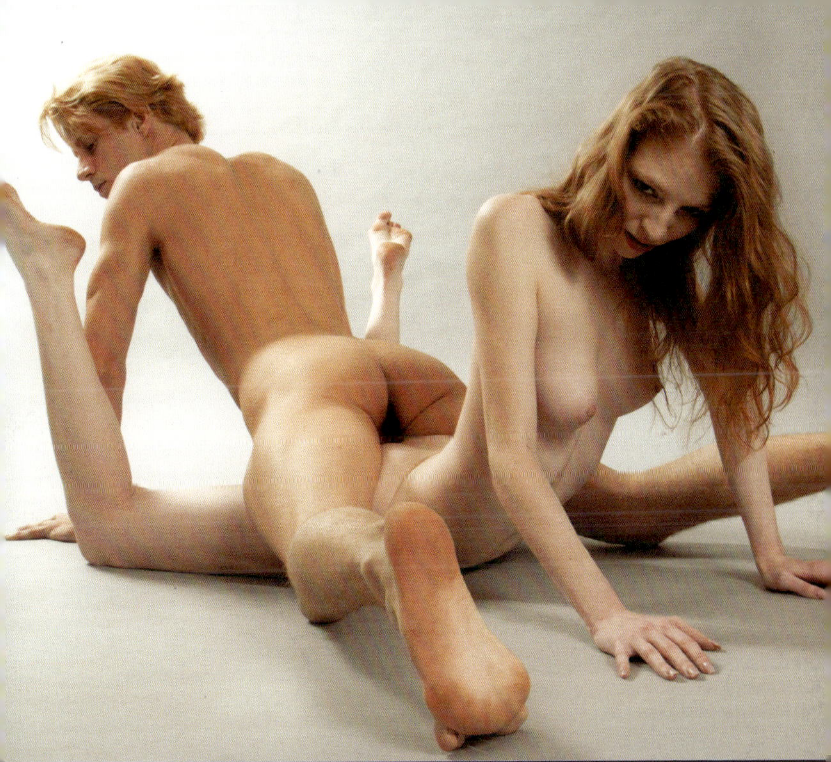

TAG 25

SPIEGELVERKEHRT

Sie legt sich auf den Bauch, hebt den Oberkörper an und stützt sich auf die Hände. Er liegt mit v-förmig geöffneten Beinen spiegelverkehrt auf ihr und dringt anal in sie ein. Wenn sie die Beine anwinkelt, kann er tiefer eindringen.

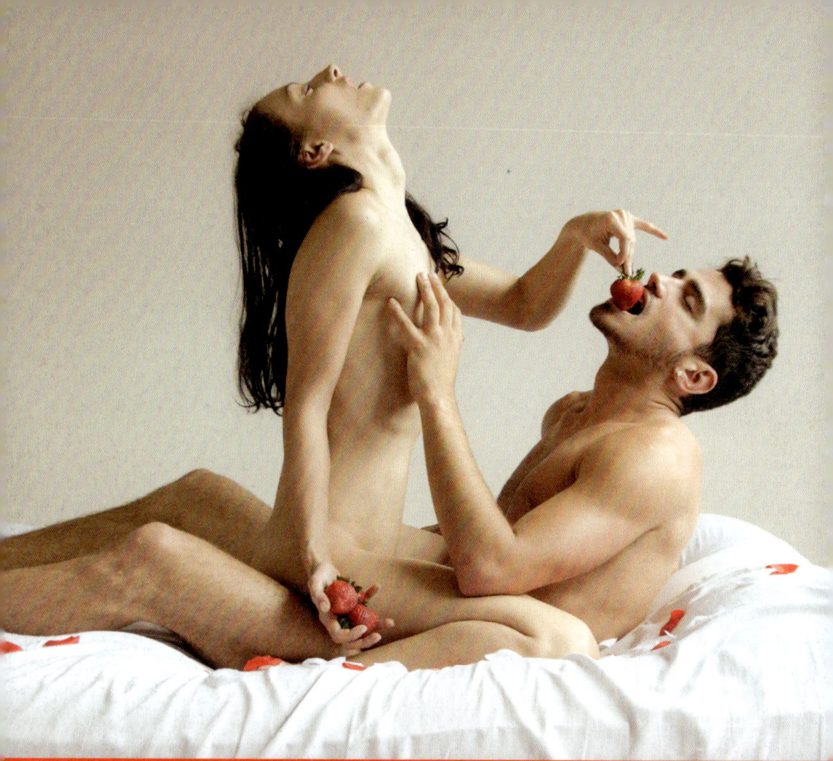

TAG 26

SÜSSE FRÜCHTE

Dem Essen wurde schon immer eine erotische Komponente nachgesagt, und so verwundert es nicht, dass das eine oder andere kulinarische Element seinen Weg ins Schlafzimmer gefunden hat. Hier liegt er mit ausgestreckten Beinen auf dem Rücken, sie sitzt auf seinem Schoß und füttert ihn mit Erdbeeren.

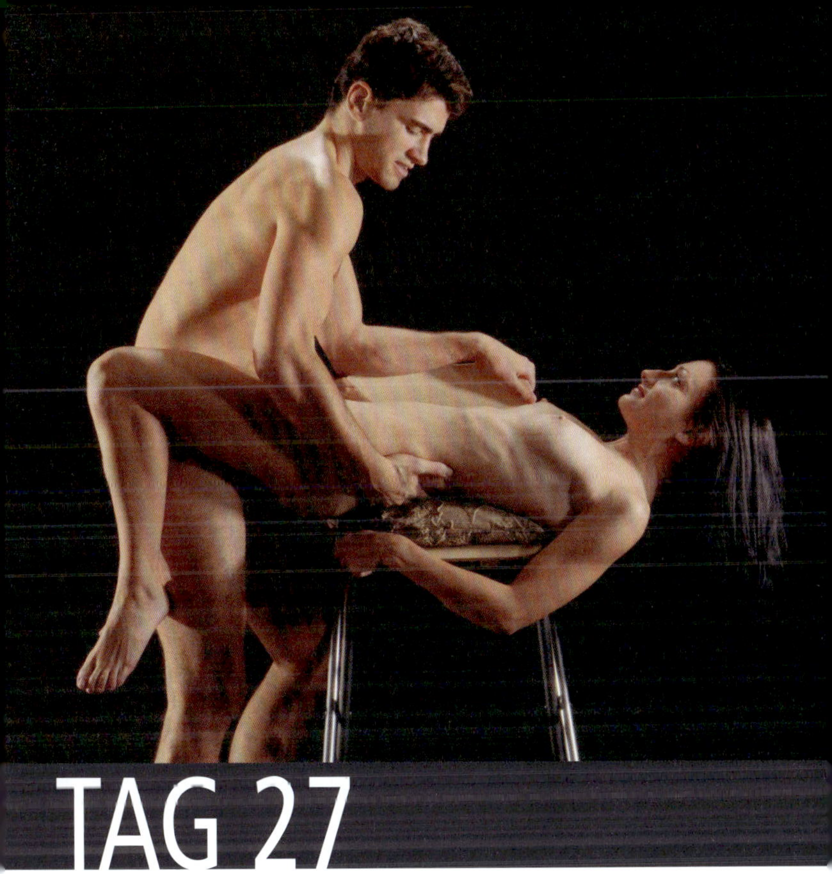

TAG 27

IN DER SCHWEBE

Sie legt sich auf einen gut gepolsterten Stuhl und spreizt die Beine. Ihr Partner dringt stehend in sie ein und stützt ihren Oberkörper dabei mit den Händen.

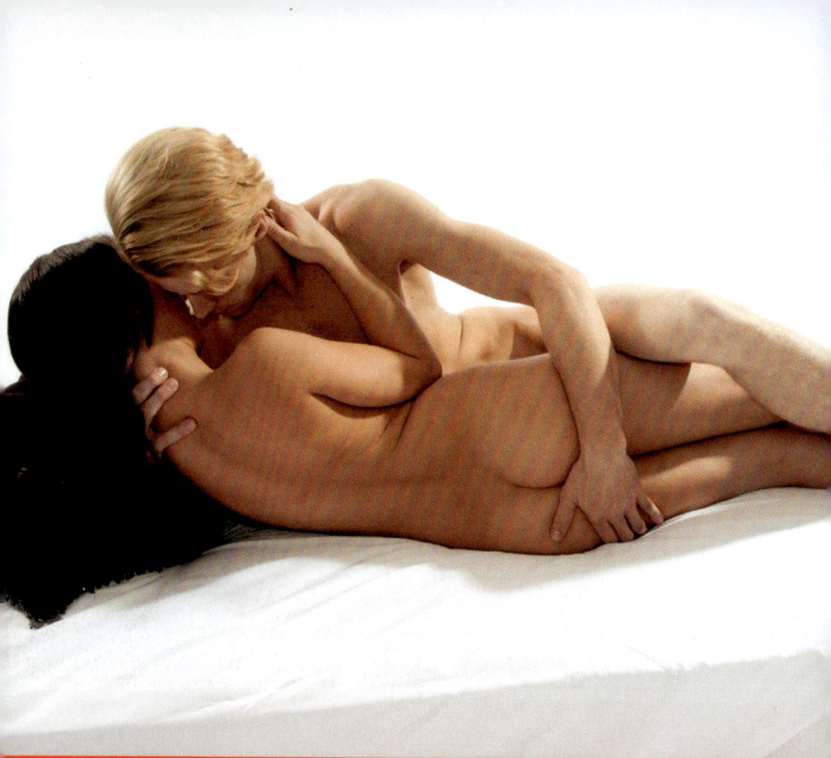

TAG 28

SEITE AN SEITE

Bei diesem Klassiker liegen beide einander zugewandt auf der Seite. So haben beide jeweils eine Hand frei, die sie nach Belieben wandern lassen können.

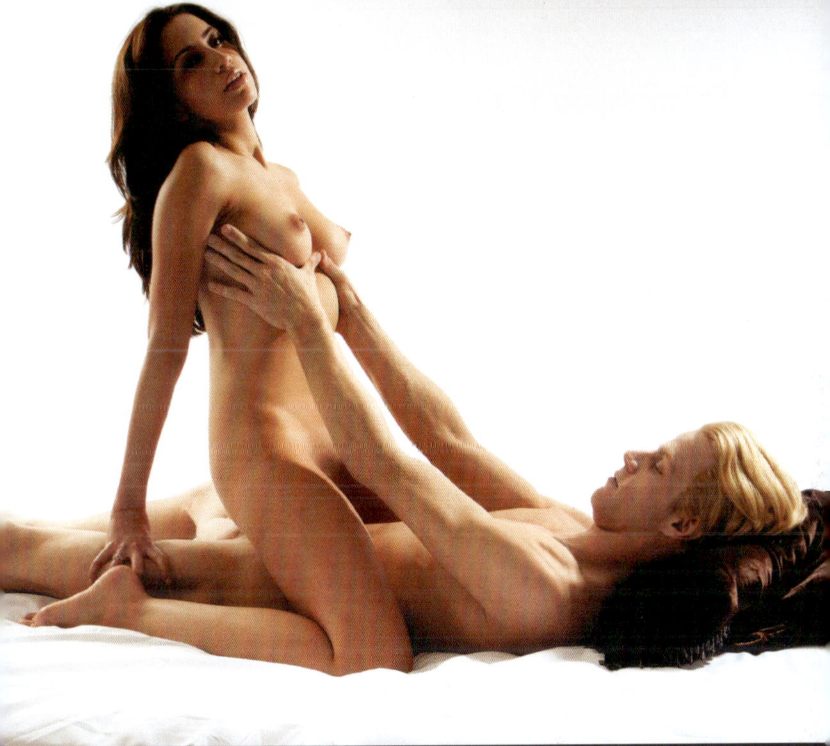

TAG 29

EROTISCHE FALLE

Er ist genau da, wo sie ihn haben will: Er liegt mit ausgestreckten Beinen flach auf dem Rücken, sie setzt sich mit gespreizten Beinen auf seinen Schoß. Presst sie nun ihre Beine zusammen, ist er in ihrer Vagina gefangen. Ein Machtspiel, das beiden Spaß macht!

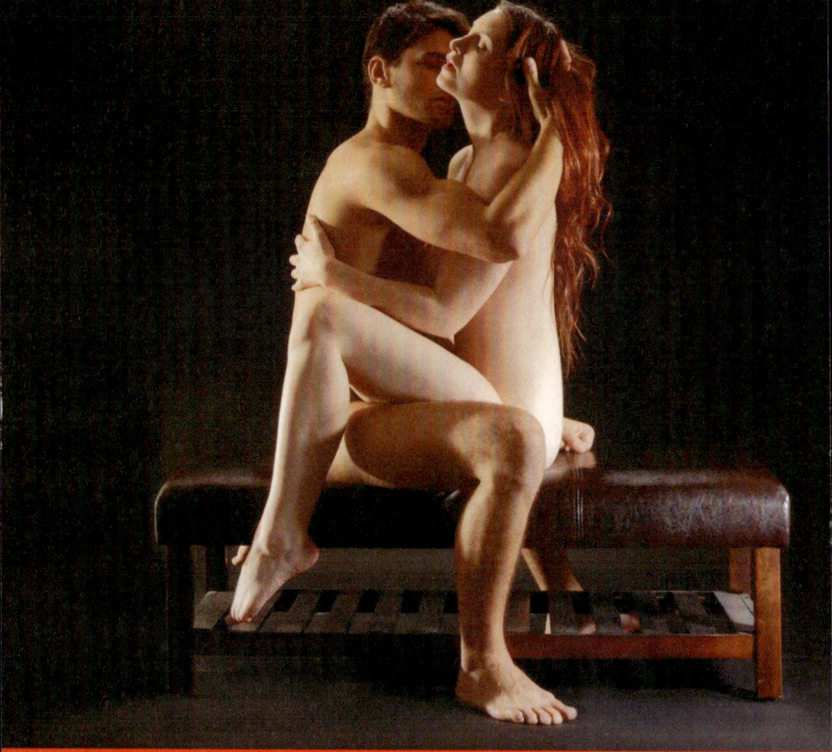

TAG 30

EINANDER ZUGEWANDT

Die beiden sitzen sich auf einer Bank gegenüber. Er stellt die Füße fest auf dem Boden auf, während sie ihre Beine über seine Schenkel legt. So kann beim Eindringen viel Augenkontakt und zärtliche Berührung stattfinden.

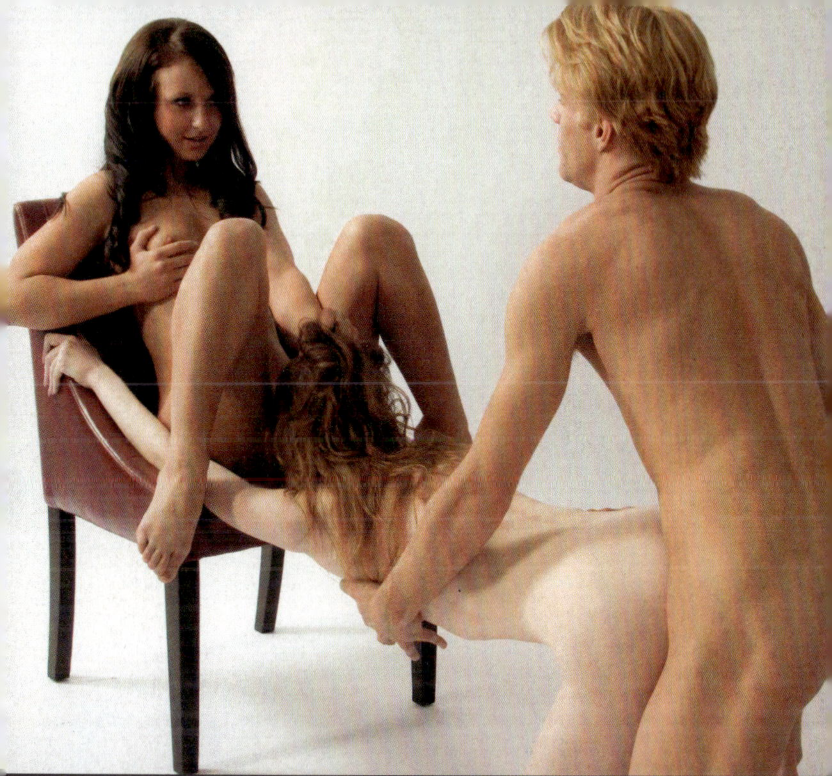

TAG 31

DREIFACHES VERGNÜGEN

Diese Stellung eignet sich für Paare, die nichts gegen einen Dreier haben. Eine Frau sitzt mit gespreizten Beinen auf einem Stuhl, die andere kniet vor ihr und befriedigt sie oral. Und er dringt von hinten in die Frau in der Mitte ein.

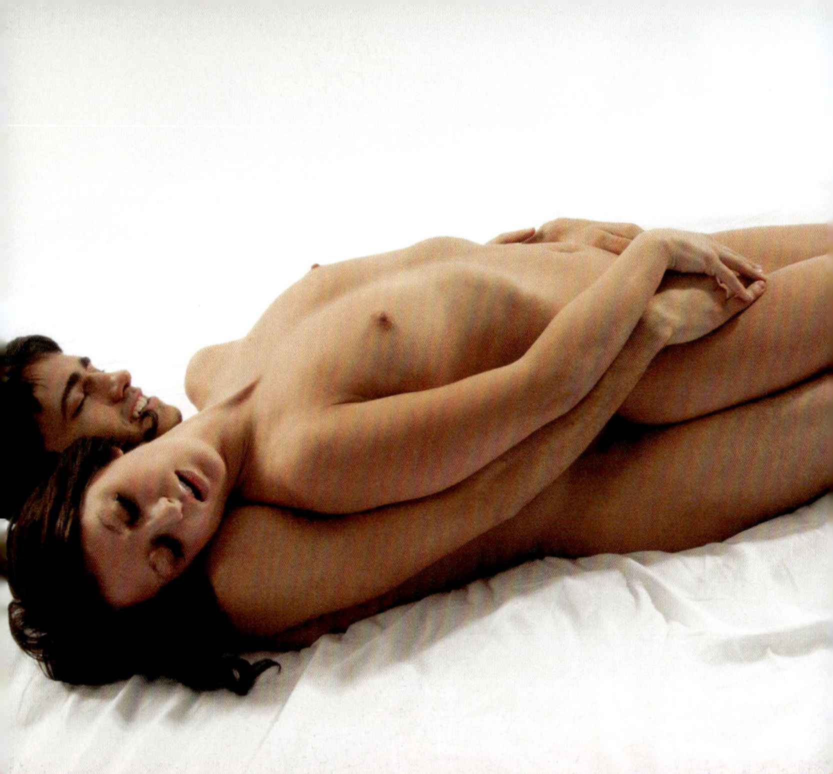

TAG 32

WINTERLICHE LEIDENSCHAFT

Wenn es draußen kalt wird, ist es höchste Zeit, drinnen etwas einzuheizen. Bei dieser Stellung liegen die beiden Partner auf dem Rücken aufeinander. Sie haben die Hände frei, und er kann bequem ihre Klitoris stimulieren.

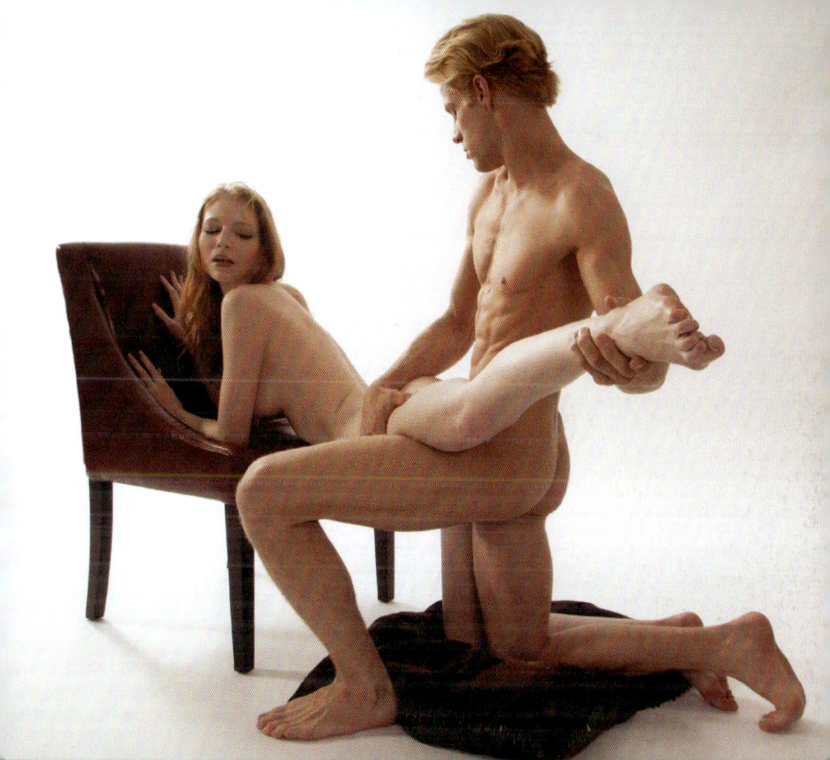

TAG 33

VERLÄNGERTES VERGNÜGEN

Sie kniet sich hin und stützt sich mit dem Oberkörper auf einem Stuhl ab. Ihr Partner hebt eines ihrer Beine an und streckt es nach hinten aus, während er von hinten in sie eindringt. Als Knieschoner empfiehlt sich ein großes Kissen.

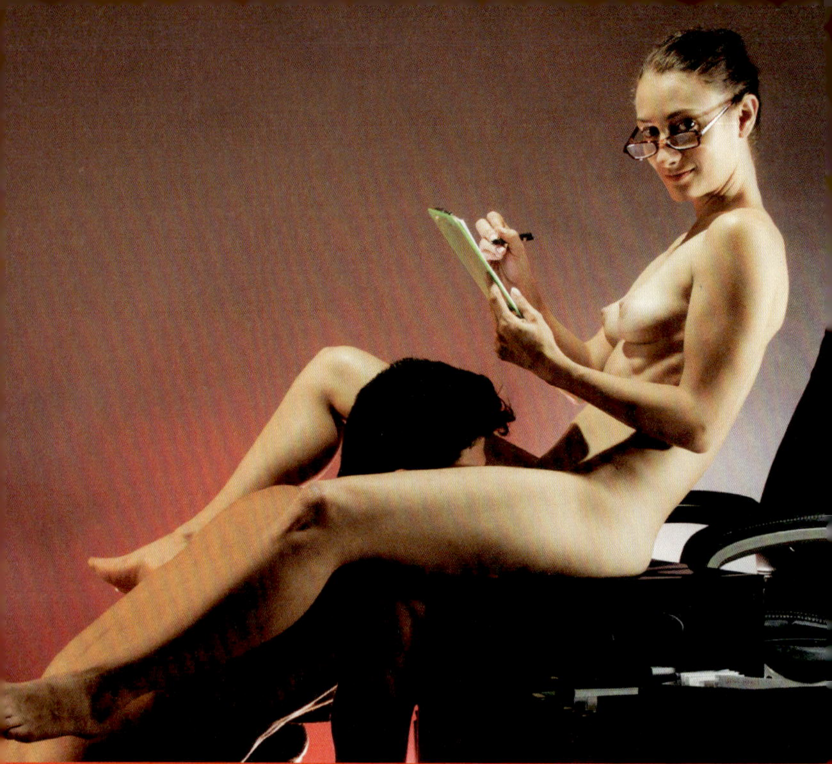

TAG 34

MULTITASKING

Sie sitzt mit gespreizten Beinen auf einem Aktenschränkchen und arbeitet an einem Bericht, doch ihr Partner weiß genau, was sie wirklich will. Er befriedigt sie oral, bis sie ihm sagt, dass Feierabend ist.

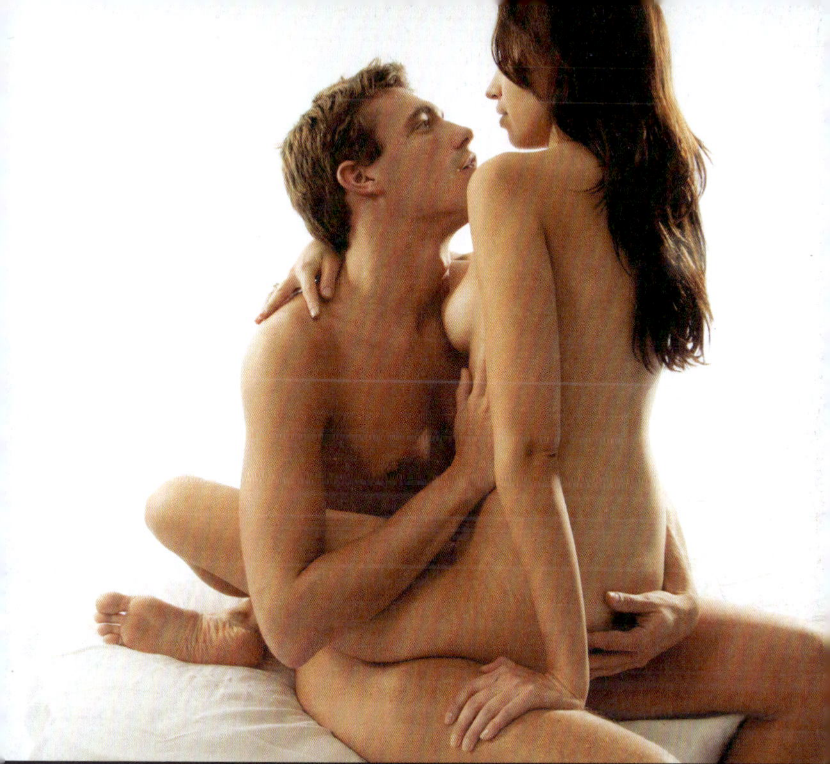

TAG 35

ZÄRTLICHER AUGENKONTAKT

Er sitzt auf der Bettkante und hat die Beine auf dem Boden aufgestellt. Seine Partnerin setzt sich auf seinen Schoß und schlingt die Beine um seine Taille. Sie stützt sich auf seinem Oberschenkel ab und kann damit das Tempo der Bewegungen bestimmen.

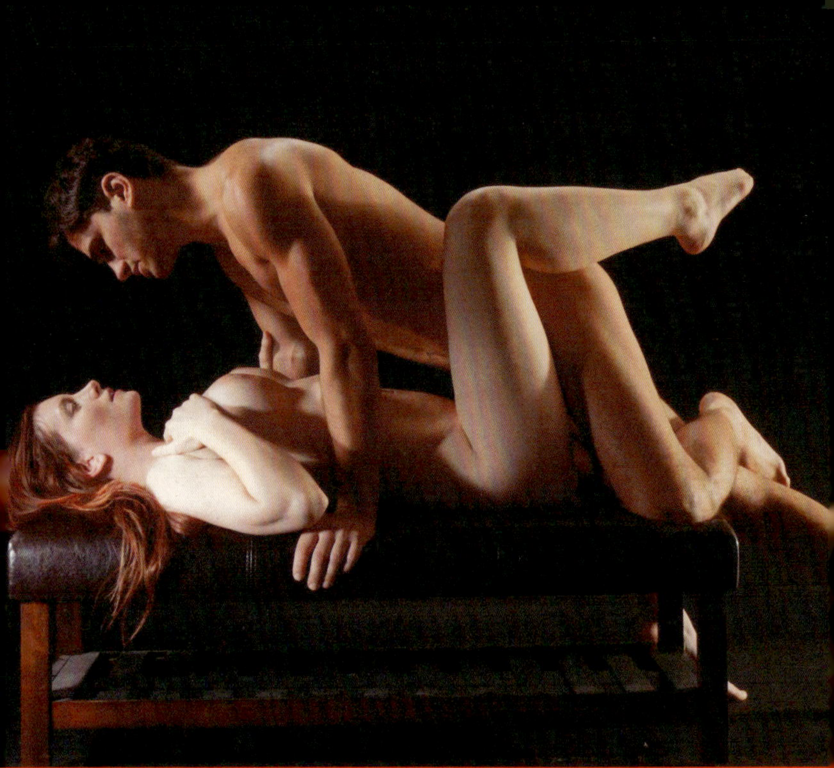

TAG 36

LUST MIT NACHDRUCK

Sie liegt rücklings auf einer gepolsterten Bank. Ihr Partner stellt ein Knie auf der Bank ab, der andere Fuß steht auf dem Boden. So kann er seinen Stößen die gewünschte Ausdruckskraft verleihen.

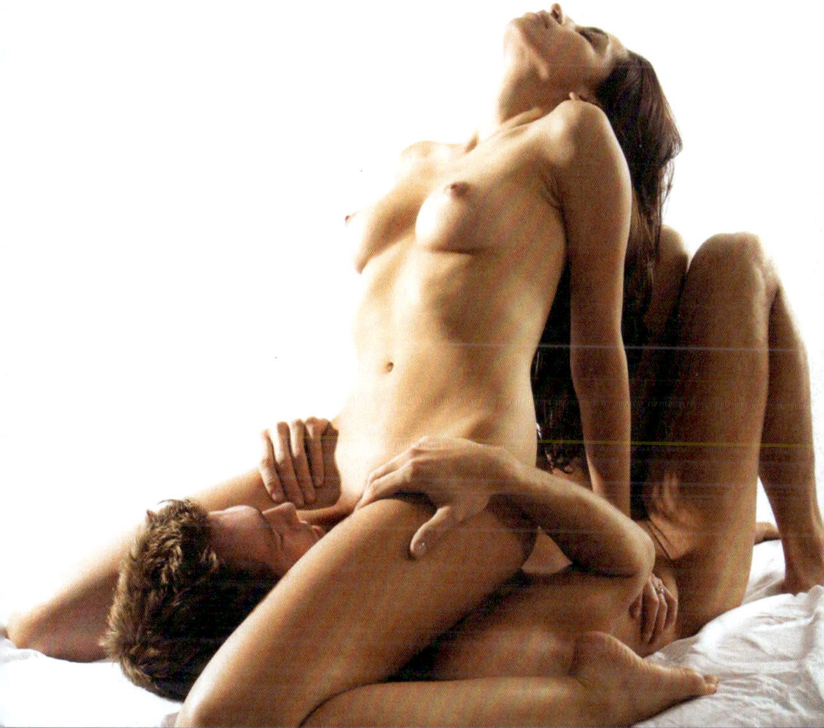

TAG 37

GENUSSVOLLE SITZPOSITION

Eindeutiger geht's nicht: Während er mit aufgestellten Beinen auf dem Rücken liegt, sitzt sie mit gespreizten Beinen auf seinem Oberkörper und presst ihre Vagina an seinen Mund. Wenn die Ekstase sie übermannt, kann sie sich mit den Händen auf seinem Becken abstützen.

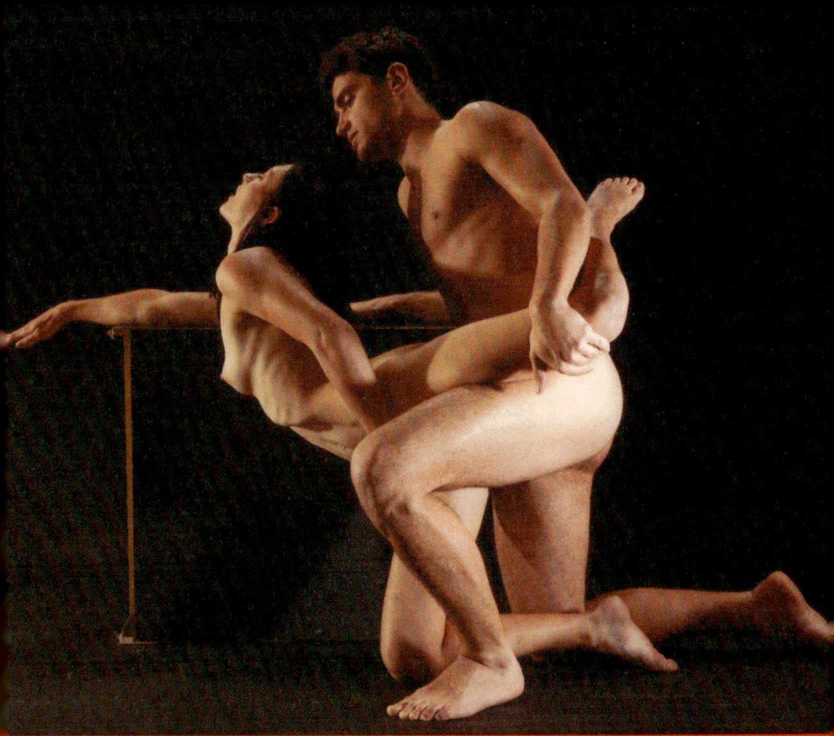

TAG 38

BALLETTTANZ

Im Vierfüßlerstand legt sie einen Arm auf einem Tisch neben sich ab. Ihr Partner kniet hinter ihr auf einem Bein und dringt in sie ein, wobei er eines ihrer Beine über seinen Schenkel legt. Mit ihrer freien Hand kann sie ihre Klitoris oder seine Hoden streicheln.

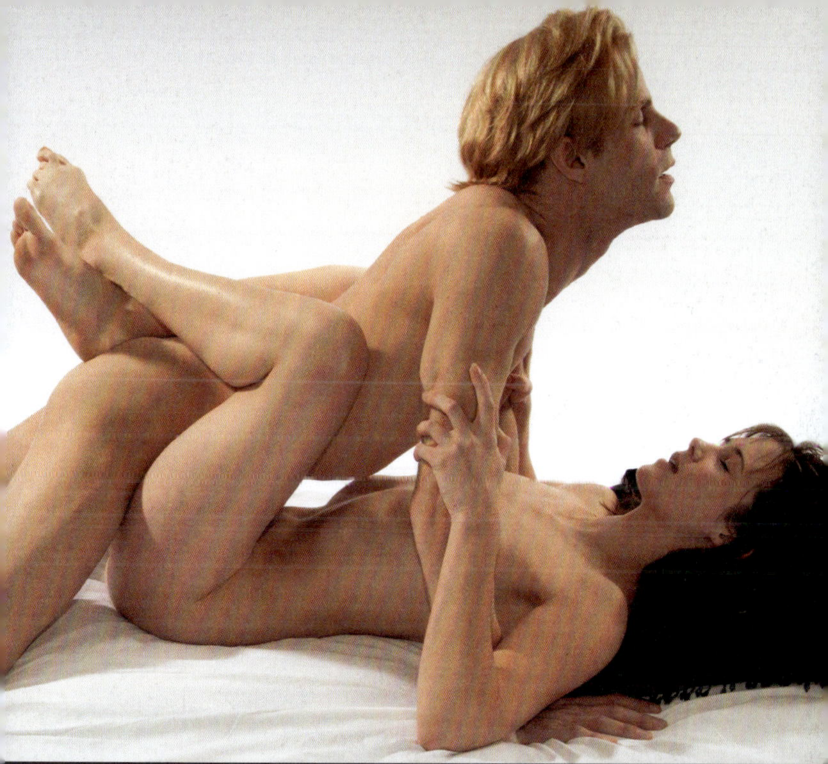

TAG 39

INEINANDER VERHAKT

Er kniet auf dem Bett und schiebt den Oberkörper etwas nach vorn, während sie unter ihm auf dem Rücken liegt und mit den Beinen fest seine Taille und seinen Po umschließt. Eine leicht entflammbare Verbindung!

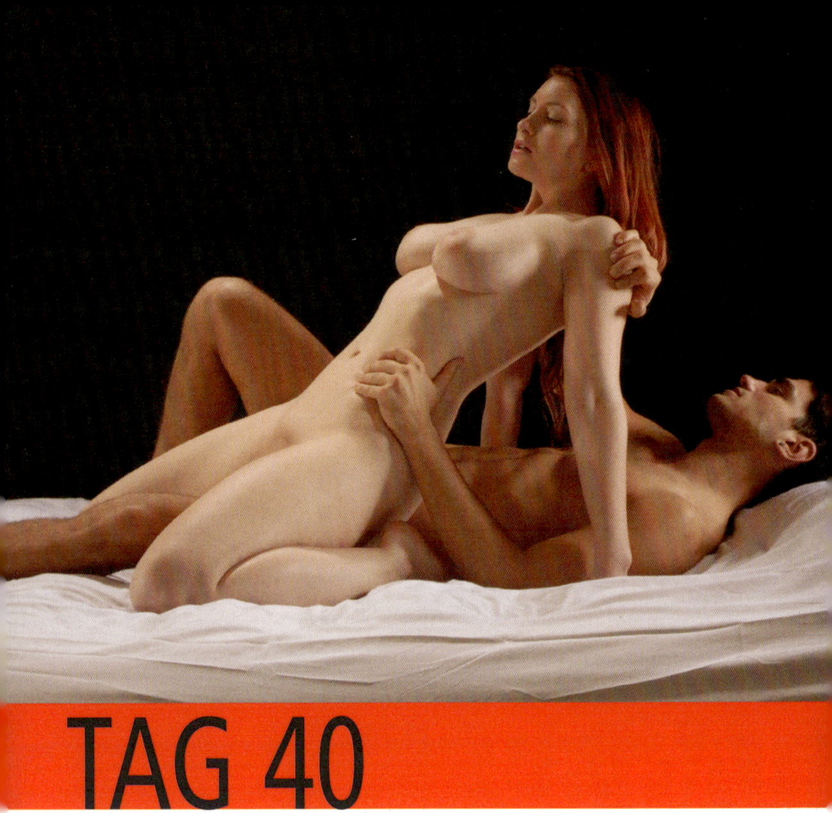

TAG 40

IN ALLER RUHE

Er liegt bequem auf dem Rücken, ein Bein ist ausgestreckt, das andere aufgestellt. Sie setzt sich rittlings so auf sein ausgestrecktes Bein, dass er in sie eindringen kann. In dieser Position findet sie leicht einen angenehmen Rhythmus.

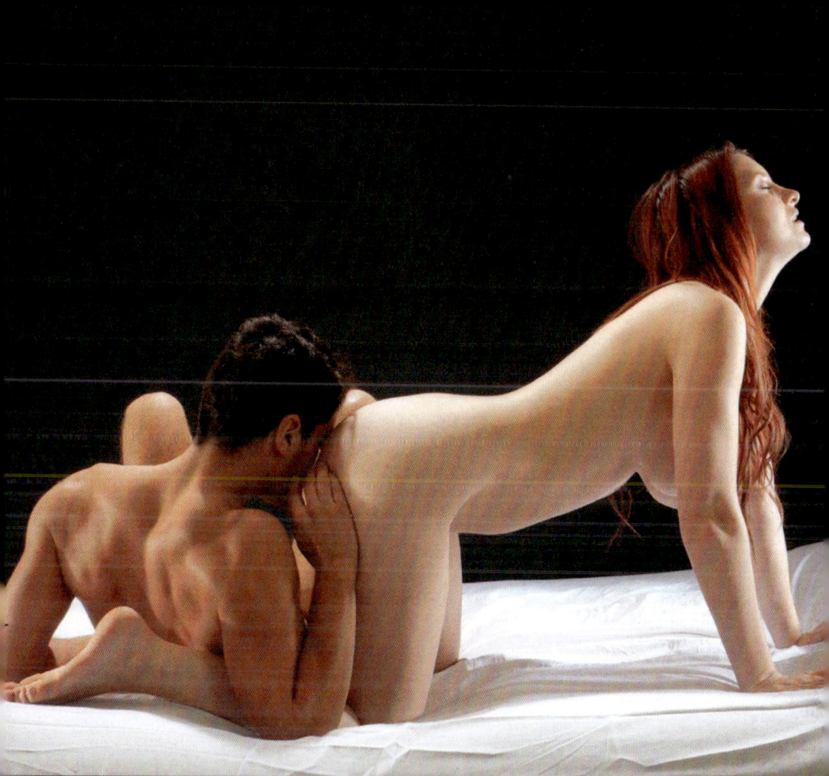

TAG 41

LUSTVOLLER VIERFÜSSLERSTAND

Sie begibt sich in den Vierfüßlerstand und öffnet dabei etwas ihre Beine. Ihr Partner liegt mit aufgerichtetem Oberkörper im rechten Winkel hinter ihr und hat die Beine aufgestellt. So kann er sie lustvoll oral von hinten befriedigen

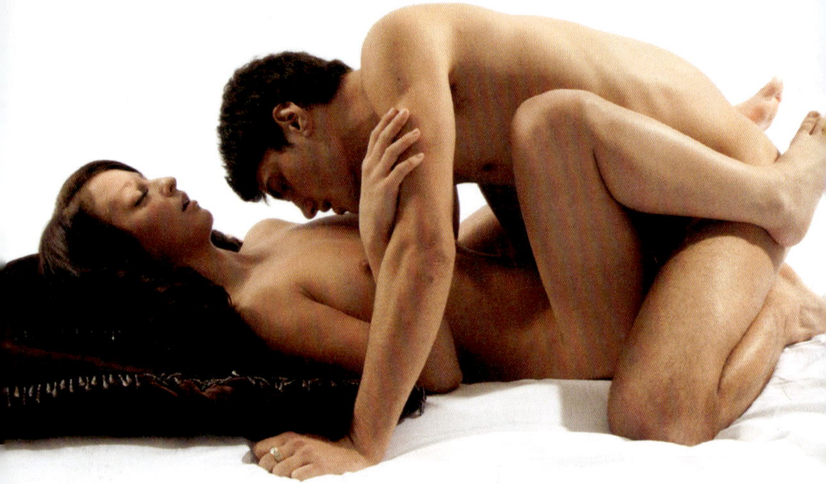

TAG 42

DER STOSSDÄMPFER

Schnallen Sie sich an! Sie liegt auf dem Rücken und zieht die Knie etwas zur Brust. Ihr Partner dringt kniend in sie ein. In dieser Position kann er sehr tief eindringen und kraftvolle Stöße ausführen.

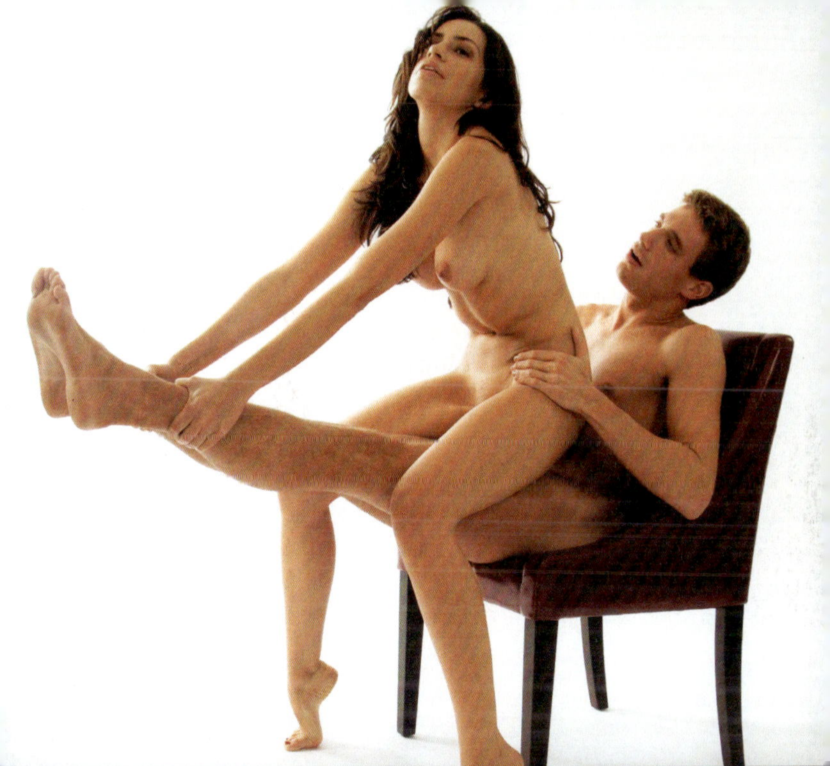

TAG 43

HOPPE HOPPE REITER

Er sitzt auf einem Stuhl mit Rückenlehne und streckt die Beine gerade aus. Sie setzt sich rittlings mit dem Rücken zu seinem Gesicht auf seinen Schoß und umfasst seine Unterschenkel. So sind beide bereit für einen heißen Ritt.

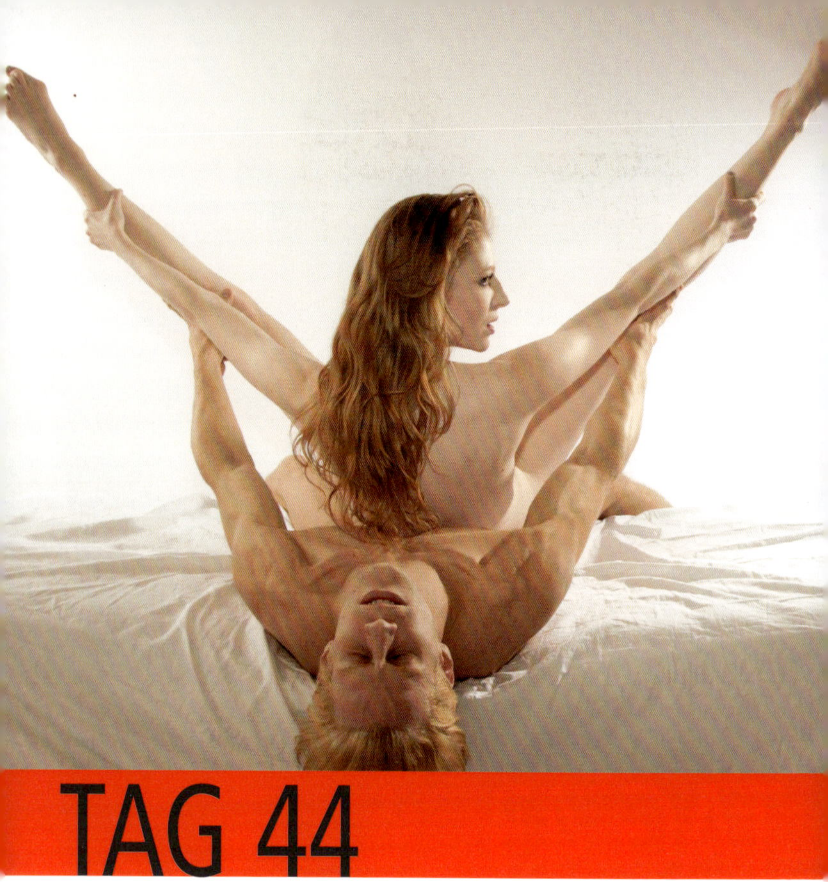

TAG 44

WEIT GESPREIZT

Er liegt mit geöffneten Beinen auf dem Rücken. Sie setzt sich auf seinen Schoß, lehnt sich zurück und spreizt die Beine weit. Nachdem er eingedrungen ist, kann er ihre Beine nach Belieben öffnen und schließen und so die Lust für beide steigern.

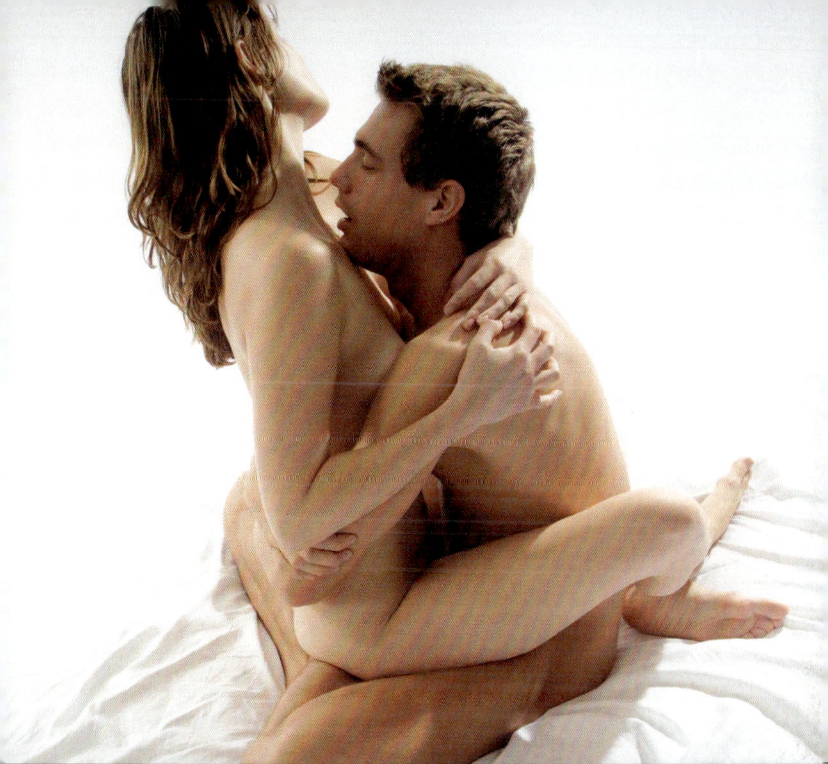

TAG 45

HERZEN IN FLAMMEN

Die perfekte Stellung für den Valentinstag bzw. die Valentinsnacht. In dieser Stellung kann das Paar die Liebe feiern. Er sitzt im Schneidersitz auf dem Bett, sie sitzt auf seinem Schoß und schlingt ihre Beine um seinen Körper. Bei dieser Nähe kann man beinahe den Herzschlag des Partners hören.

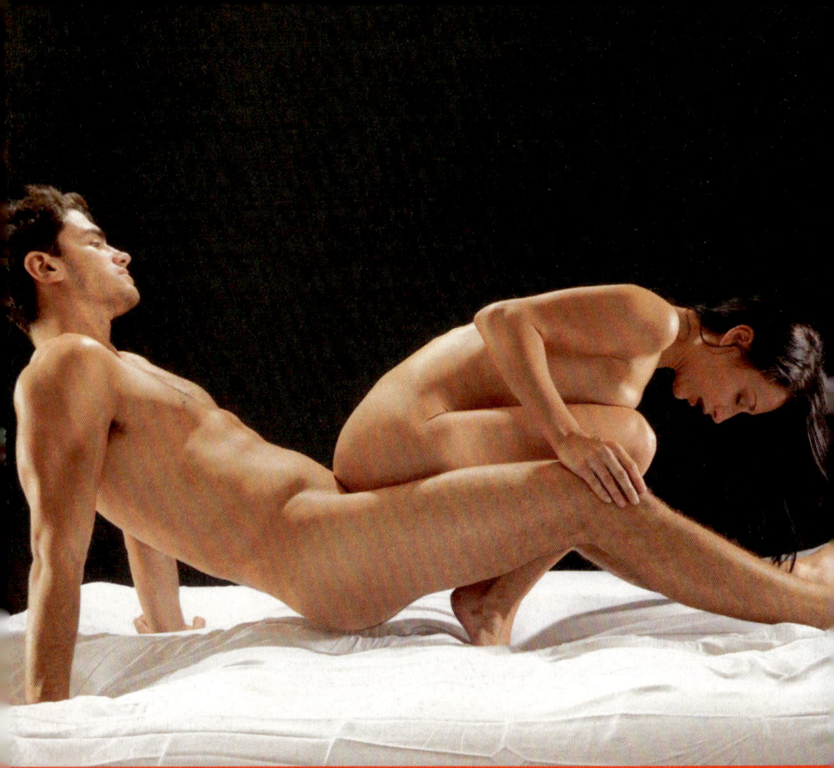

TAG 46

DER SCHLITTEN

Er legt sich auf den Rücken und stützt sich dann auf den Händen auf. Seine Beine sind weit geöffnet. Seine Partnerin geht mit dem Rücken zu seinem Gesicht auf seinem Schoß in die Hocke und setzt sich auf seinen erigierten Penis. Sie bestimmt Eindringtiefe und Tempo.

TAG 47

SPIELERISCHE KLAPSE

Er dringt von hinten in seine Partnerin ein, während diese in perfekter 69er-Stellung die unter ihr liegende Frau oral befriedigt. Er versetzt ihr ein paar spielerische Klapse auf den Po, damit sie das rasche Tempo beibehält.

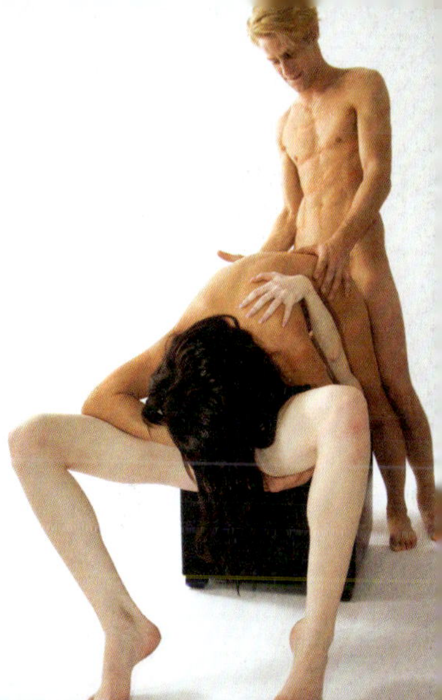

TAG 48

ZIRKUSNUMMER

Sex im Stehen ist zwar nicht ganz einfach, macht aber viel Spaß. Er stellt sich aufrecht hin, seine Partnerin spingt ihm mit geöffneten Beinen in die Arme und hält sich an seinem Hals fest. Sie benutzt seine Hände als Steigbügel, wahrend sie sich dem Höhepunkt nähern.

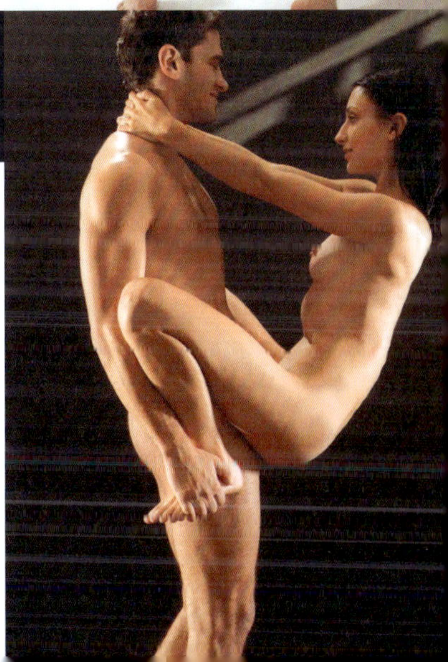

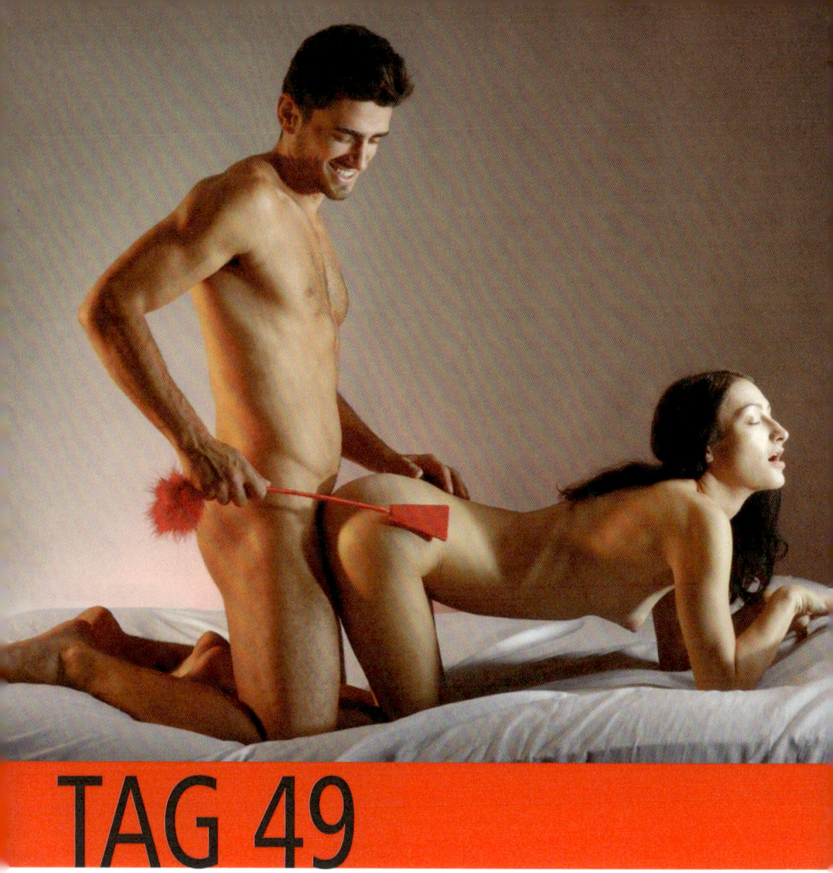

TAG 49

VERSPIELTES FOHLEN

Sie geht in einen tiefen Vierfüßlerstand und lässt ihren Partner wissen, dass sie gezähmt werden will. Also nimmt er die Gerte zur Hand, dringt von hinten in sie ein und dirigiert mit der Gerte das Tempo.

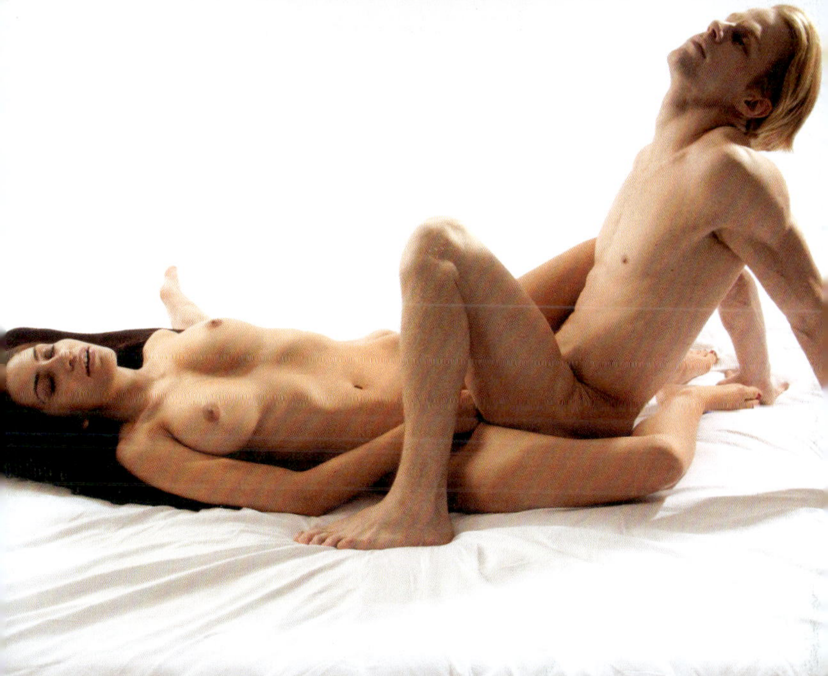

TAG 50

NICHT JUGENDFREI

Sie liegt etwas seitlich auf dem Rücken und spreizt die Beine. Er setzt sich vor Ihren Schoß, ein Bein ist unter ihrem einen Bein hindurchgestreckt, das andere über dem anderen aufgestellt. So kann der Eindringwinkel mit der kleinsten Bewegung verändert werden.

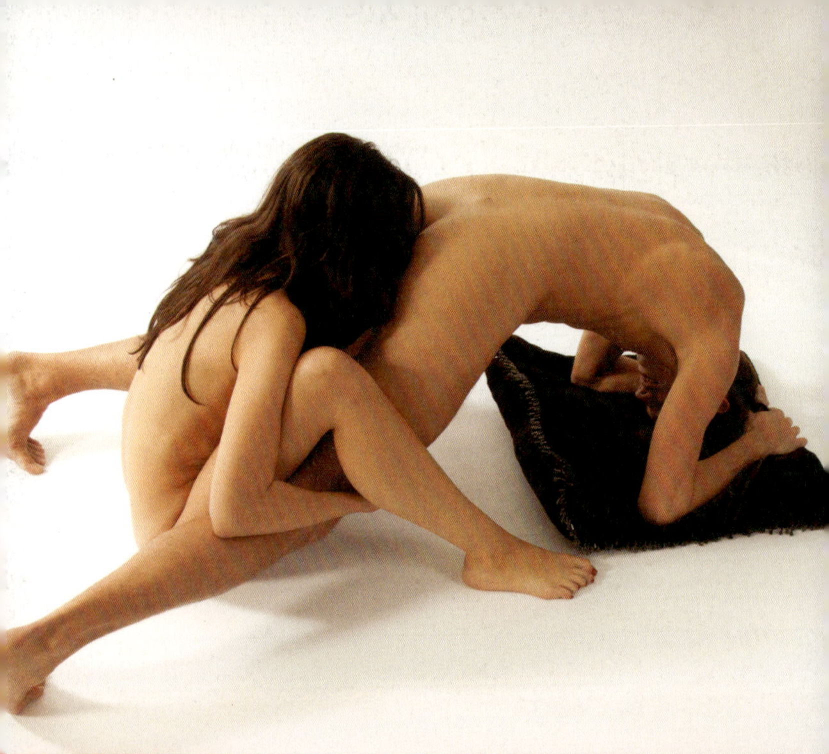

TAG 51

MULTIPLES VERWÖHNEN

Er stützt sich auf den Unterarmen ab, nimmt den Kopf zwischen die Hände und streckt die Beine mit leicht gebeugten Knien aus. Seine Partnerin sitzt mit angewinkelten Knien zwischen seinen Beinen, verwöhnt seinen Anus mit dem Mund und stimuliert mit den Händen gleichzeitig Penis und Hoden.

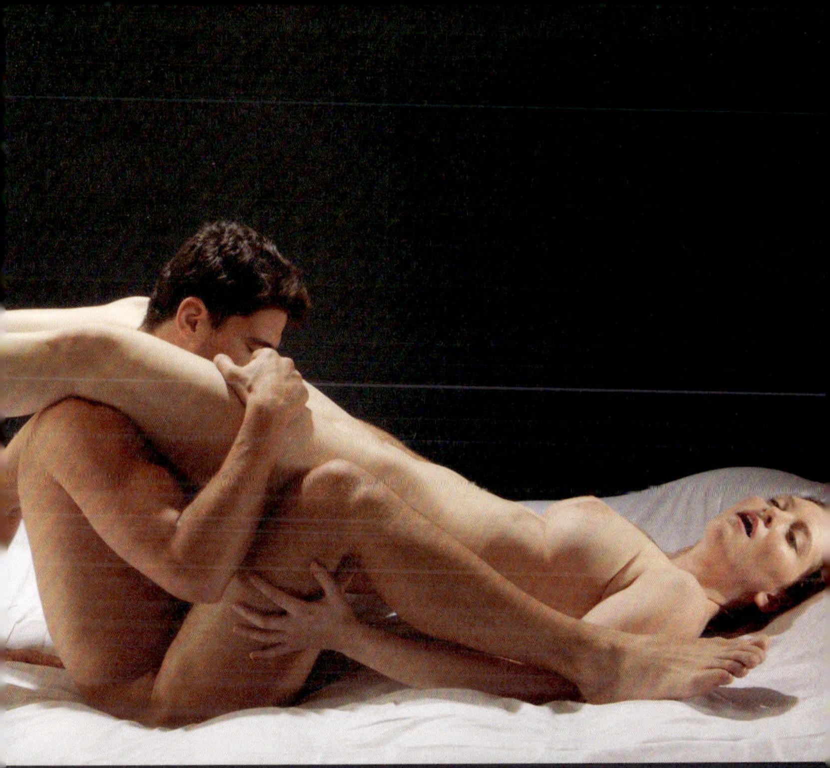

TAG 52

TIEF EINTAUCHEN

Sie liegt auf dem Rücken, er setzt sich mit angewinkelten Beinen zwischen ihre Beine. Diese legt sie ihm leicht geöffnet über die Schultern, damit er sie durch orale Befriedigung zu einem erdbebenhaften Orgasmus bringen kann.

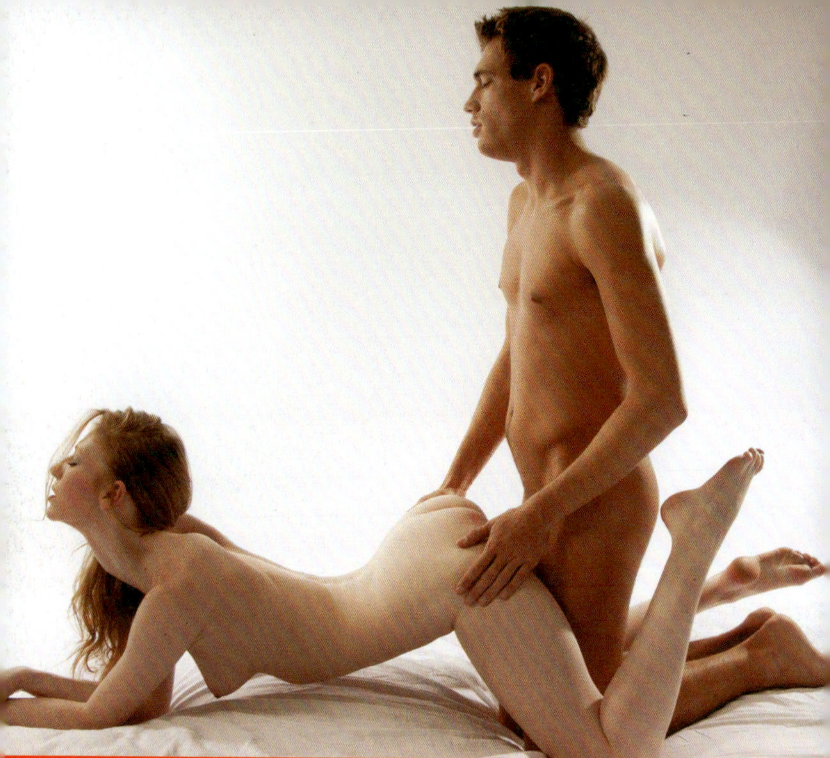

TAG 53

HUNDELIEBE

Dies ist die klassische Position von hinten. Sie begibt sich in einen bequemen niedrigen Vierfüßlerstand, während ihr Partner hinter ihr kniet und von hinten in sie eindringt. So kann er schnell und kräftig zustoßen, wenn sie um mehr bettelt.

TAG 54

ZUM DIKTAT, BITTE!

Er setzt sich auf einen niedrigen Büroschrank, an dem er einen Fuß etwas erhöht abstellen kann. Sie kniet zwischen seinen Beinen und verwöhnt seinen Penis mit der Zunge.

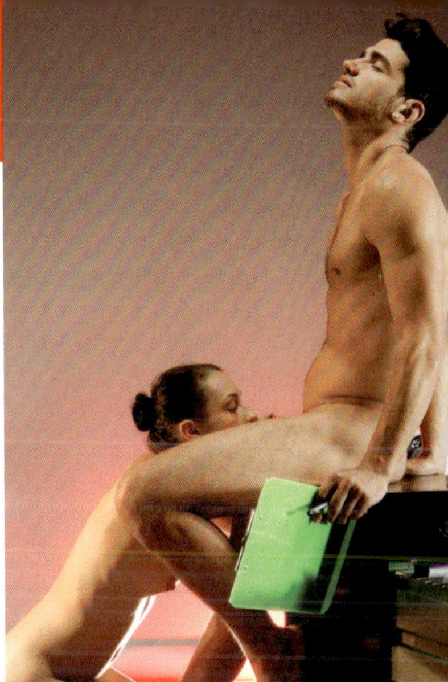

TAG 55

NUR FÜR AKROBATEN

Bei dieser akrobatischen Stellung hängt er sich seitlich an eine Klimmzugstange und dringt von hinten in seine Partnerin ein. Die Füße können auf einem Hocker abgestellt werden. Breiten Sie auf jeden Fall ein paar Kissen auf dem Boden aus!

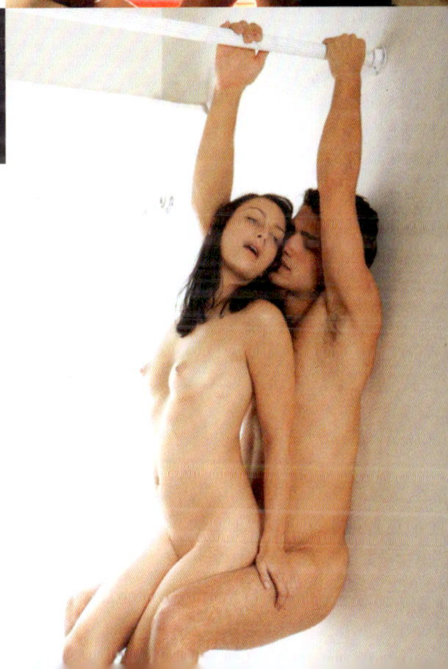

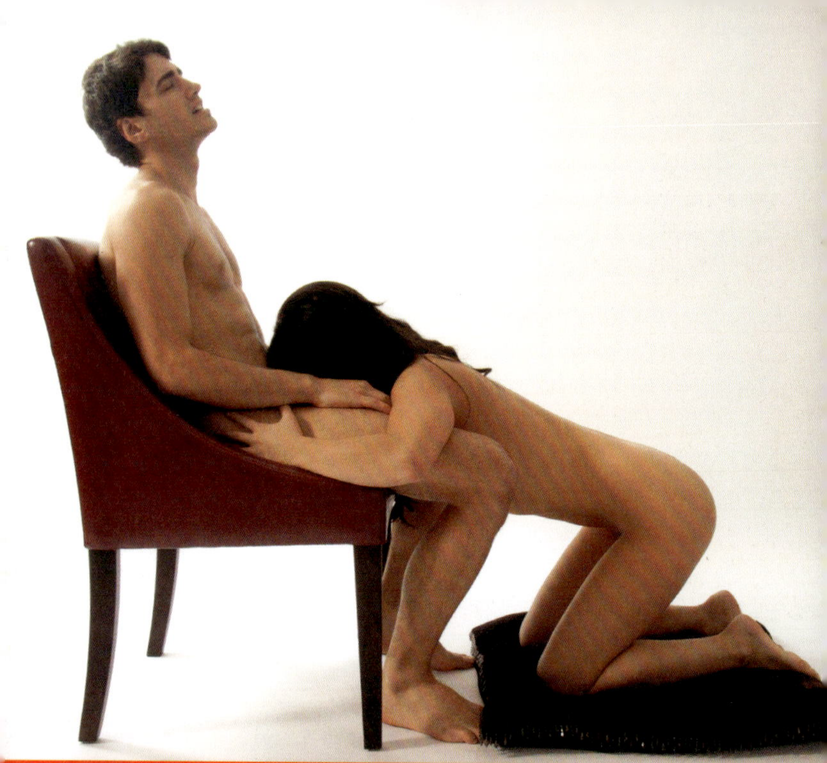

TAG 56

ENTSPANNTER BLOWJOB

Er setzt sich mit geöffneten Beinen auf einen Stuhl, sie kniet sich zwischen seine Beine. Während sie seinen Penis mit dem Mund verwöhnt, kann er ihr sanft über Rücken und Haare streicheln.

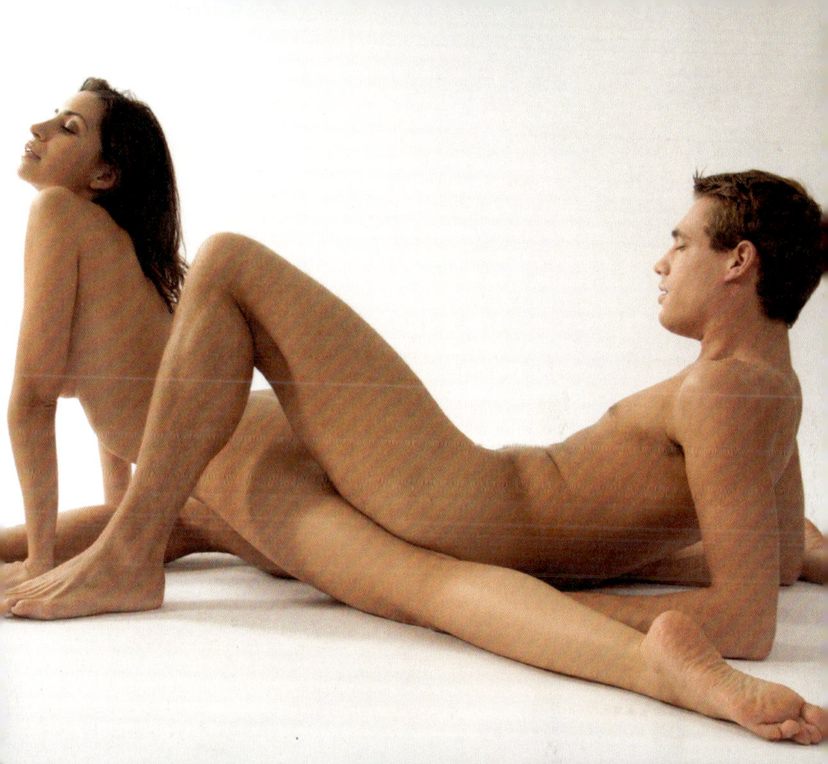

TAG 57

BRÜCKE UND TUNNEL

Er liegt mit aufgerichtetem Oberkörper auf dem Rücken und dringt von hinten in seine Partnerin ein. Sie wendet ihm den Rücken zu und liegt mit ebenfalls aufgerichtetem Oberkörper auf dem Bauch.

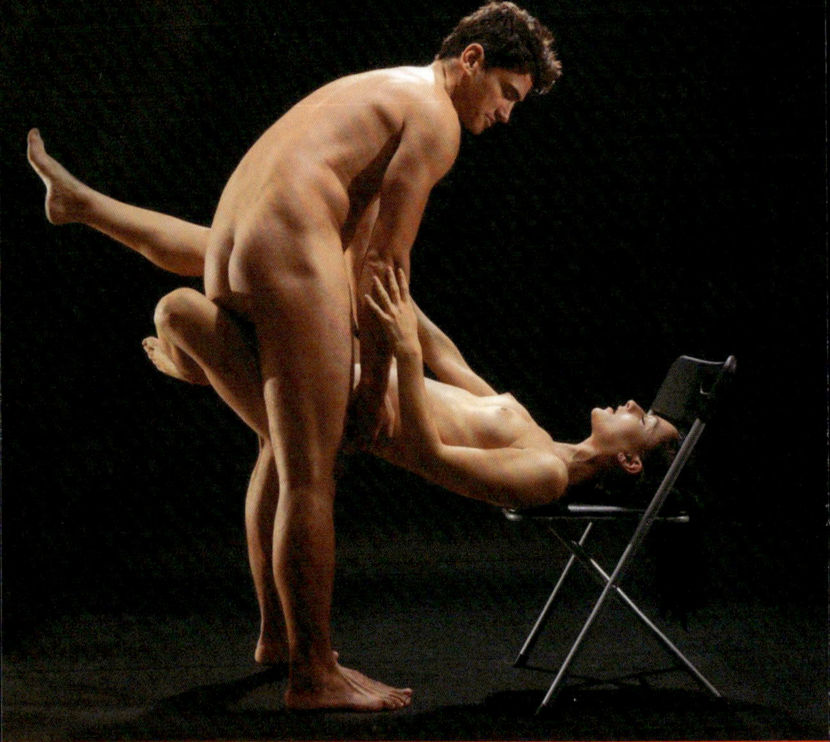

TAG 58

AUF DER FLUCHT

Eine knifflige Stellung: Sie liegt mit Schultern und Kopf auf einem Stuhl und dreht ihr Becken ihrem stehenden Partner zu. Er nimmt eines ihrer Beine zwischen seine und dringt in sie ein. Wenn sie nun Laufbewegungen macht, erhöht dies den Genuss für beide erheblich.

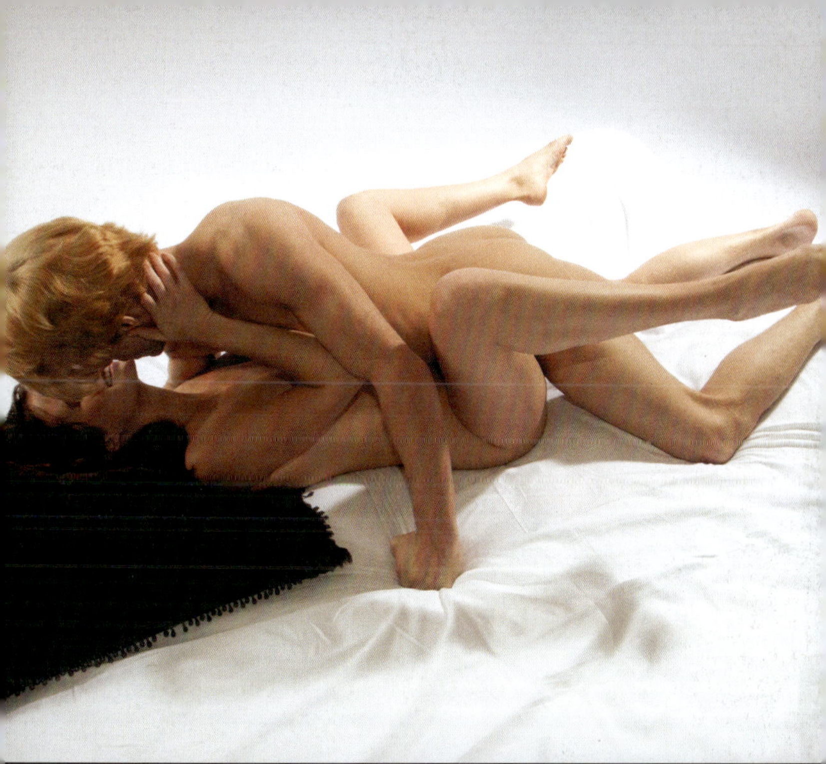

TAG 59

GUTER ZUGANG

Die entscheidende Komponente dieser Variation der Missionarsstellung besteht darin, dass sie ihre Oberschenkel sehr weit öffnet. Eine kleine Bewegung mit großer Wirkung: Dadurch kann er nämlich sehr viel tiefer in sie eindringen.

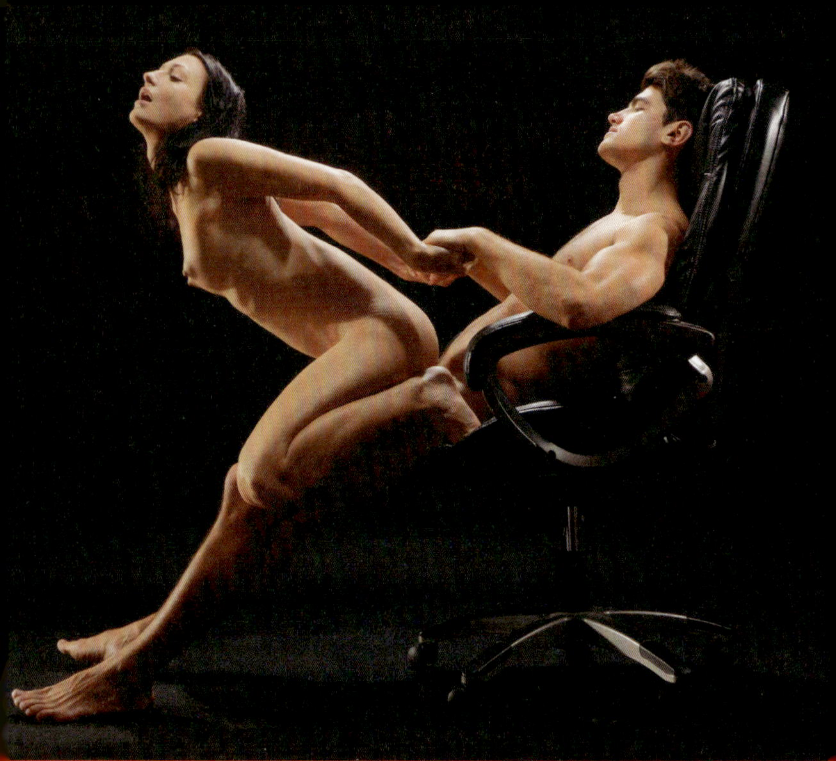

TAG 60

AM ABHANG

Er sitzt fast ausgestreckt in einem Sessel und bildet somit eine schiefe Ebene. Sie wendet ihm den Rücken zu, lässt sich auf seinen Penis herab und stellt die Füße auf dem Sessel auf. Er hält sie dabei an den Händen fest.

TAG 61

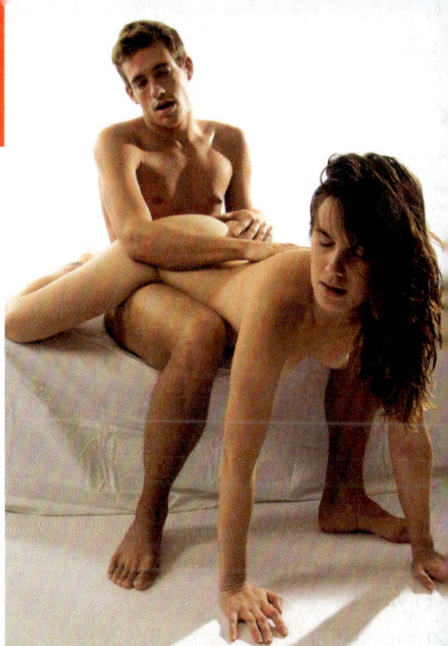

AUF DER BETTKANTE

Er sitzt auf der Bettkante, sie stützt sich vor ihm mit den Händen auf dem Boden auf und schlingt ihre Beine um seine Hüften. Er hat die Hände frei, um ihren Po und ihren Rücken zu streicheln.

TAG 62

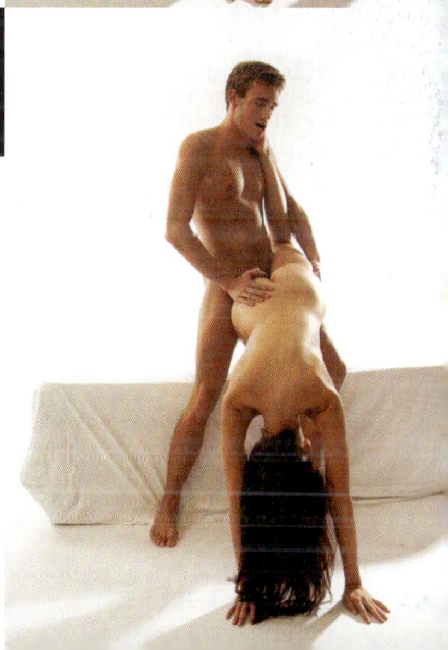

ELEGANTE VEREINIGUNG

Sie stellt ihre Hände auf dem Boden auf; ein Bein ruht auf dem Bett, das andere angewinkelt an der Schulter ihres Partners. Dieser steht hinter ihr und dringt von hinten in sie ein. Sie kann auch beide Beine anheben.

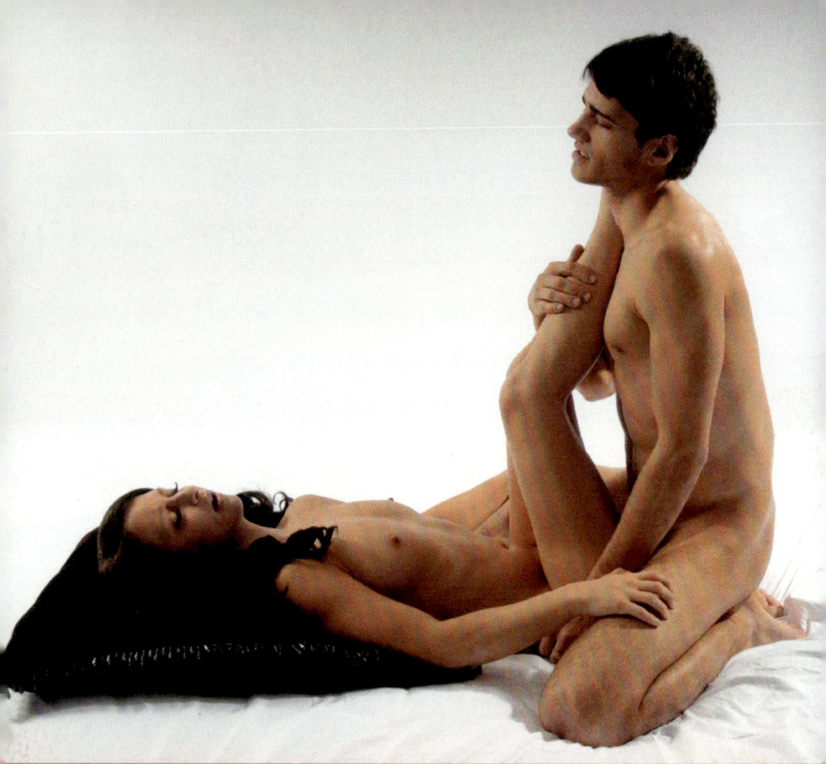

TAG 63

IM RECHTEN WINKEL

Sie liegt auf dem Rücken, hebt die Beine an und legt die Füße auf einer seiner Schultern ab. Während er in sie eindringt, hat er die Hände frei, sie zärtlich an den Beinen oder an anderen Stellen des Körpers zu streicheln.

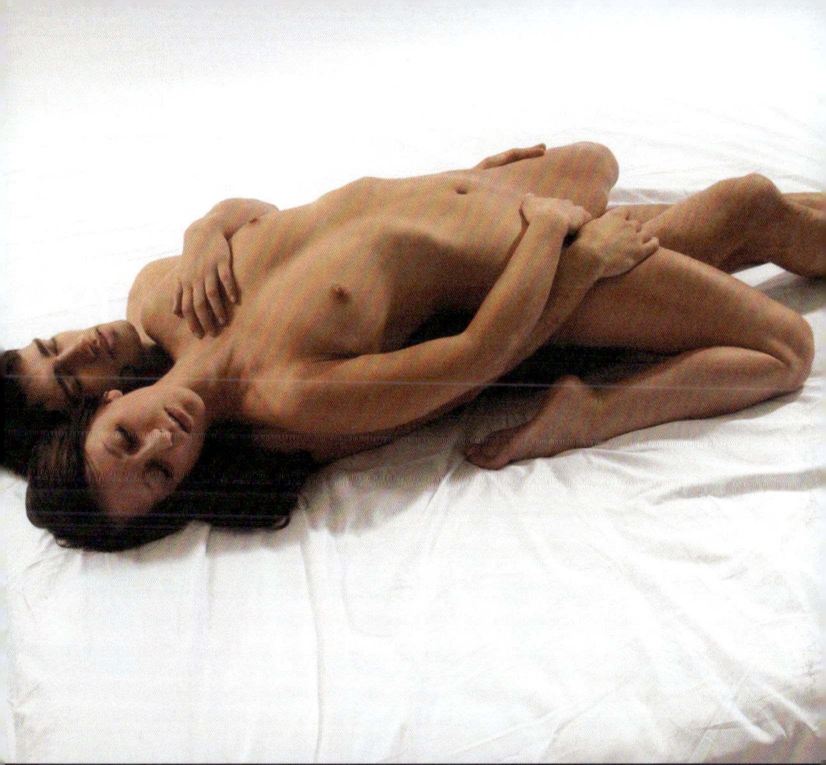

TAG 64

LÖFFELCHEN EINMAL ANDERS

Bei dieser Variante der Löffelchenstellung liegt sie mit gespreizten und angewinkelten Beinen rücklings auf ihm. Dies sorgt für einen ganz anderen Eindringwinkel sowie dafür, dass er sich ausgiebig ihrer Klitoris widmen kann.

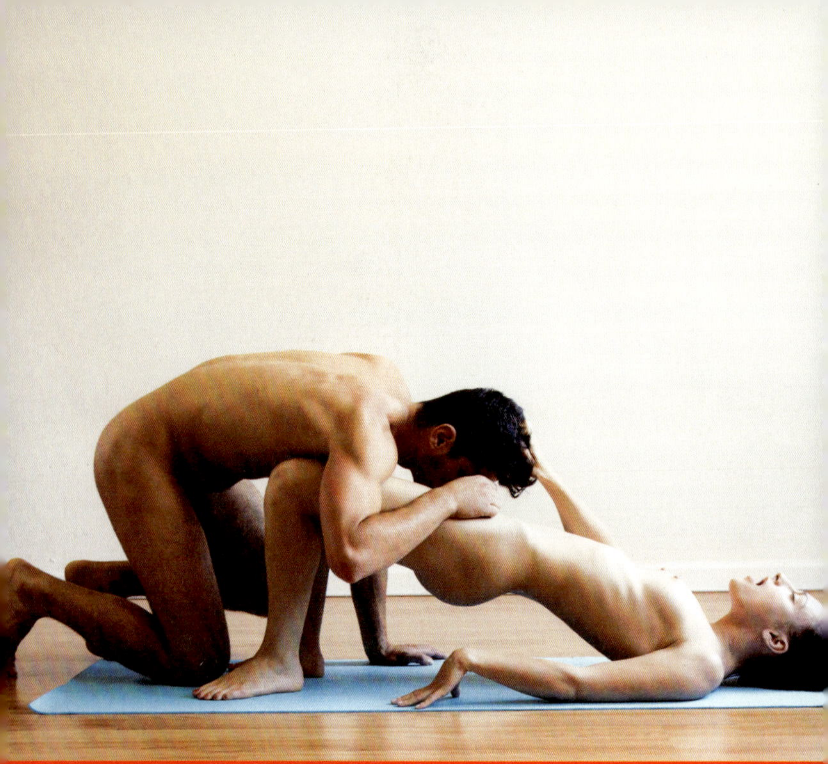

TAG 65

FLEISSIGE BIENCHEN

Sie liegt in Rückenlage auf dem Boden, stellt die Füße auf und hebt das Becken an. Während sie ihre Bein-, Po- und Rückenmuskulatur trainiert, kniet er zwischen ihren geöffneten Beinen und nascht vom süßen Nektar.

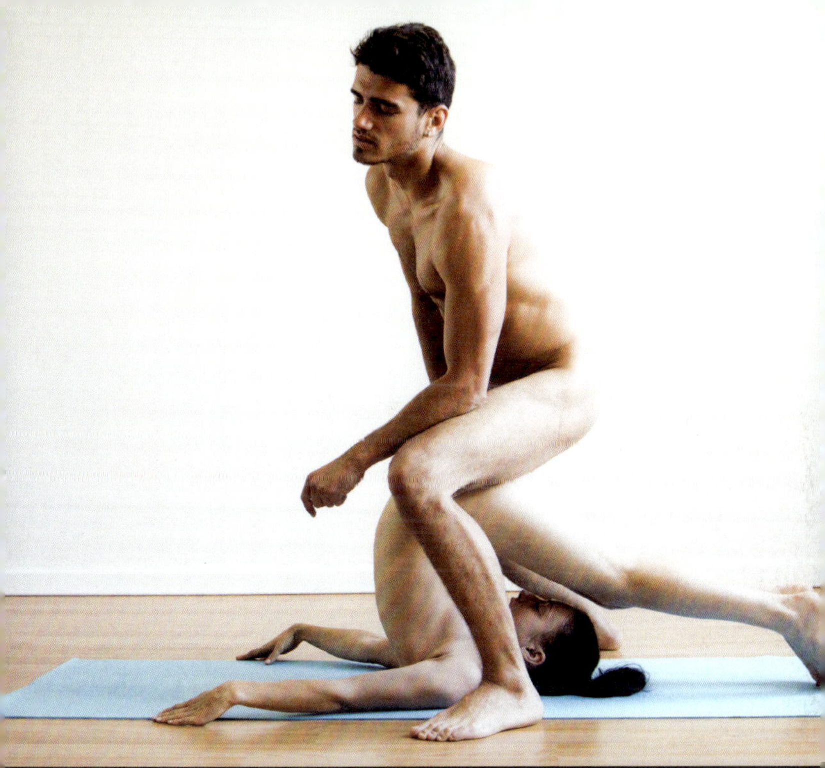

TAG 66

SPORTLICH

Sie hebt in Rückenlage ihre Beine an und legt sie langsam hinter ihrem Kopf ab. Ihr Partner steht mit leicht gebeugten Beinen über ihr und dringt von oben in sie ein. Er kann tief eindringen, sollte aber nicht zu viel Druck ausüben, um ihren Rücken nicht zu stark zu belasten.

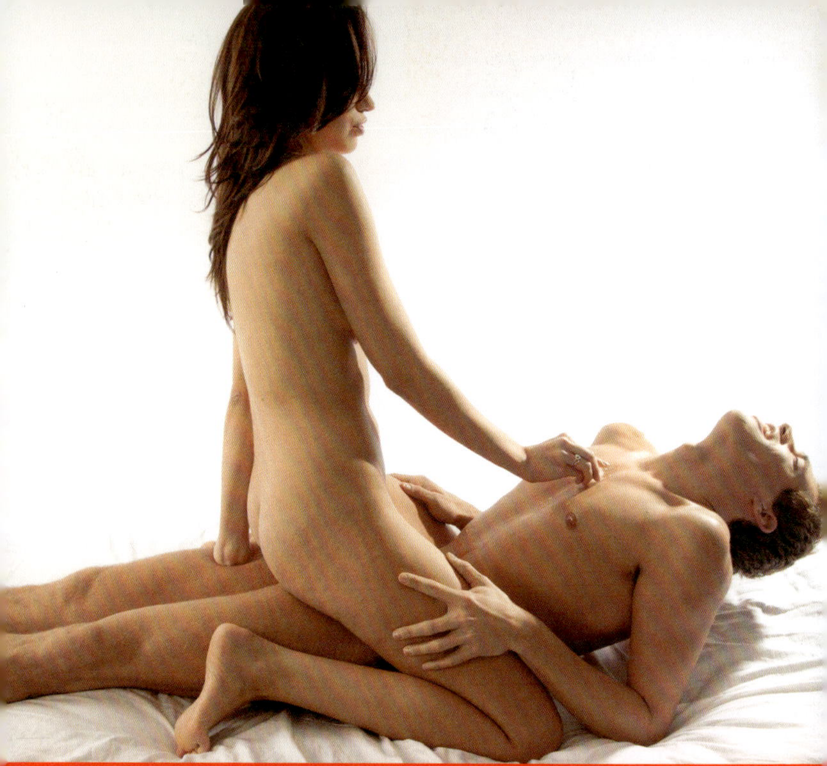

TAG 67

HEISS UND KALT

Er liegt auf dem Rücken, und sie sitzt mit gespreizten Beinen auf ihm, damit er tief in sie eindringen kann. Er ist ihr völlig ausgeliefert, während sie mit einem Eiswürfel über seine Brust fährt und einen interessanten Temperaturkontrast zu den weiter unten liegenden Körperregionen herstellt.

TAG 68

FLUGBEGLEITER

Hierfür liegt sie zunächst am Bettrand auf dem Bauch. Ihr Partner dringt von hinten in sie ein und hebt sie an den Hüften hoch, während sie sich an seinen starken Oberarmen festhält. Nur Fliegen ist schöner!

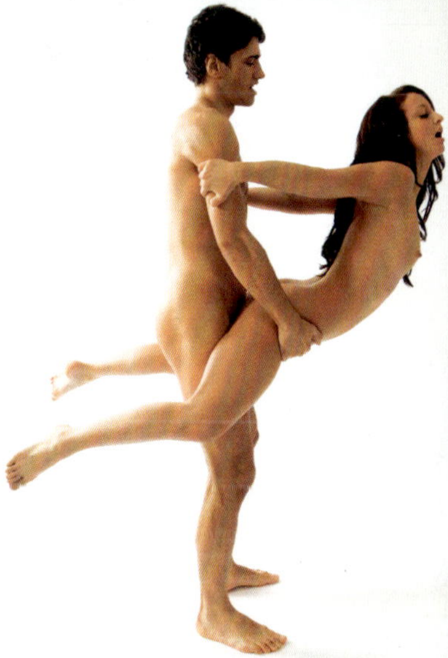

TAG 69

GARTEN EDEN

Er und sie stehen sich wie Adam und Eva gegenüber. Ganz langsam erkunden sie den Körper des anderen durch leichte Berührungen und Küsse. Sie schlingen ihre Arme umeinander, während er in sie eindringt. Und es fühlt sich an wie beim ersten Mal.

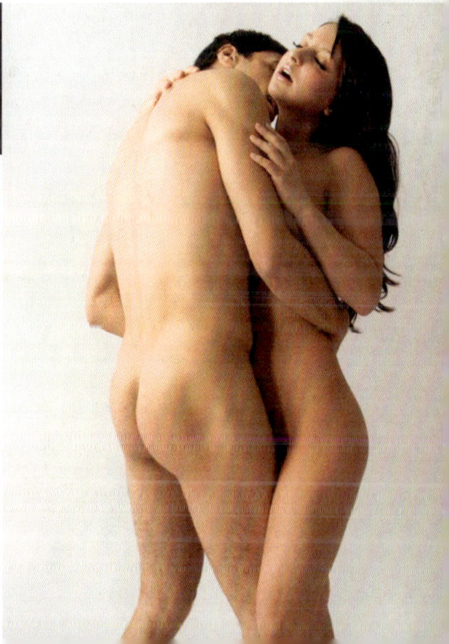

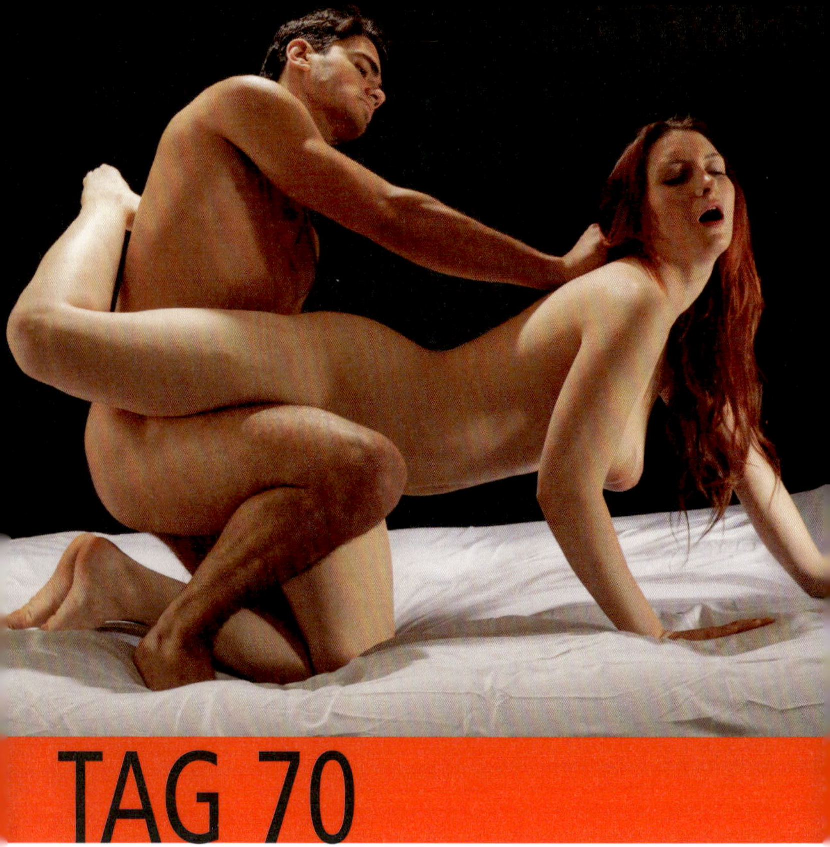

TAG 70

DAS BÜGELBRETT

Sie kniet im Vierfüßlerstand auf dem Bett. Ihr Partner kniet auf einem Bein hinter ihr und dringt von hinten in sie ein, während sie ein Bein anhebt und um seinen Oberkörper schlingt. Bei jedem Stoß fährt er ihr sanft über den Rücken.

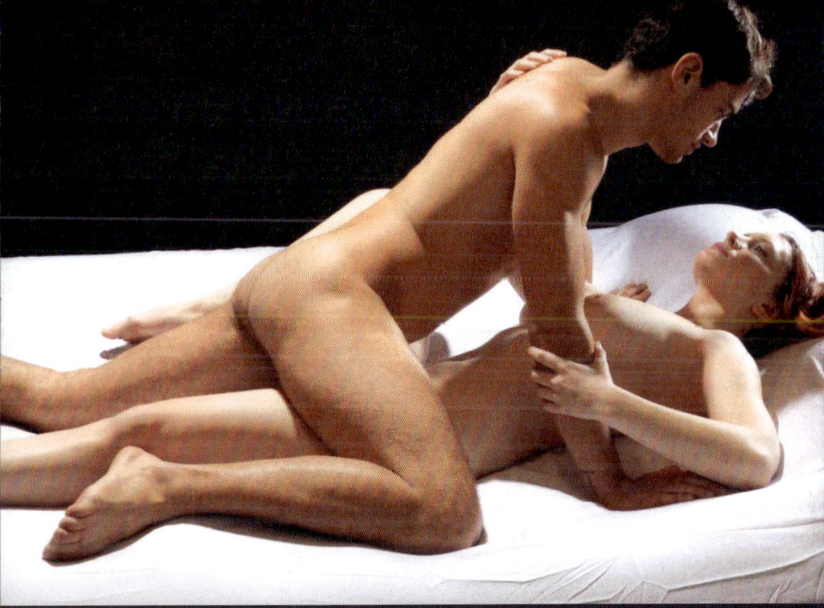

TAG 71

DIE WÜNSCHELRUTE

Sie liegt auf dem Rücken und öffnet ein Bein zur Seite, während er in ganz ähnlicher Haltung von oben in ihre Vagina eindringt. Ab und zu unterbricht er den Rhythmus, um ihre Klitoris mit seinem Penis zu stimulieren.

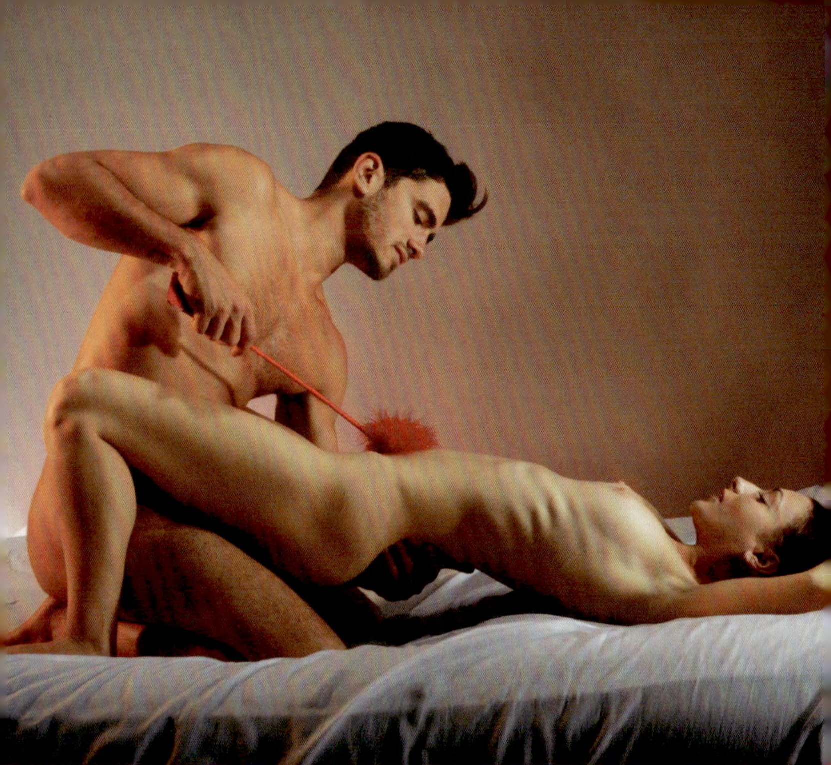

TAG 72

LEICHT WIE EINE FEDER

Sie liegt auf dem Rücken und hebt ihr Becken an, damit ihr zwischen ihren Beinen kniender Partner in sie eindringen kann. Er streichelt ihre Brüste und ihren gesamten Körper mit einer Feder. Mit seiner freien Hand unterstützt er ihren unteren Rücken.

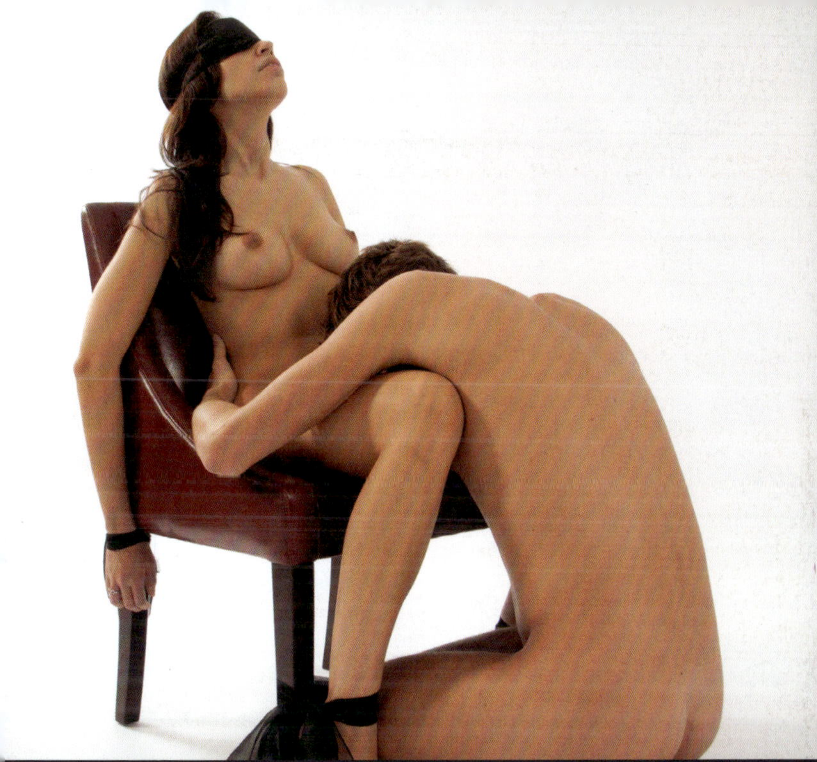

TAG 73

BLINDES VERTRAUEN

Sie ist ihm ausgeliefert, denn sie sitzt mit verbundenen Augen auf einem Stuhl, wobei ihre Hand- und Fußgelenke an die Stuhlbeine gefesselt sind. Er belohnt seine gefügsame Gefangene, indem er sie oral zu einem bebenden, fantastischen Höhepunkt bringt.

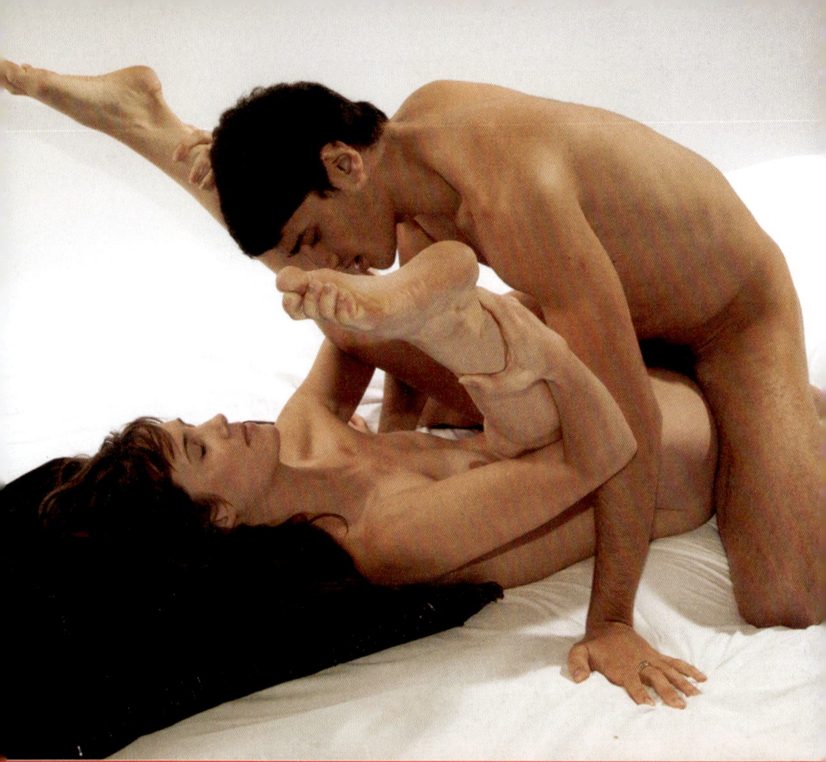

TAG 74

SCHERE DER LUST

Sie liegt auf dem Rücken und zieht ihre gestreckten Beine an den Waden nah zu den Schultern heran. Er kniet so über ihr, dass sie ihre Beine vor und zurück bewegen kann, wenn er in sie eingedrungen ist – ein Gefühl, das beide so schnell nicht vergessen werden.

TAG 75

DIE REITERIN

Er liegt mit ausgebreiteten Armen auf dem Rücken und hebt das Becken an. Sie besteigt ihn wie ein Pferd, lässt das Gewicht dabei aber auf den Füßen.

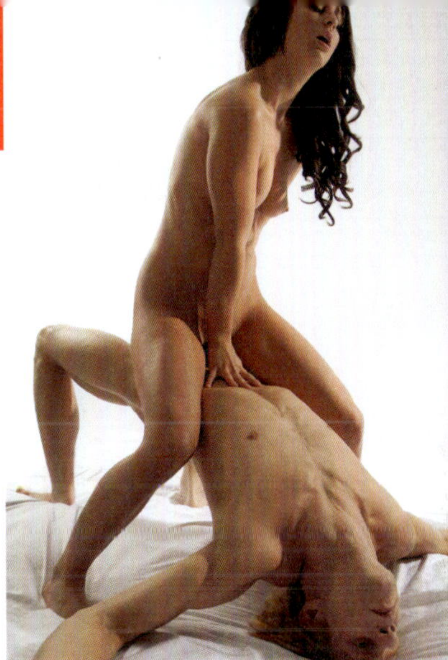

TAG 76

DREI HINTEREINANDER

Er kniet auf einem Bein hinter seiner Partnerin und dringt von hinten in sie ein. In dieser Position kann sie Anus und Vagina ihrer Freundin erkunden, die mit gespreizten Beinen vor ihr auf einem Stuhl kniet und ihr den Rücken zuwendet.

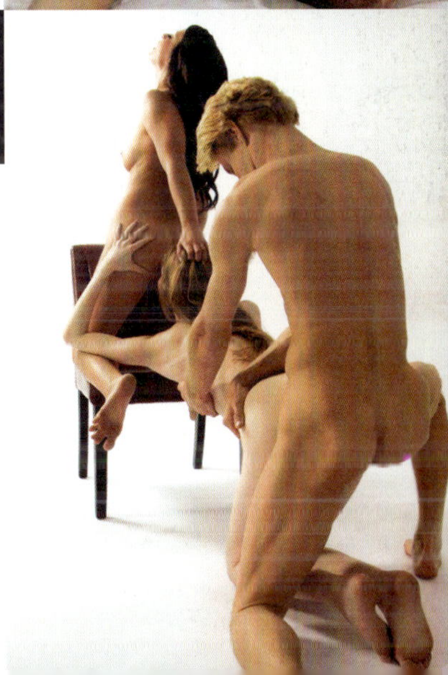

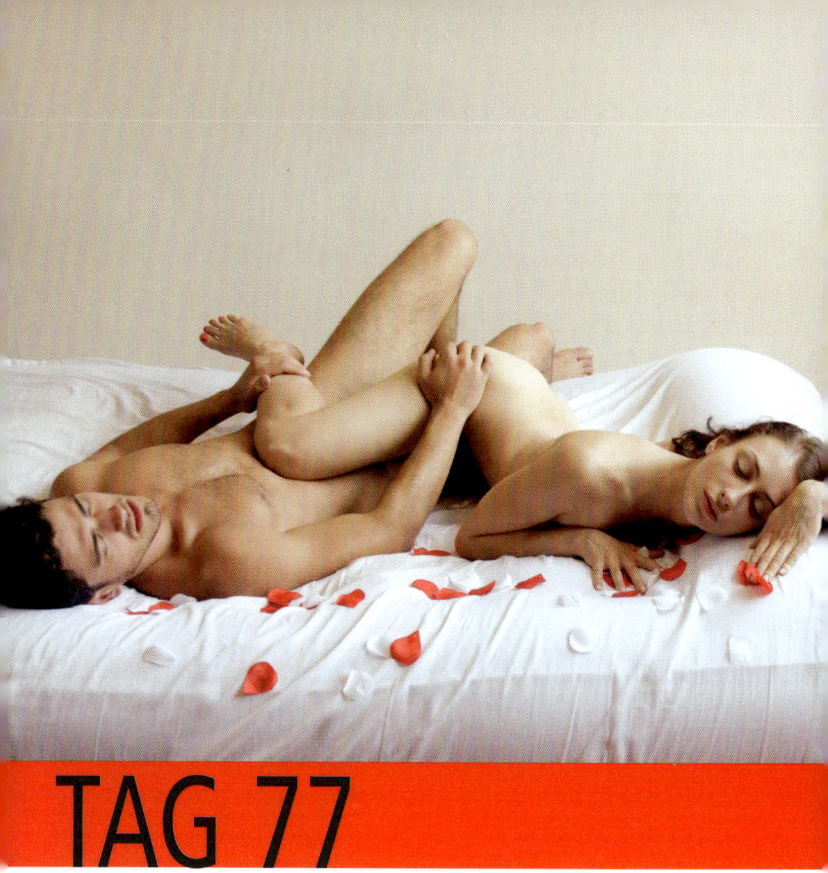

TAG 77

SINNLICHE MOMENTE

Er legt sich auf den Rücken und stellt ein Bein auf. Sie legt sich im rechten Winkel zu ihm auf den Bauch und winkelt ein Bein an, damit er in sie eindringen kann. Der ungewöhnliche Winkel sorgt für überraschende Genussmomente.

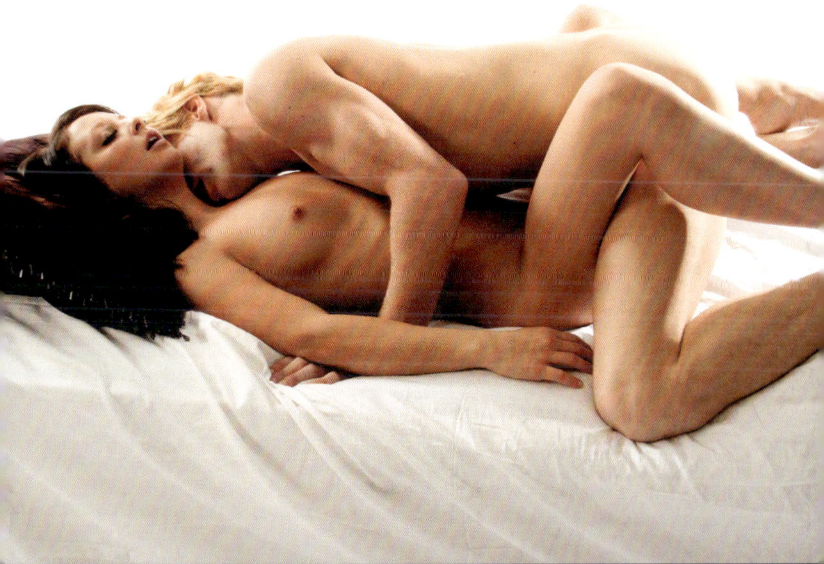

TAG 78

GANZ NAH

Bei fast jeder Stellung haben beide Partner genügend Spielraum, fantasievoll die Initiative zu ergreifen. Hier legt sie ihre Beine über seine, was zu einem sehr engen Körperkontakt führt. Er kann beispielsweise zärtlich ihren Hals küssen.

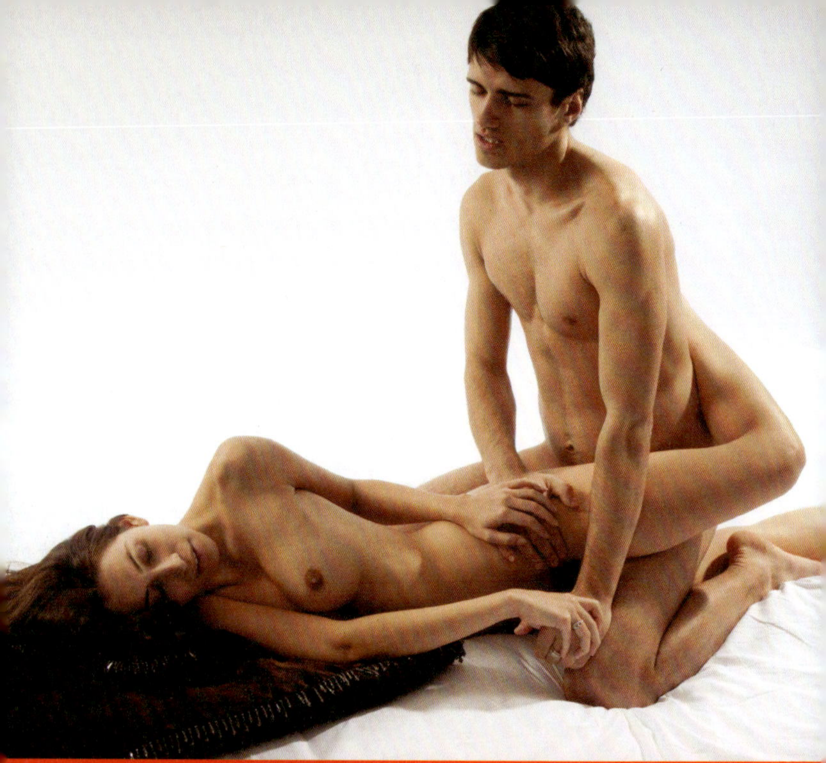

TAG 79

IN DER DREHUNG

Sie schlingt in der Seitenlage ihr oberes Bein um den Körper ihres Partners, während er in kniend-hockender Position in sie eindringt. Beide haben die Hände frei, um sie nach Lust und Laune zu gebrauchen.

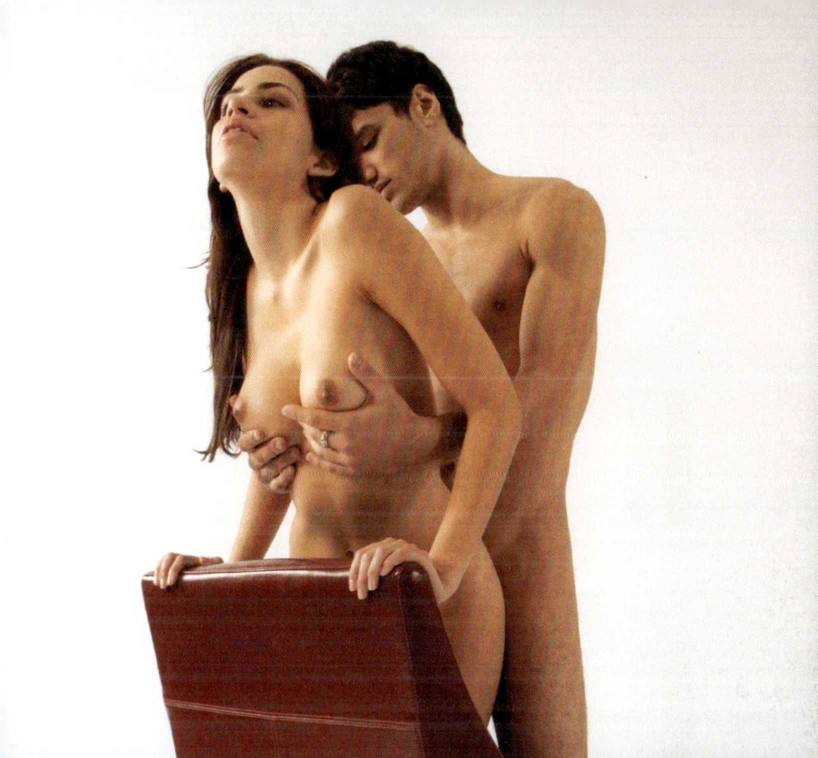

TAG 80

AUF DEN KNIEN

Sie begibt sich auf einem Sessel in den Kniestand und hält sich an der Rückenlehne fest. Er kniet dicht hinter ihr und dringt von hinten in sie ein. Er hat die Hände frei, um Brüste oder Klitoris zu liebkosen.

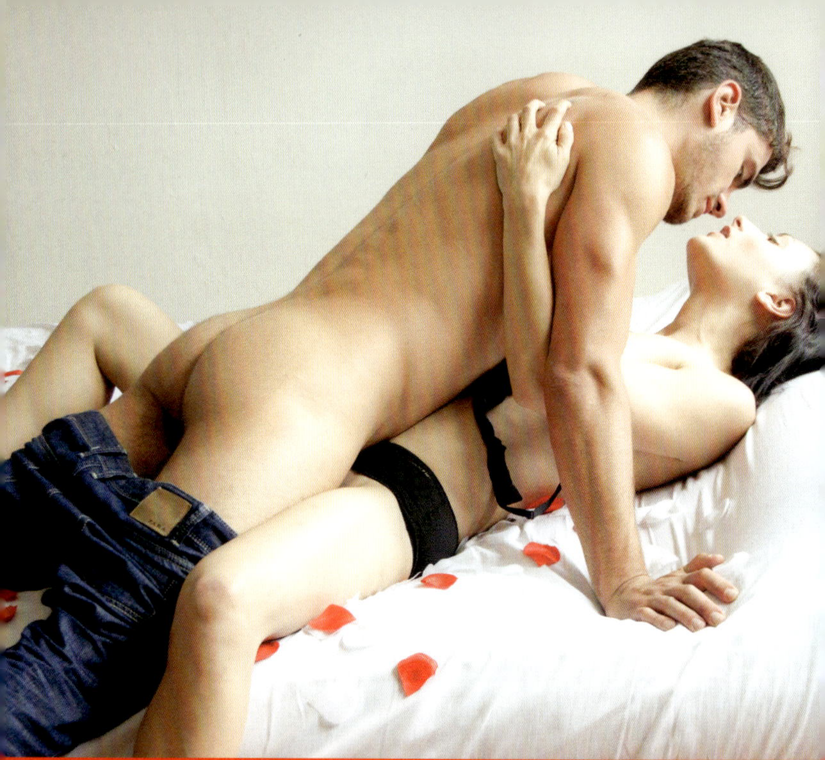

TAG 81

NIMM MICH JETZT

Manchmal kann man mit dem Sex einfach nicht warten. Sie liegt auf dem Rücken und schiebt ihr Höschen zur Seite. Dieser Einladung folgt er gern: Er zieht sich die Jeans runter und dringt in sie ein.

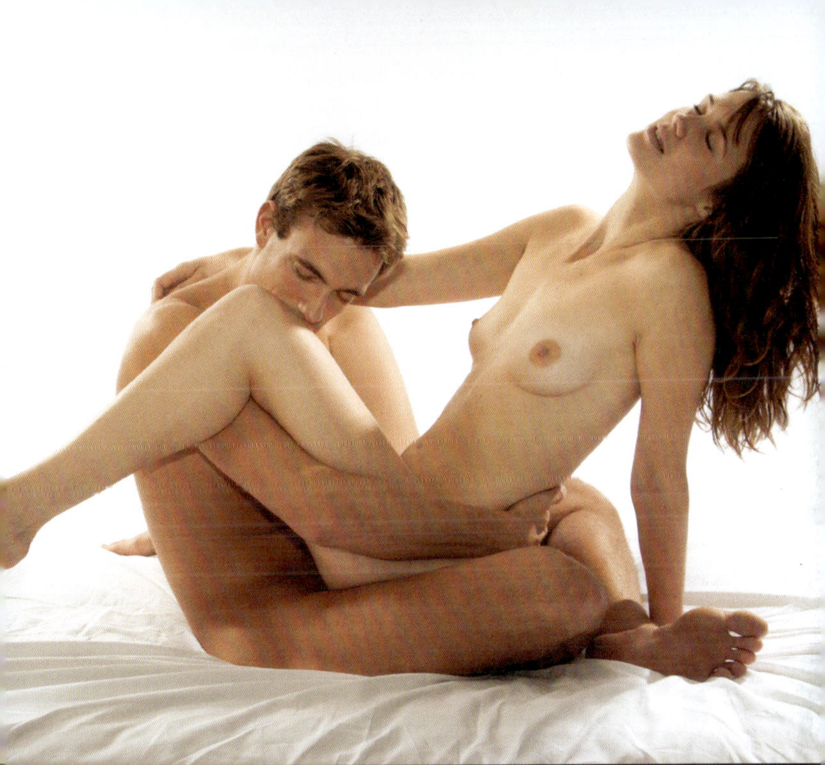

TAG 82

DIE LOTOSBLÜTE

Er begibt sich in den Schneidersitz. Sie setzt sich auf seinen Schoß und legt die Beine über seine Schultern. Mit einem Arm stützt sie sich auf dem Bett ab. Auch dieser ungewöhnliche Eindringwinkel sorgt für ganz neue Lustgefühle.

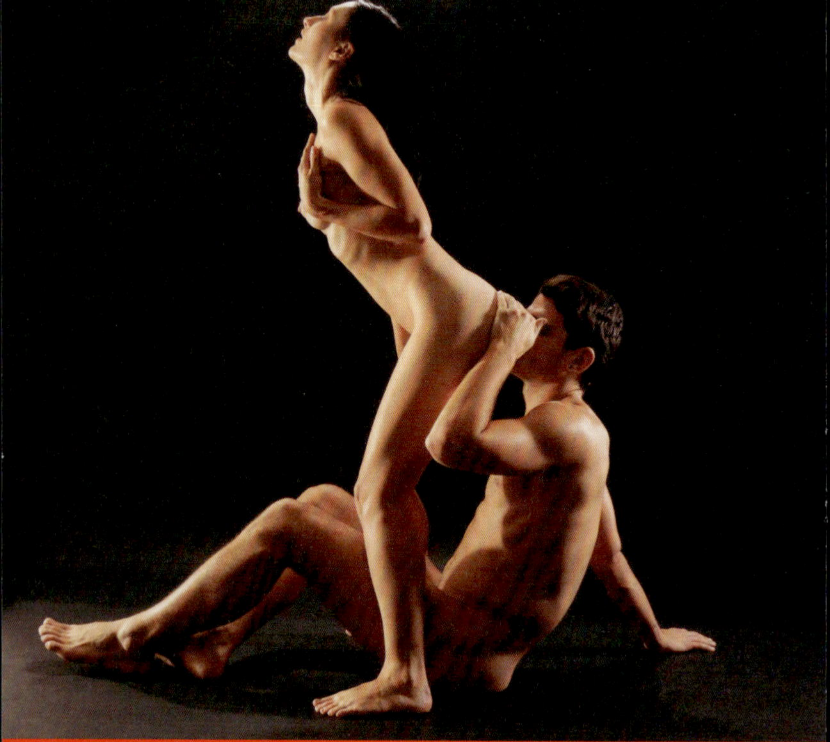

TAG 83

HINTER DEN KULISSEN

Er sitzt auf dem Boden und hat die Beine geschlossen aufgestellt. Seine Partnerin bietet ihm ihren Po zur lustvollen Erkundung an. Diese Gelegenheit lässt er sich mit Lippen und Zunge nicht entgehen.

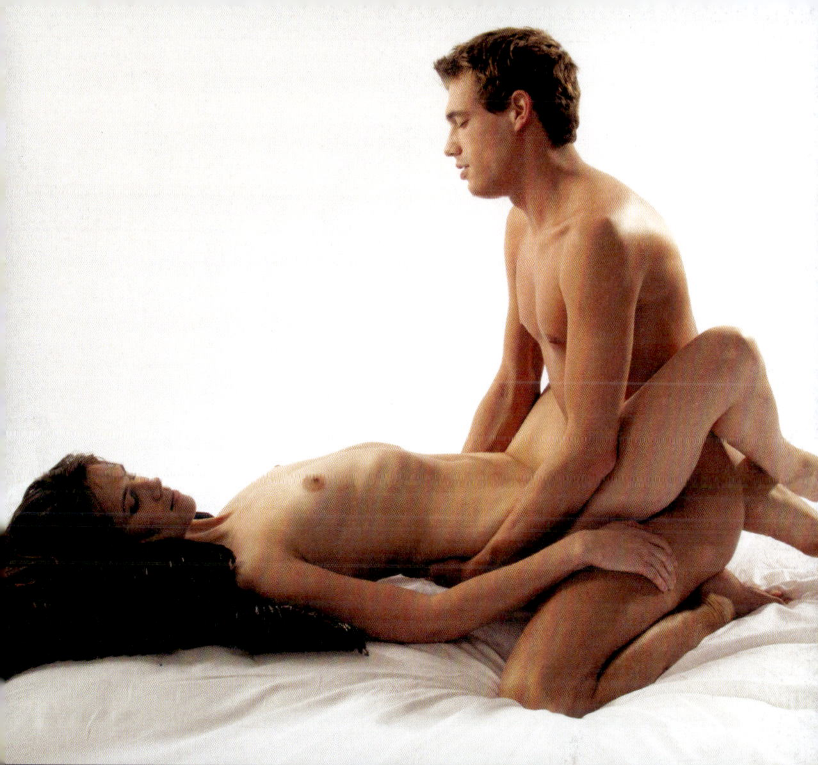

TAG 84

FREIER ZUGANG

Sie sitzt zunächst auf seinem Schoß und lehnt sich dann bis in die Rückenlage zurück. Dabei umschlingt sie die Taille ihres Partners mit den Beinen. In dieser Position kann er sowohl ihre Brüste als auch ihre Klitoris stimulieren.

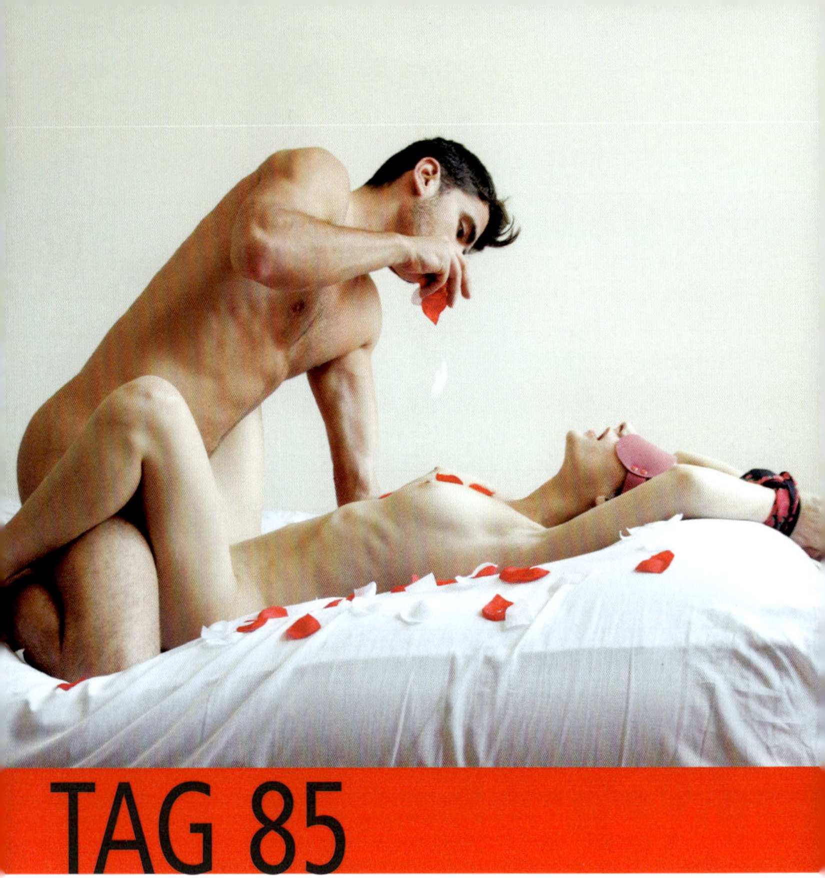

TAG 85

AUF ROSEN GEBETTET

Sie liegt mit verbundenen Augen auf dem Bett, ihre Hände sind über ihrem Kopf gefesselt. Er dringt in kniender Position in sie ein und streut Rosenblütenblätter auf ihren Körper. Das steigert das sinnliche Erlebnis.

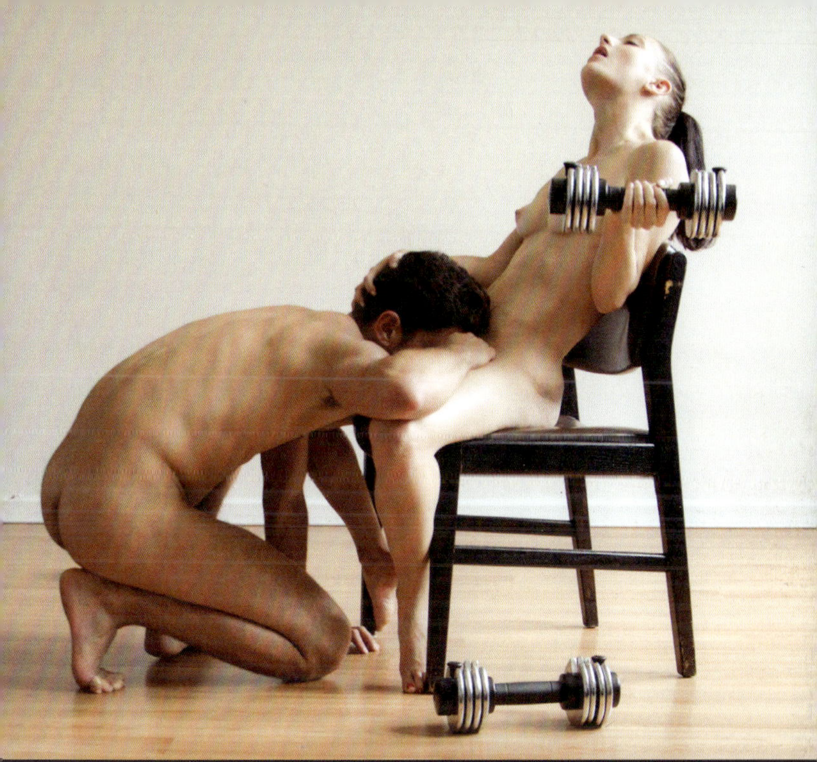

TAG 86

ANGENEHMES & NÜTZLICHES

Sie sitzt mit weit gespreizten Beinen auf einem Stuhl und hält eine Hantel in der Hand. So kann sie ihren Bizeps trainieren, während ihr Partner ihre Vagina mit Zunge und Lippen erkundet.

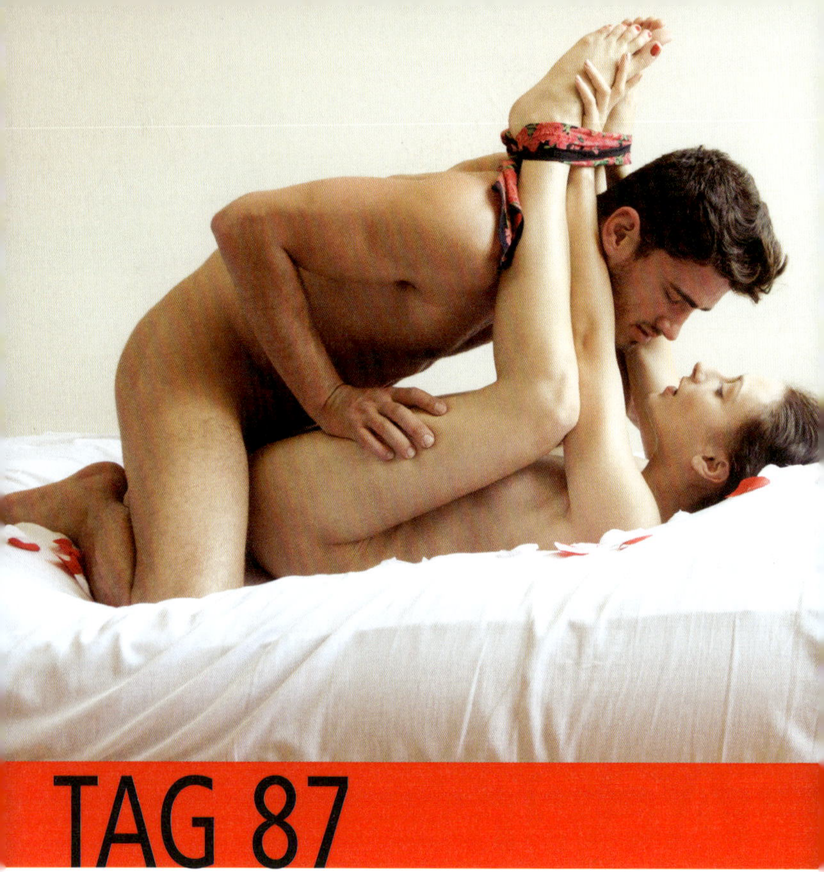

TAG 87

SCHAU MIR IN DIE AUGEN

Sie liegt mit aneinander gefesselten Hand- und Fußgelenken auf dem Rücken, die sie um den Hals ihres Partners schlingt. Er dringt in kniender Position in sie ein und hält dabei engen Augenkontakt.

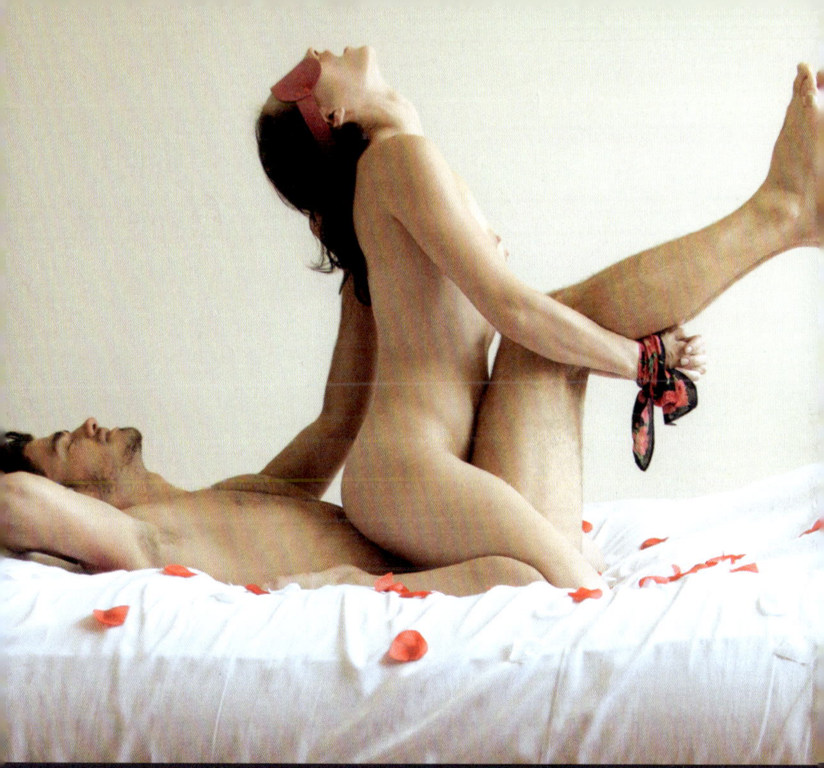

TAG 88

BLINDER RITT

Er startet im Sitzen und fesselt seiner Partnerin, die die Augen verbunden hat und rücklings auf seinem Schoß sitzt, die Hände unter seinen Beinen. Dann lehnt er sich zurück und hebt die Beine an. So kann er unter ihr bocken wie ein wildes Pferd.

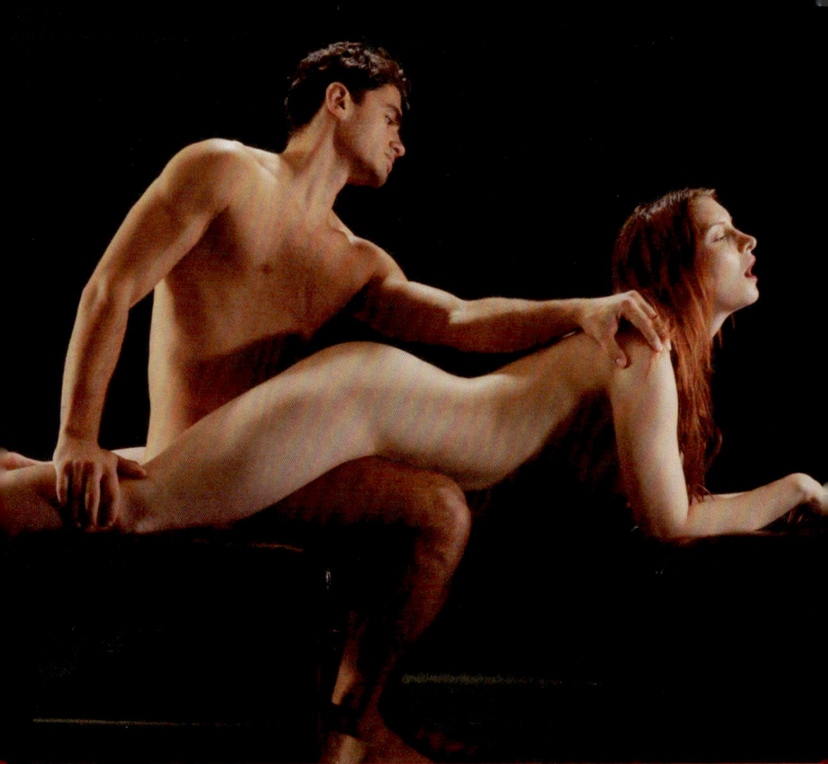

TAG 89

ÜBERS KNIE GELEGT

Er setzt sich auf einen Hocker, sie legt sich bäuchlings auf seinen Schoß und stützt sich mit den Ellbogen auf einem zweiten Hocker ab. So hat er einen wunderbaren Blick auf ihren Po, während er in sie eindringt.

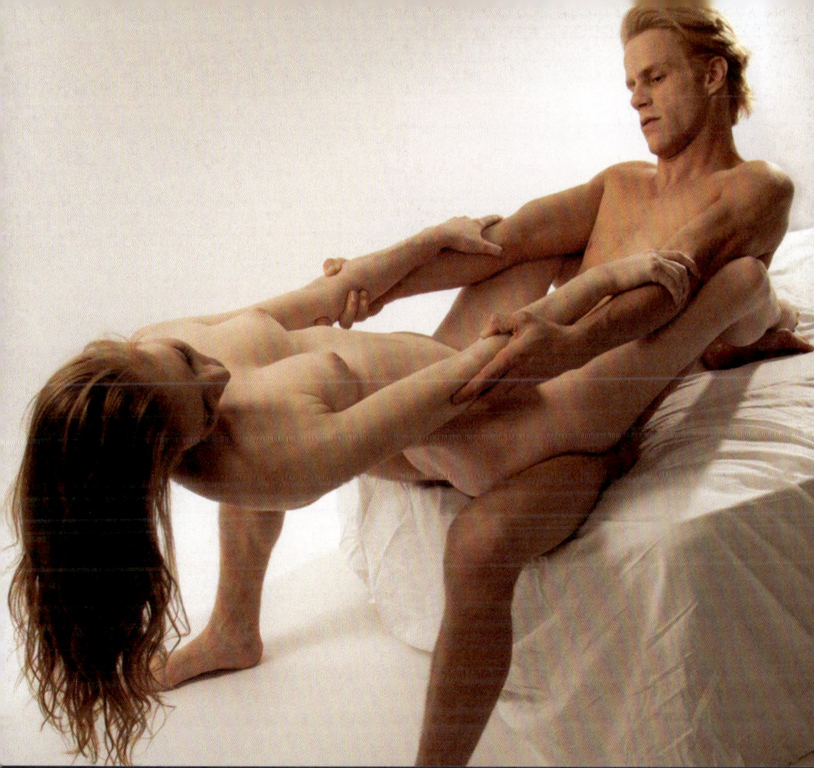

TAG 90

IM GLEICHGEWICHT

Er sitzt auf der Bettkante und stellt die Füße auf dem Boden auf. Sie setzt sich auf seinen Schoß und schlingt die Beine um seinen Körper. Sie halten sich an den Armen fest und lehnen sich weit zurück.

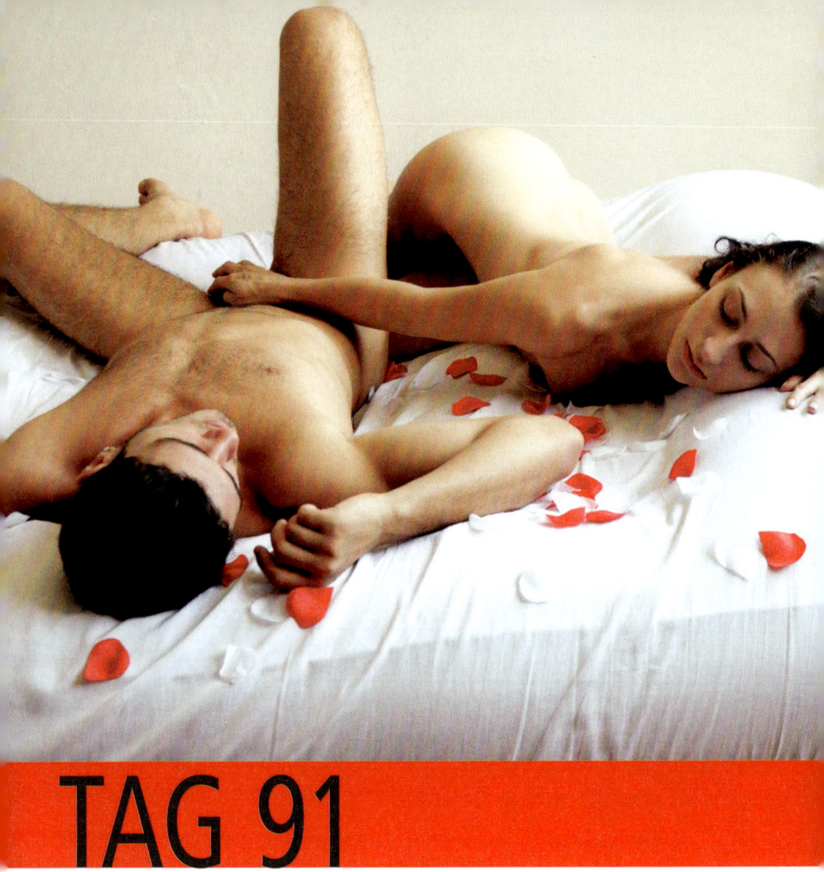

TAG 91

IN HANDARBEIT

In dieser etwas ruhigeren Stellung liegen beide auf einem Bett voller Rosenblüten. Er liegt entspannt auf dem Rücken, sie neben ihm so auf dem Bauch, dass sie seinen Penis streicheln kann, bis er zum Höhepunkt kommt.

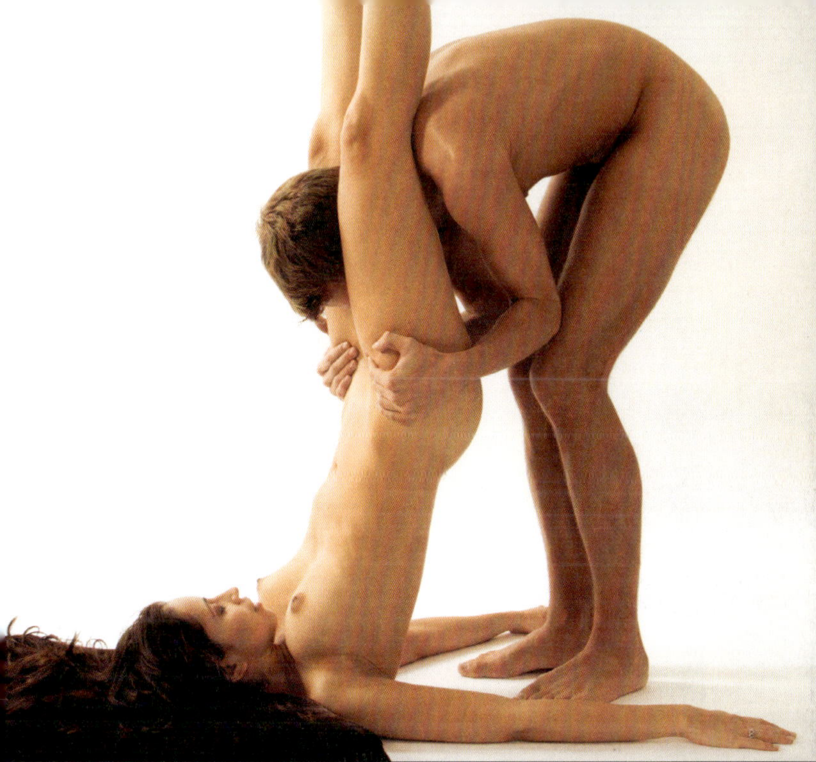

TAG 92

LUSTVOLLE KERZE

Sie liegt auf dem Boden und geht in den Schulterstand, auch Kerze genannt. Ihr Partner beugt sich nach vorn zwischen ihre Beine und hält sie an der Hüfte. So findet sein Mund bequem seinen Weg zu ihrer Vagina.

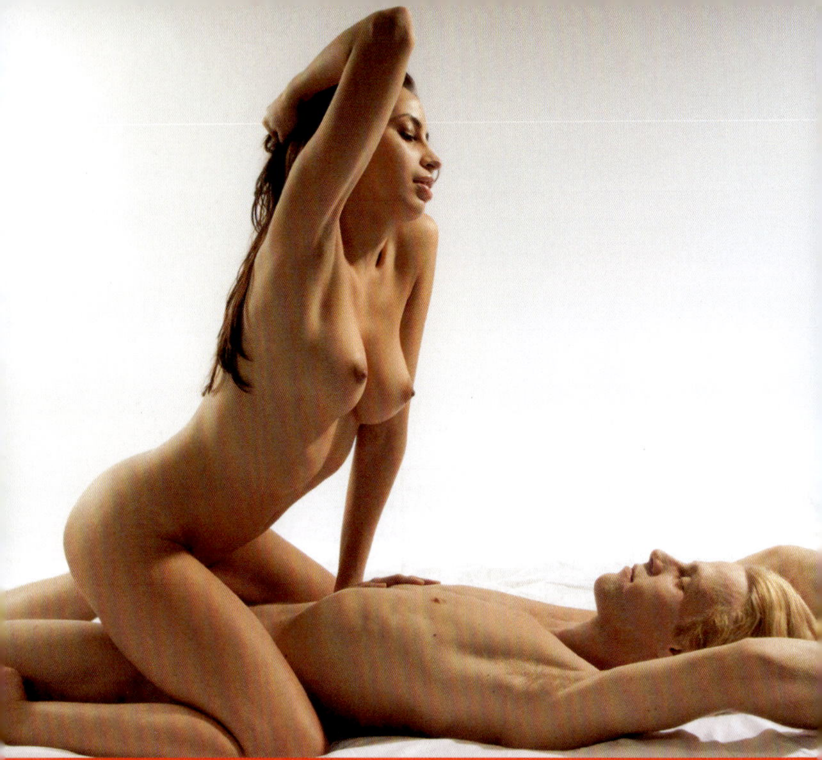

TAG 93

AKTIV & PASSIV

Er legt sich auf den Rücken, sie setzt sich mit gespreizten Beinen auf seinen Schoß. So kann sie mit ihrer Vaginalmuskulatur gut seinen Penis stimulieren und hat zudem die Hände frei – wofür auch immer …

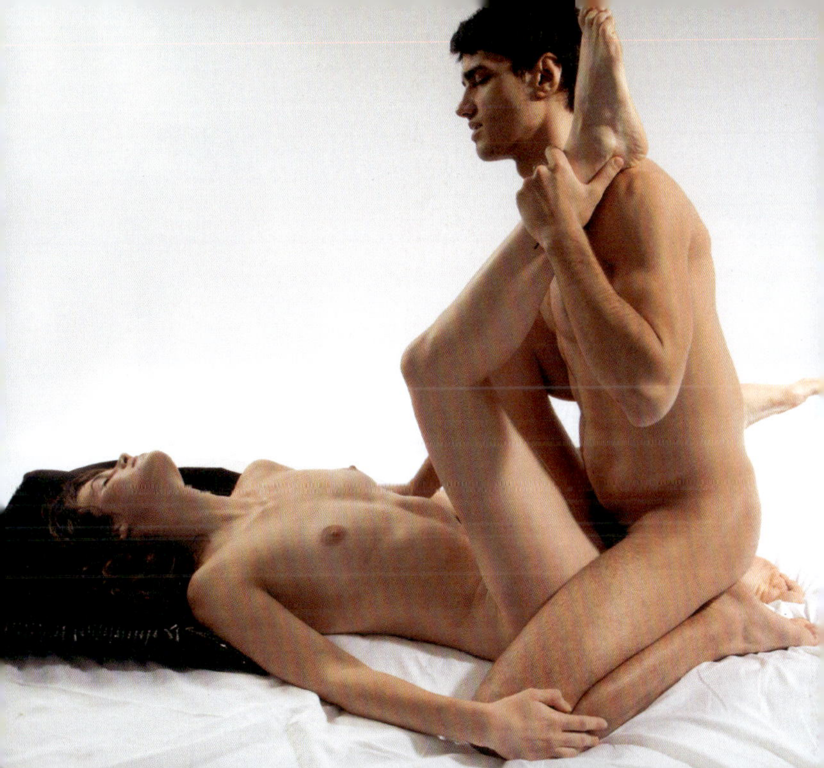

TAG 94

WIE TIEF GEHT DIE LIEBE?

Sie hebt in Rückenlage ein oder beide Beine an und legt es bzw. sie ihrem Partner auf die Schulter. Er kniet hockend vor ihr und kann in dieser Position zu beider Vergnügen sehr tief in sie eindringen.

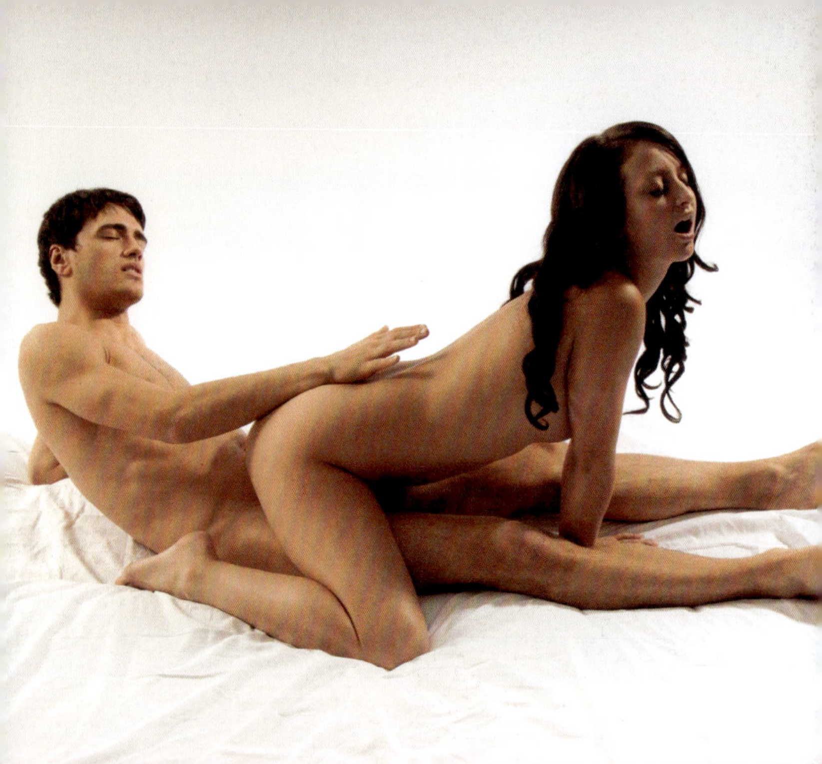

TAG 95

DEN TIGER REITEN

Er liegt mit ausgestreckten Beinen auf dem Rücken, während sie sich mit gespreizten Beinen rücklings auf seinen Schoß setzt. Sie kann sich mit den Händen zwischen seinen Beinen abstützen oder damit seinen Körper erkunden.

TAG 96

VORNÜBER GEBEUGT

Sie beugt sich nach vorn und stützt sich mit den Händen auf dem Boden auf. Er steht hinter ihr und dringt von hinten in sie ein.

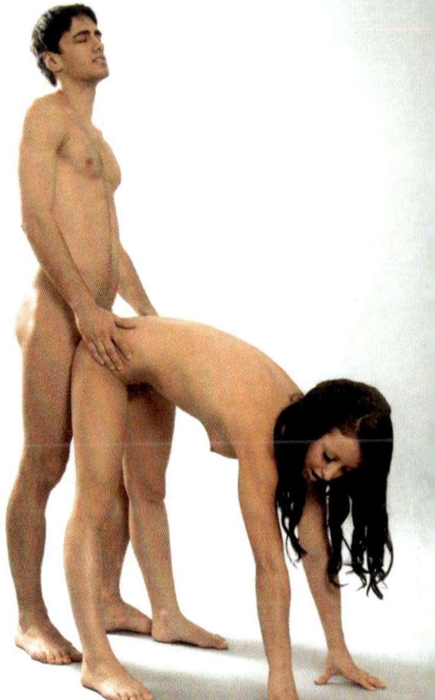

TAG 97

GESTEIGERTE LUST

Sie geht auf einem Stuhl in die Hocke und hält sich an der Rückenlehne fest. Ihr Partner steht mit leicht gebeugten Beinen hinter ihr und dringt von hinten in sie ein. Dabei stützt er ihren Po ab. Kräftige Stöße sind in dieser Position nicht möglich.

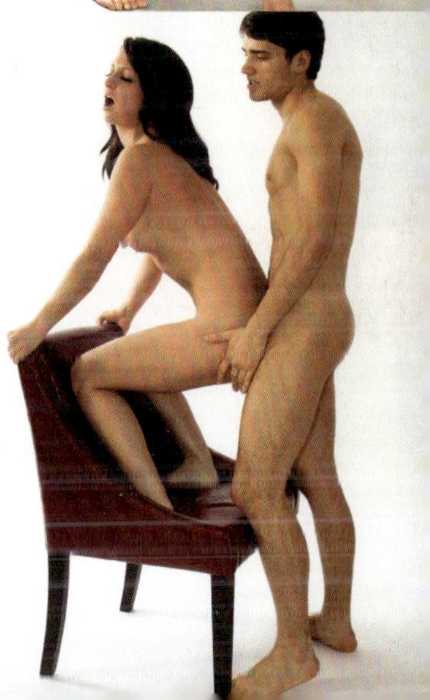

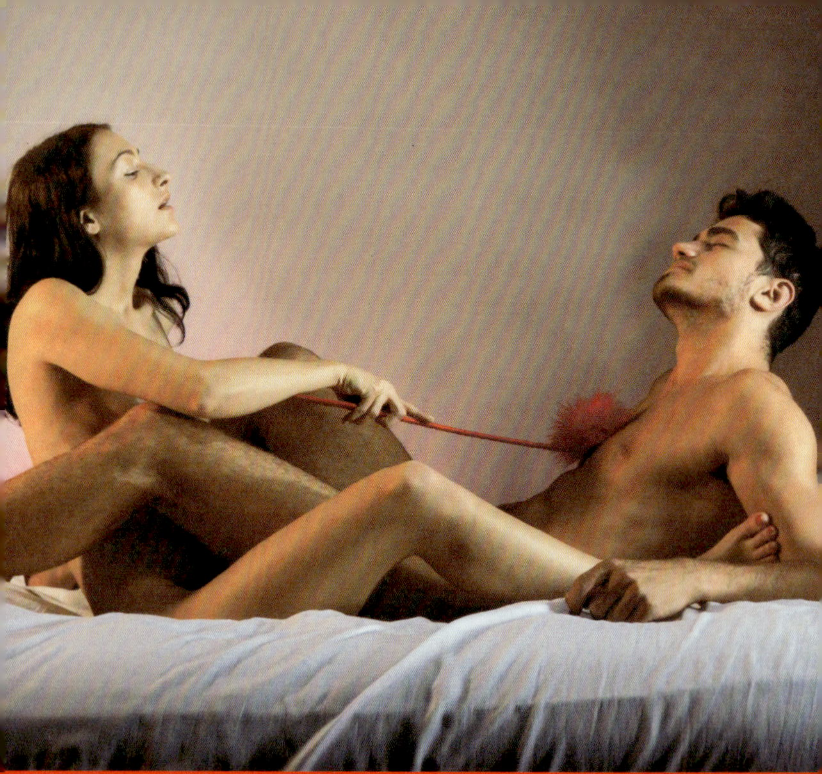

TAG 98

KILLE KILLE

Die Partner sitzen einander mit bequem ausgestreckten Beinen gegenüber und bewegen sich so weit aufeinander zu, dass er in ihre Vagina eindringen kann. Dabei streicht sie ihm mit einer Feder über Brust und Arme. Sollte er kitzlig sein, bereitet ihr sein Zucken sicherlich zusätzlich Lust.

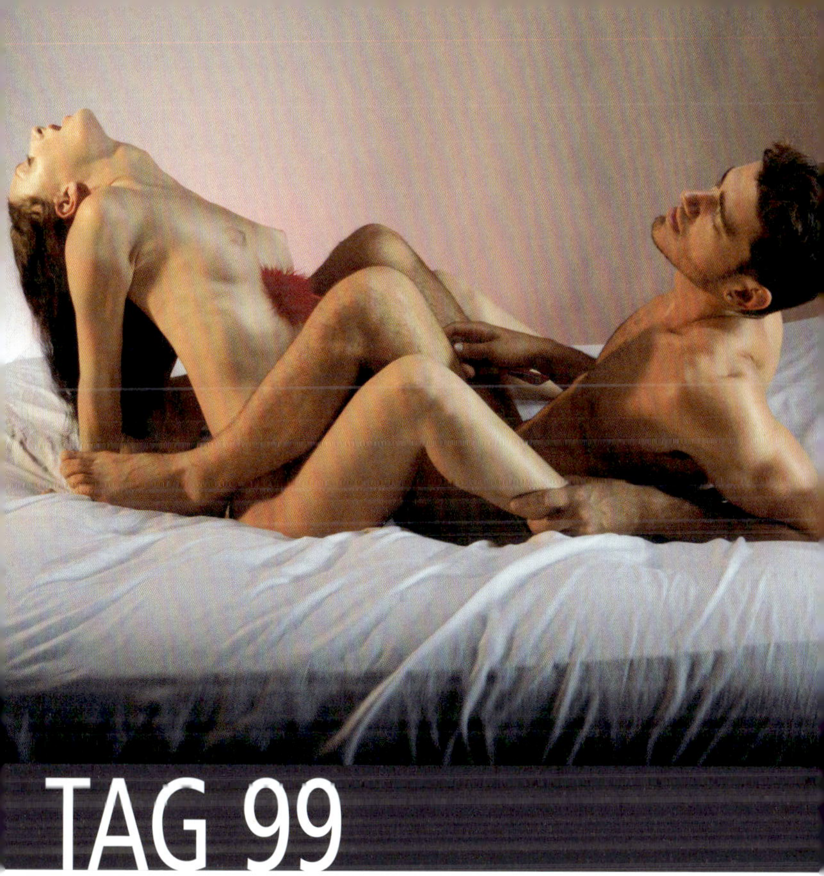

TAG 99

SELBER KILLE KILLE!

Die Partner nehmen die gleiche Position wie in der vorhergehenden Stellung ein. Doch dieses Mal hält er die Feder in der Hand, und sie ist ihm ausgeliefert. Mal sehen, wer kitzliger ist. Sicherlich kommt das Kitzeln beiden zugute …

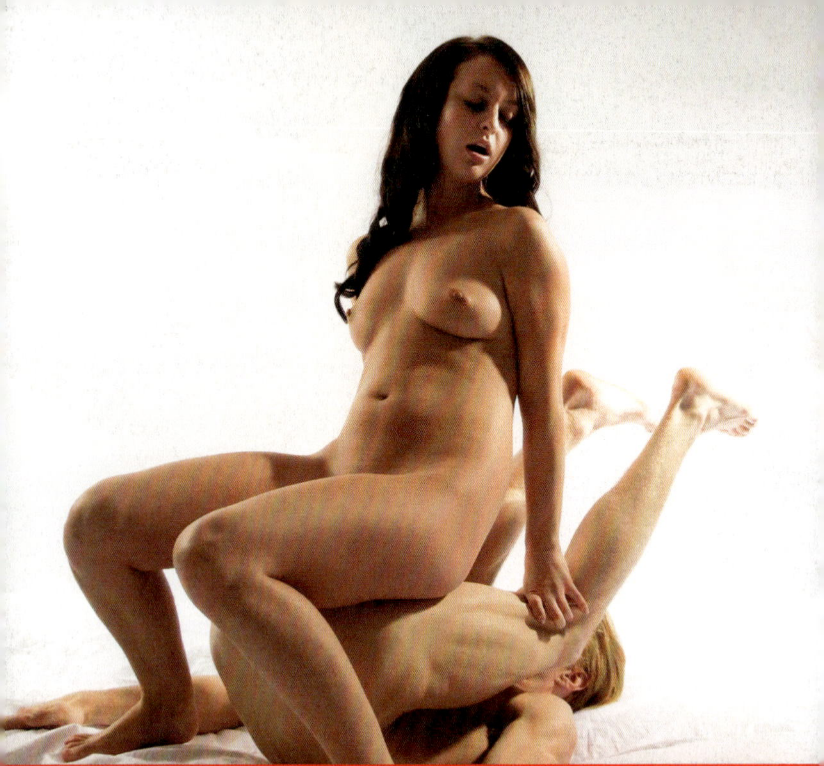

TAG 100

DER THRON DER KÖNIGIN

Diese Stellung erfordert etwas Koordination und einiges an Beweglichkeit. Er liegt auf dem Rücken und bringt die Oberschenkel zur Brust, während sie sich auf seinem Po und seinem Penis niederlässt.

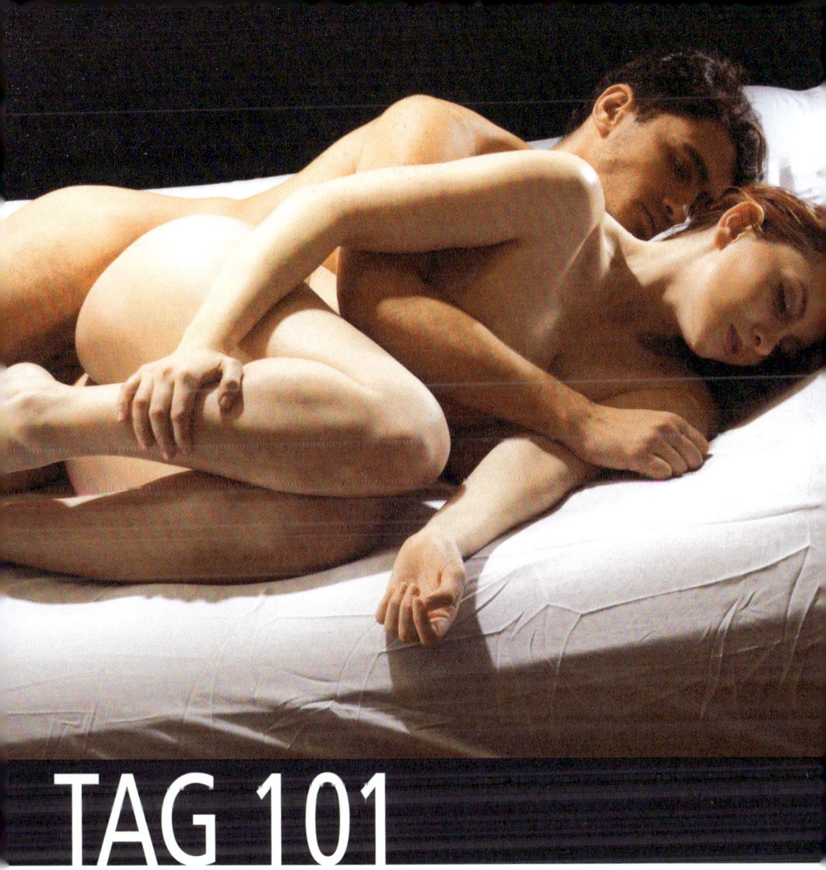

TAG 101

ZÄRTLICHE SEITENLAGE

Sie legt sich in Seitenlage an den Bettrand und zieht die Knie zur Brust. Ihr Partner liegt ebenfalls in Seitenlage hinter ihr. Während er von hinten in sie eindringt, kann er ihre Brüste streicheln.

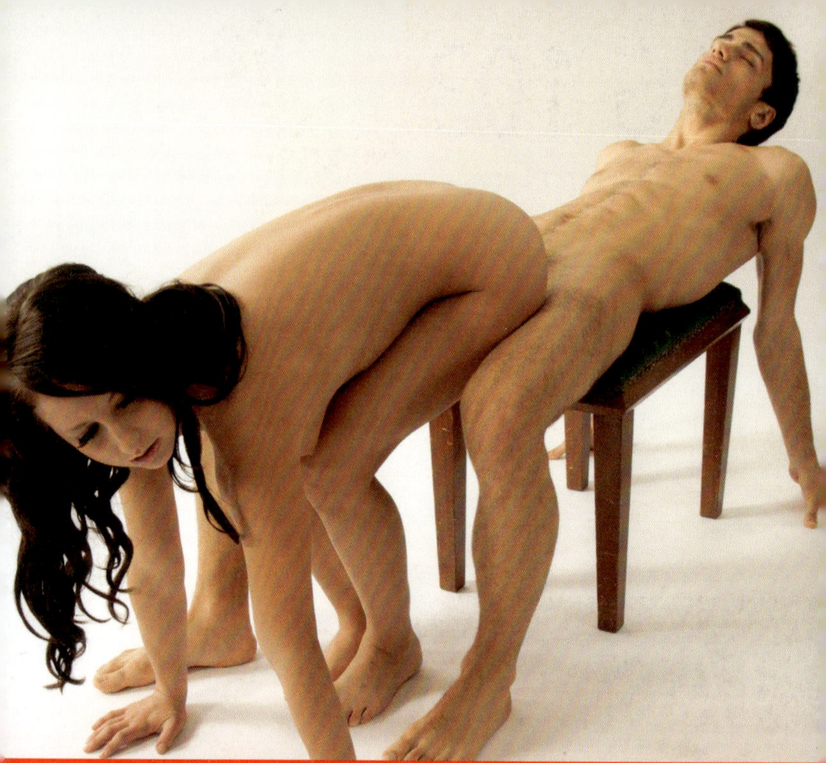

TAG 102

UMGEKEHRTER LAPDANCE

Er legt sich rücklings auf einen Hocker, seine Knie sind gebeugt, die Füße stehen auf dem Boden. Sie wendet ihm den Rücken zu, setzt sich auf seinen Schoß und bringt die Hände auf den Boden. Der Lapdance seines Lebens!

TAG 103

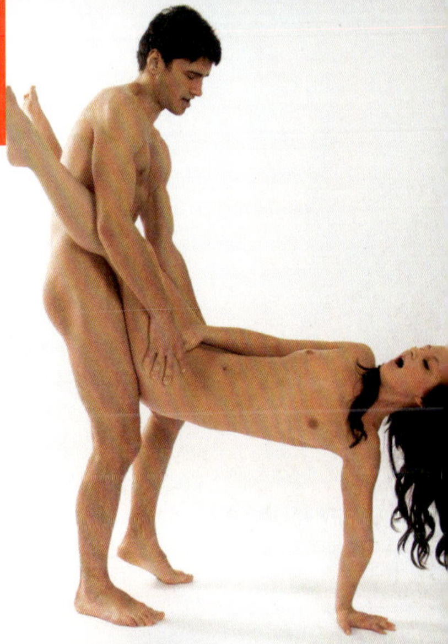

RECHTWINKLIG

Er stellt sich mit leicht gebeugten Knien aufrecht hin. Sie stützt sich mit einer Hand auf dem Boden ab, während er ihren Schoß an seinen Penis führt. So hat sie eine Hand frei, um ihre Klitoris zu stimulieren.

TAG 104

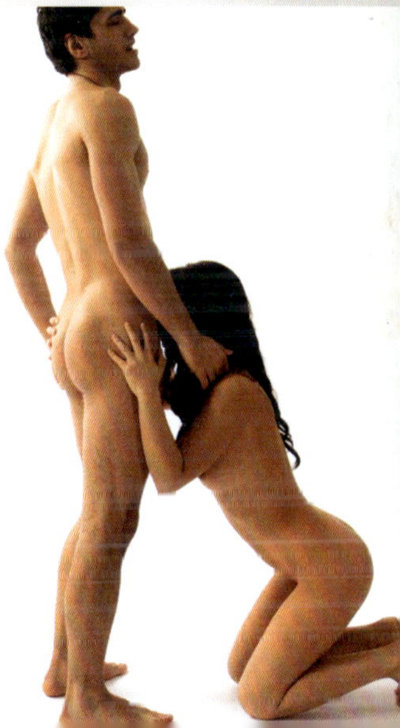

KLASSISCHER BJ

Er stellt sich aufrecht hin, während seine Partnerin vor ihm auf die Knie geht und ihn oral befriedigt. Er kann währenddessen ihren Kopf streicheln. Manchmal geht einfach nichts über den klassischen Blowjob!

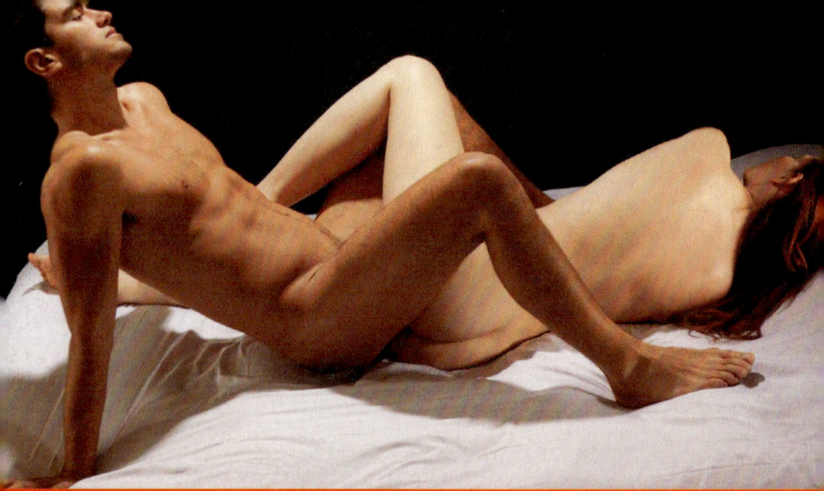

TAG 105

HALB LIEGEND, HALB SITZEND

Sie liegt in Seitenlage auf dem Bett und stellt das obere Bein auf, damit er sich zwischen ihre Beine schieben und in sie eindringen kann. So haben die beiden einen wundervollen Körperkontakt zueinander.

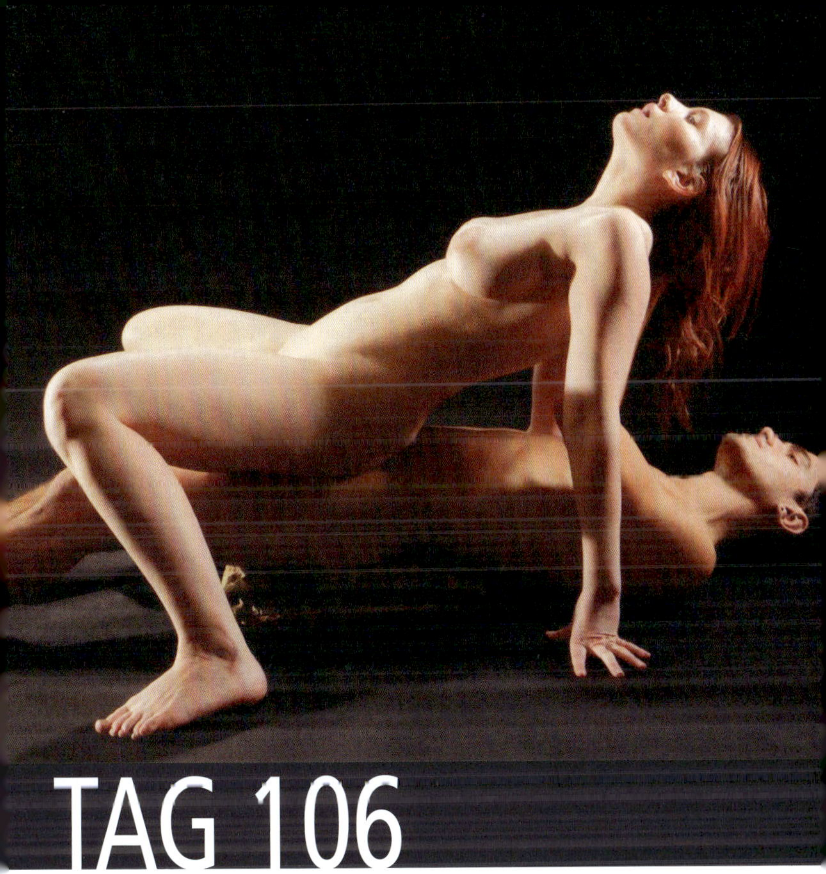

TAG 106

HIMMELSKÖRPER

Er legt sich ein Kissen unter den Po und streckt sich in Rückenlage auf dem Boden aus. Seine Partnerin setzt sich rücklings auf seinen Schoß, wobei sie sich mit Händen und Füßen auf dem Boden abstützt. Die Stellung erinnert an zwei Himmelskörper in einer gemeinsamen Umlaufbahn.

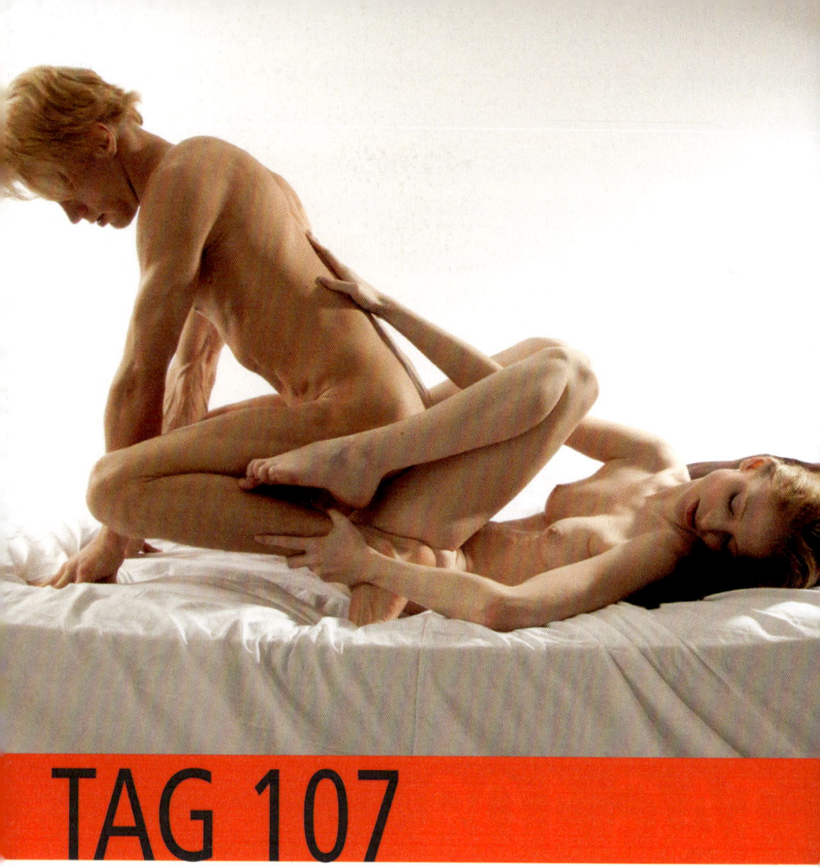

TAG 107

DER STANDBOHRER

Sie liegt in Rückenlage auf dem Bett und zieht die Knie zur Brust. Ihr Partner wendet ihr den Rücken zu und hockt sich so vor sie, dass er von oben in sie eindringen kann. Dabei stützt er sich mit den Händen auf dem Bett ab. Ein bisschen unbequem, aber es lohnt sich!

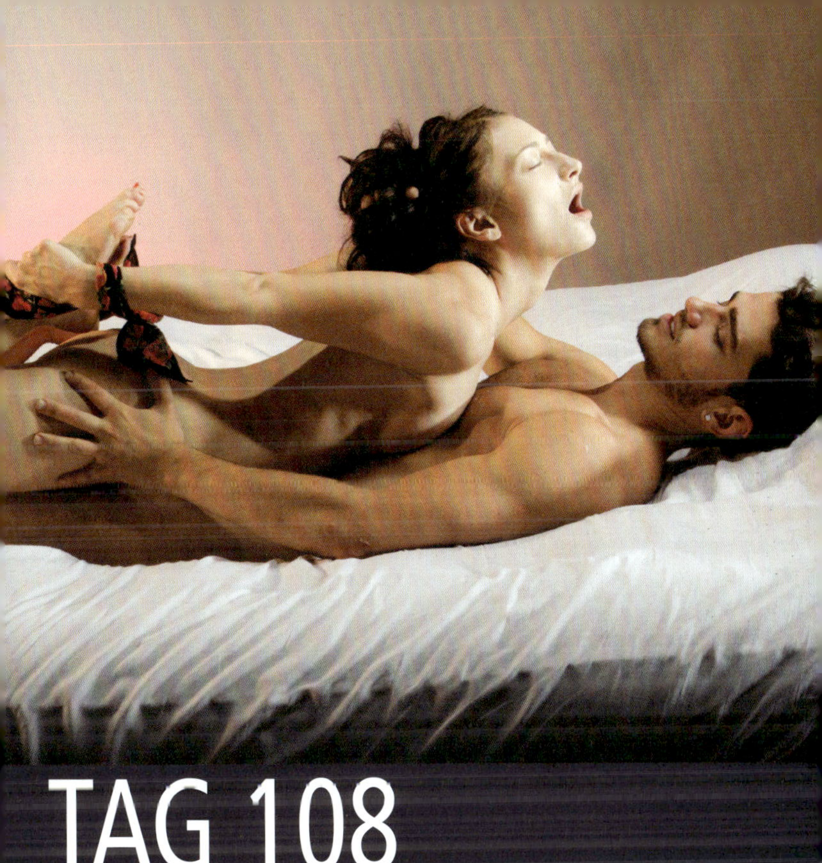

TAG 108

GEFESSELT IN DEN HIMMEL

Sie liegt auf dem Bauch und fasst mit den Händen ihre Fußgelenke, damit ihr Partner sie mit einem Seidenschal fesseln kann. Dann rollt er sie vorsichtig zur Seite und legt sich unter sie. Sie überlässt ihm die Kontrolle, wenn er in sie eindringt.

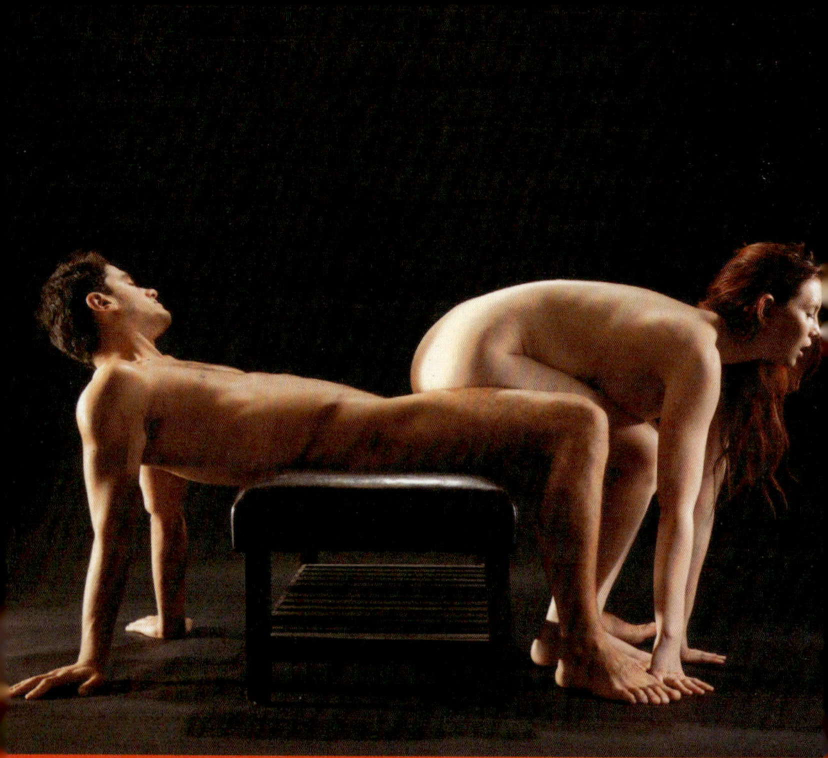

TAG 109

DIE DOPPELBANK

Er legt sich rücklings auf eine Bank und stellt Beine und Hände auf dem Boden auf. So erinnert er selbst an eine Bank. Sie lässt sich auf seinem erigierten Penis nieder und berührt mit den Händen ebenfalls den Boden. So wird ihr G-Punkt optimal stimuliert.

TAG 110

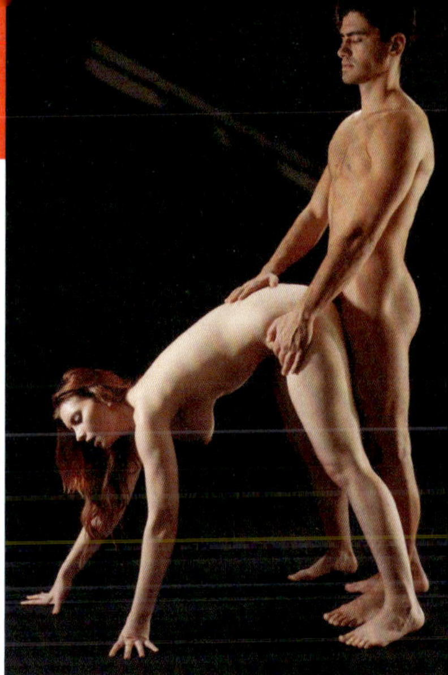

V-FORMATION

Sie beugt sich nach vorn und stellt ihre Hände so auf dem Boden auf, dass ihr Körper ein V bildet. Im Yoga heißt die Position »Hund, der nach unten schaut«. Ihr Partner dringt im Stehen von hinten in sie ein und stützt sie in der Taille ab.

TAG 111

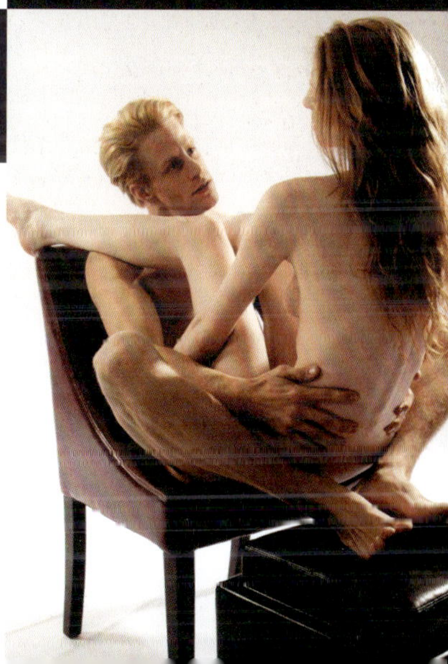

HOTSPOT

Er sitzt in einem Sessel, seine Füße ruhen auf einem Hocker vor ihm. So bildet sein Schoß einen wunderbaren Sitzplatz für sie. Sie sind schon miteinander verschmolzen, noch bevor er in sie eindringt. Heißer geht's fast nicht.

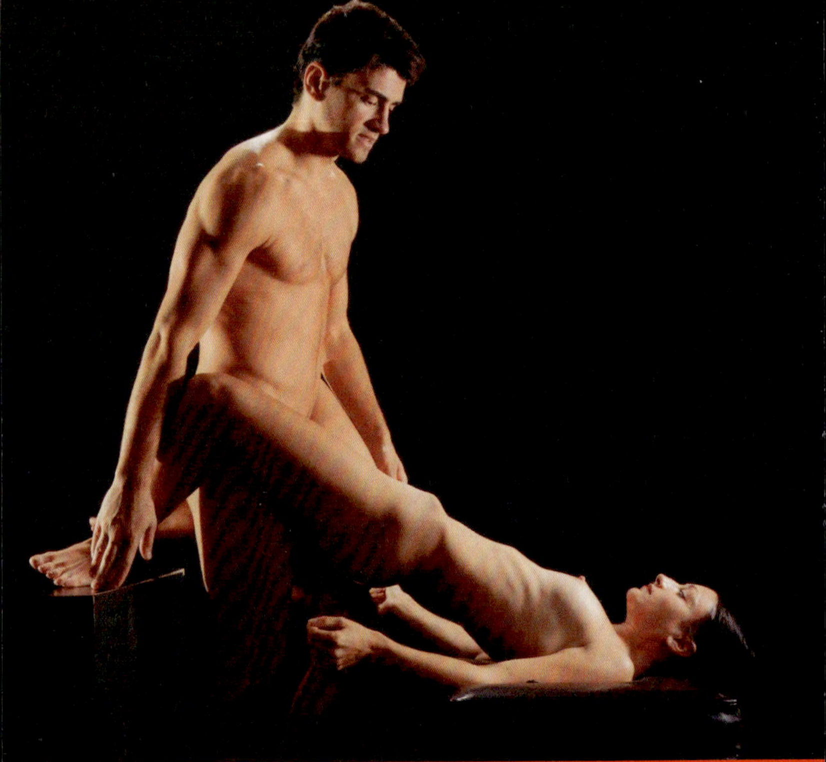

TAG 112

VON OBEN HERAB

Sie legt sich rücklings so auf zwei geeignete Möbelstücke, dass ihr Körper eine schiefe Ebene bildet. Ihr Partner stellt sich zwischen ihre leicht geöffneten Beine und dringt von schräg oben in sie ein. Er kann ihre Hüften umfassen und sie so stützen und für zusätzliche Bewegung sorgen.

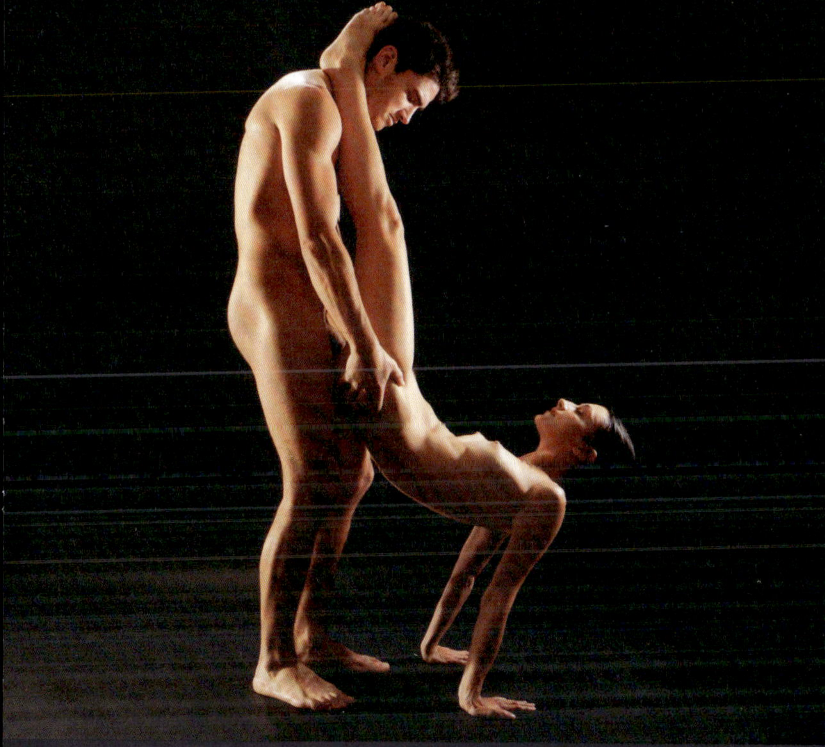

TAG 113

FIT DURCH SEX

Er stellt sich aufrecht hin und stützt den Po seiner Partnerin, die die Hände auf dem Boden abgestellt und die Füße auf seinen Schultern abgelegt hat. So kann er von hinten-oben in sie eindringen. Mit dieser Stellung bleibt jeder fit!

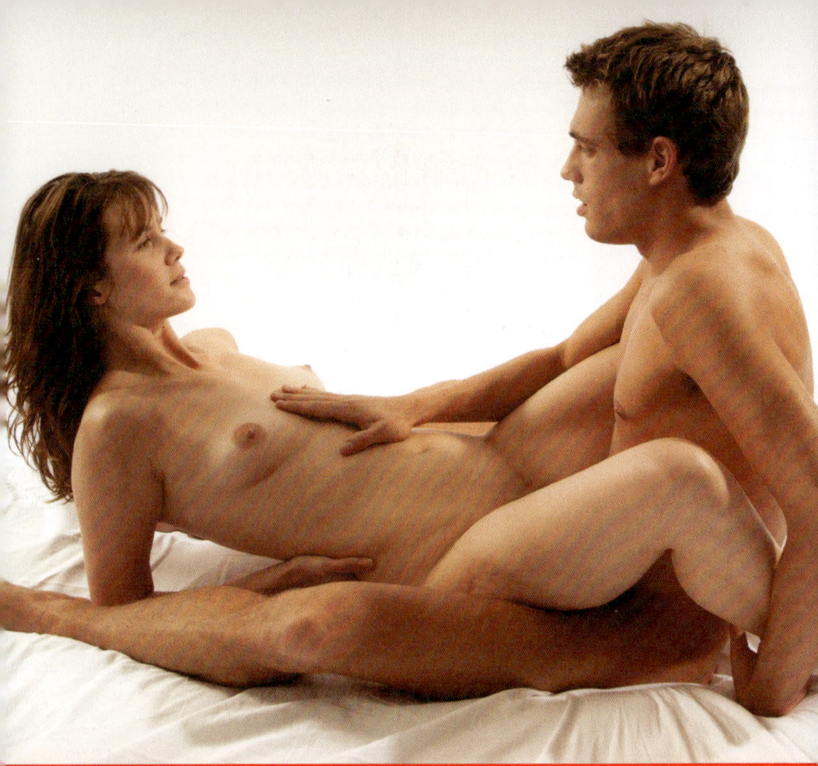

TAG 114

DEM NIRWANA SO NAH

Sie lehnt sich auf ihre Ellbogen zurück und hebt das Becken an. Er dringt in sitzender Position in sie ein. Sie schlingt ihre Beine um seine Taille und kann ihn so näher zu sich heranziehen.

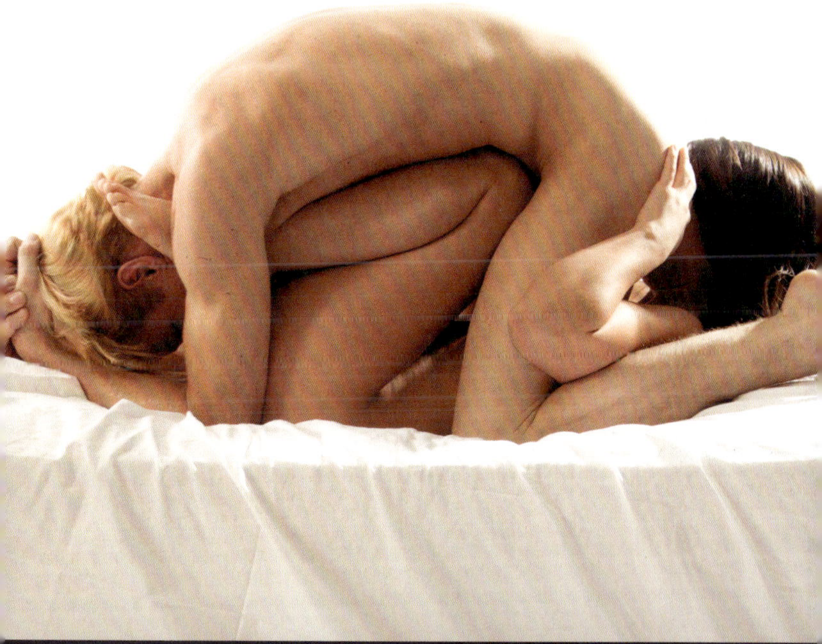

TAG 115

HEISSE BREZEL

Bei dieser Variante der klassischen 69er-Stellung liegt sie auf dem Rücken und zieht ihre Knie zur Brust. Ihr Partner kniet so über ihr, dass sie mit dem Mund bequem an Anus, Penis und Hoden kommt, während er ihr seinerseits oral Vergnügen bereitet.

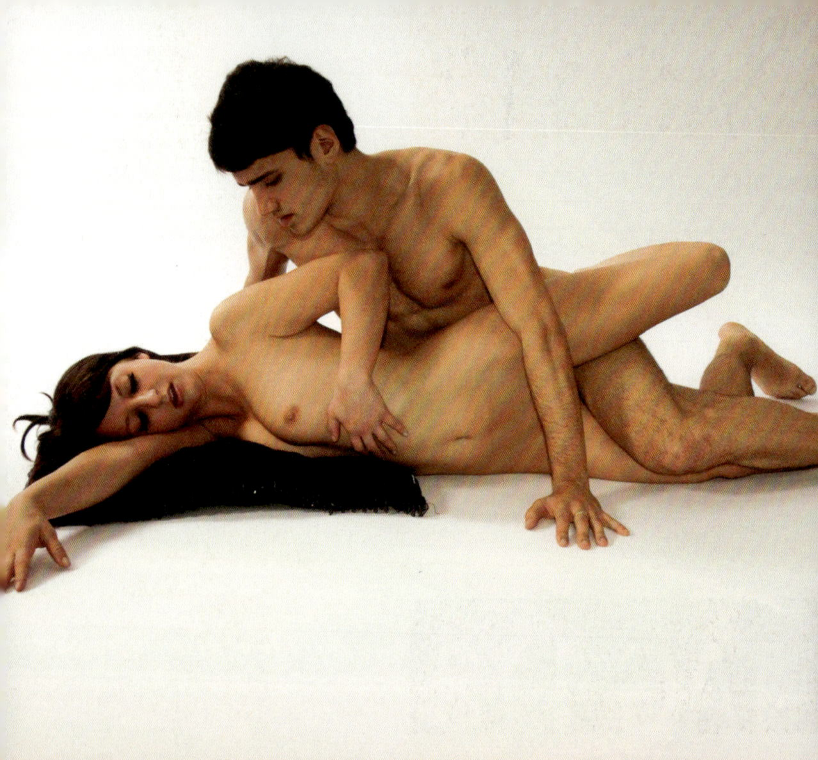

TAG 116

SEITLICHE SCHERE

Sie liegt auf der Seite und öffnet die Beine, während ihr Partner sich zwischen diese schiebt und dabei mit dem Oberkörper aufrecht bleibt. Wenn er in sie eindringt, legt sie ihr oberes Bein auf seinem Po ab.

TAG 117

WIE WEGGEBLASEN

Er steht auf einem Stuhl und lässt sich oral von zwei Frauen verwöhnen, die mit Lippen und Zunge über seinen Penis und seine Hoden gleiten. Achtung: Es ist nicht auszuschließen, dass ihm dabei die Knie weich werden!

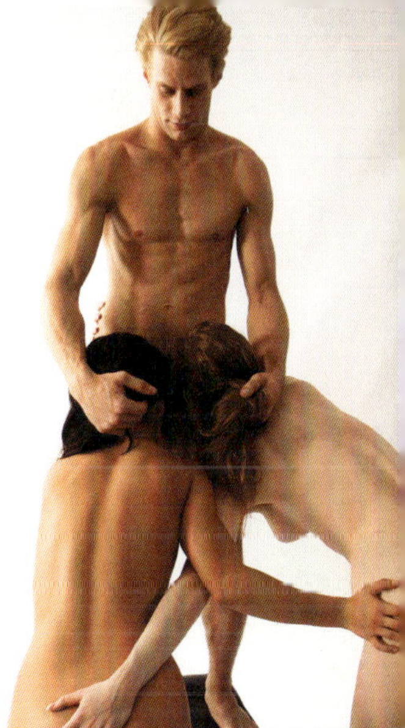

TAG 118

FREMDE IN DER NACHT

Die Partner stehen hintereinander, er hinter ihr. Sie hebt ein Bein an und beugt das Knie, damit er in sie eindringen kann. Er kann ihr Bein stützen oder mit den Händen über ihren Körper fahren.

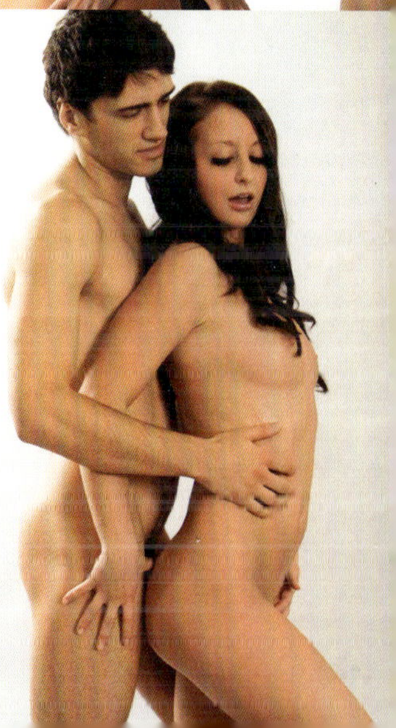

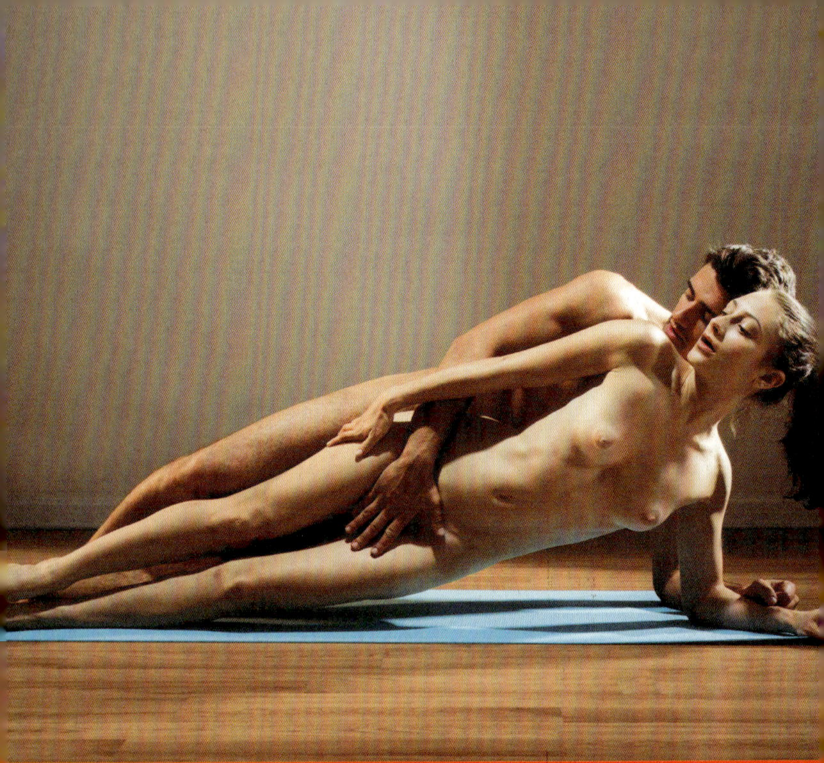

TAG 119

IM SEITSTÜTZ

Das Paar liegt auf einer Yogamatte hintereinander. Beide stützen sich jeweils auf einem Ellbogen ab. Ihr Körper bildet eine schräge Linie, während er von hinten in sie eindringt und mit der freien Hand ihre Klitoris streichelt.

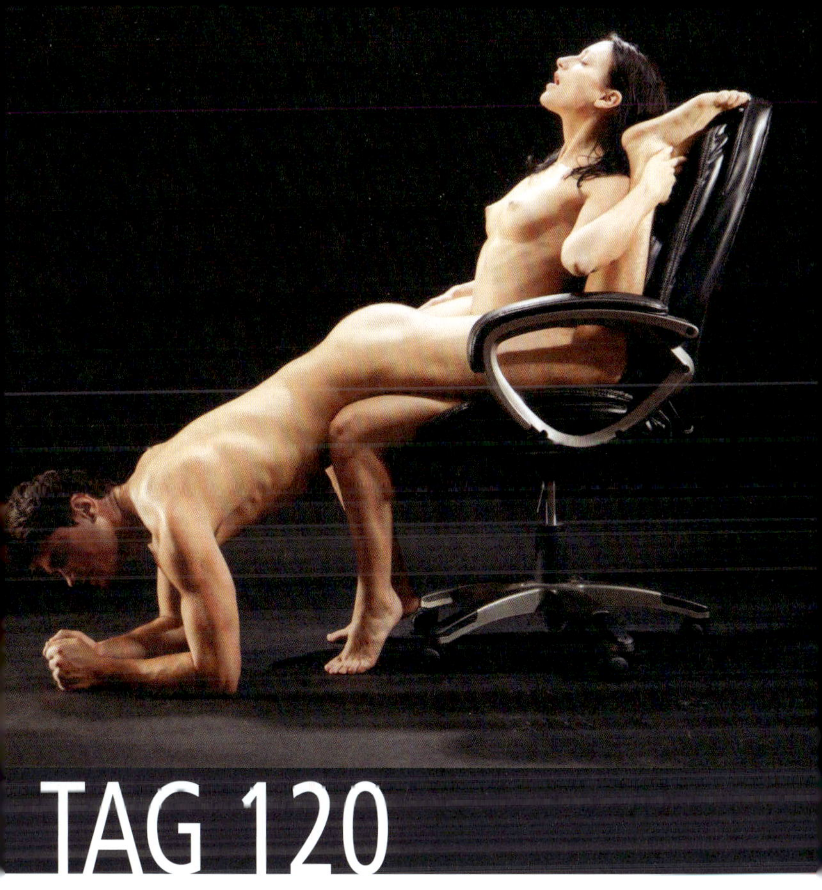

TAG 120

DIE CHEFIN

Sie sitzt bequem in einem Sessel, er stützt sich mit den Unterarmen auf dem Boden ab und legt die Unterschenkel an die Rückenlehne des Sessels. So ergibt sich ein völlig neuartiger Eindringwinkel, und sie kann mit seinem Po machen, was sie will.

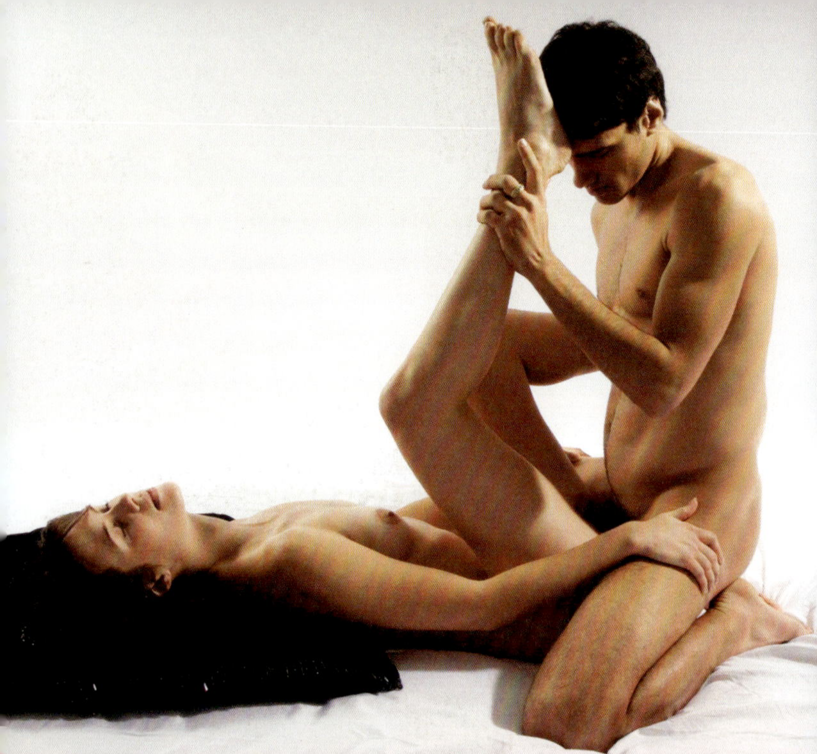

TAG 121

VON KOPF ZU FUSS

Sie liegt auf dem Rücken und hebt die Beine an, während er im Knien in sie eindringt. Dabei legt sie die Ferse an seine Stirn. In dieser Position hat er einen fantastischen Ausblick.

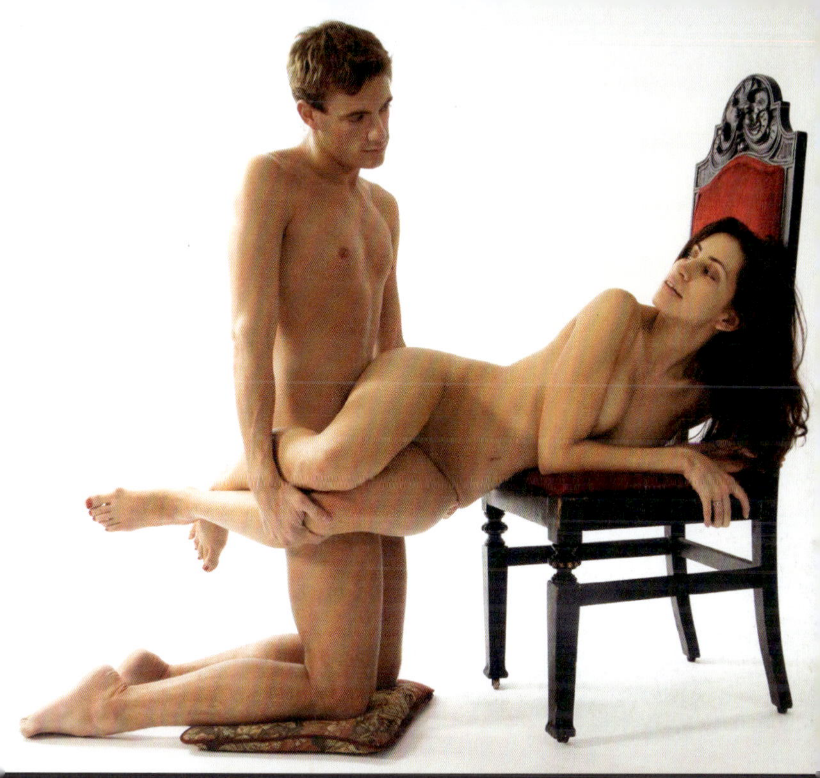

TAG 122

TWIST AND SHOUT

Sie legt sich mit dem Oberkörper seitlich auf einem Stuhl ab. Er dringt in kniender Position von hinten in sie ein und hält dabei ihre Beine. Mit der freien Hand kann er ihren Po und ihren Rücken streicheln

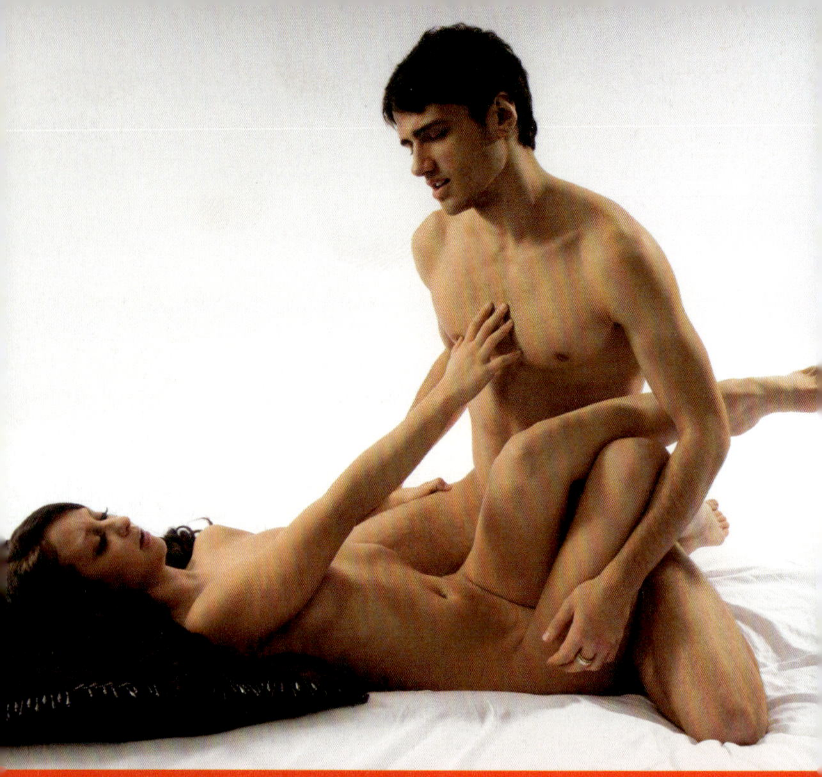

TAG 123

DEN G-PUNKT AUFSPÜREN

Er setzt sich mit weit geöffneten Beinen auf seine Fersen und dringt in seine Partnerin ein. Diese liegt auf dem Rücken und legt ihre Beine über einen seiner Oberschenkel. Sie bewegt ihre Beine vor und zurück und kann auch einmal die Seite wechseln – sehr nützlich zum Aufspüren des G-Punkts!

TAG 124

FRÜHLINGS-GEFÜHLE

Diese Stellung beginnt am besten im Bett. Sie setzt sich auf seinen Schoß und streckt die Beine aus. Sie halten sich gegenseitig an den Oberarmen fest, während er langsam und vorsichtig aufsteht. Stellen Sie sicher, dass Sie weich fallen!

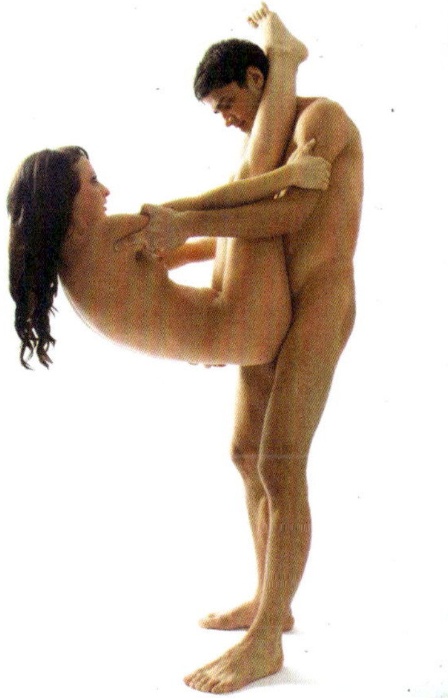

TAG 125

NUR FÜR GELENKIGE

Für sie beginnt diese Position in den Armen ihres Partners, der sie hochhebt. Langsam lässt sie ihn los und lehnt sich zurück, bis ihre Hände den Boden berühren. Er stützt sie an Po und Oberschenkeln. Nicht einfach, aber oho!

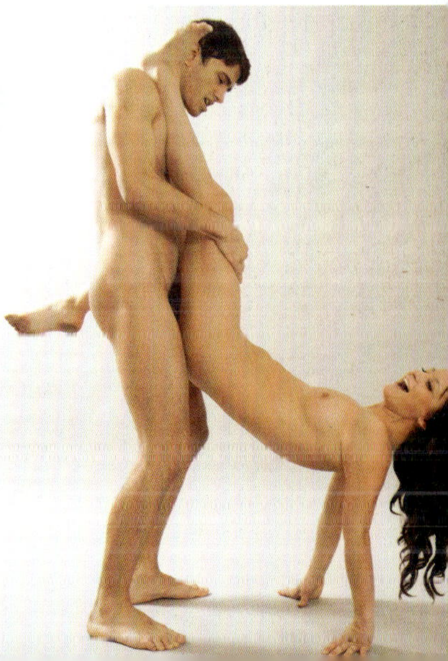

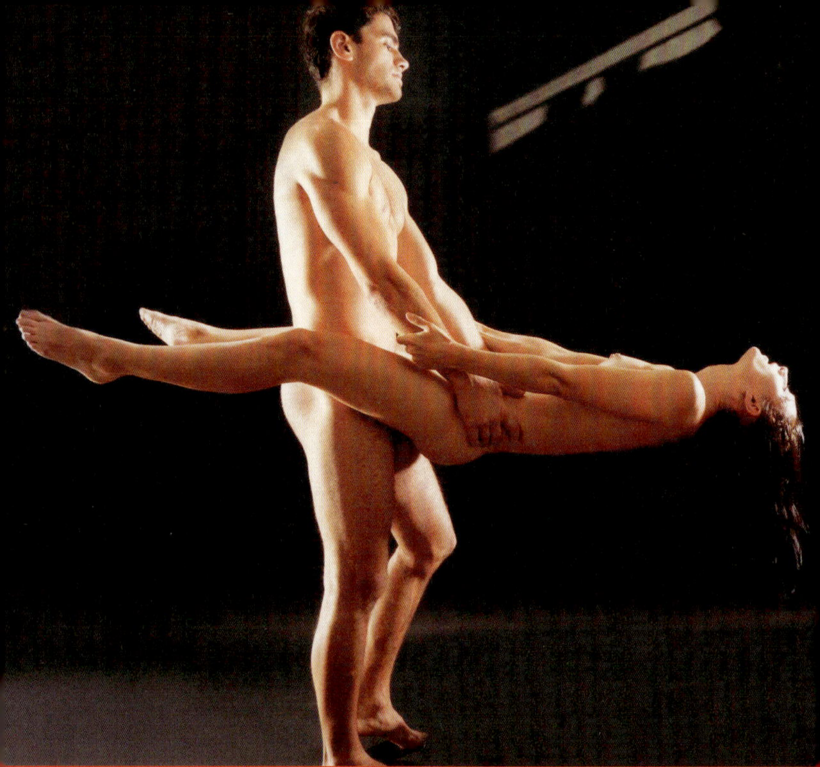

TAG 126

FREI SCHWEBEND

Für diese Stellung braucht man Geschick und Kraft. Sie beginnt im Stehen: Sie klettert auf seinen Penis und schlingt ihre Arme um seine Schultern. Dann lässt sie ihre Hände zu seinen Handgelenken hinabgleiten, sodass sie sich nun in der Waagerechten befindet. Am besten in der Nähe eines Bettes üben!

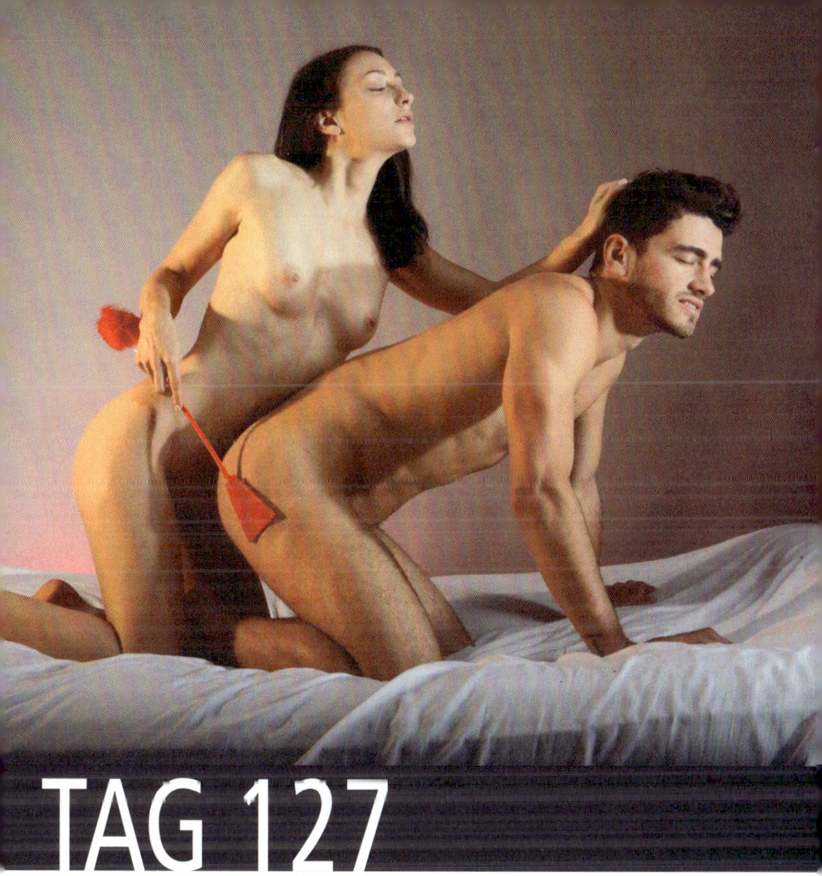

TAG 127

MACH MIR DEN HENGST

Diese Stellung eignet sich wunderbar fürs Vorspiel. Er geht auf alle viere, sie kniet sich hinter ihm. Mit der Gerte zeigt sie ihm, wo es langgeht. Die andere Hand hat sie frei, um ihm damit durchs Haar zu fahren oder mit Penis und Hoden zu spielen.

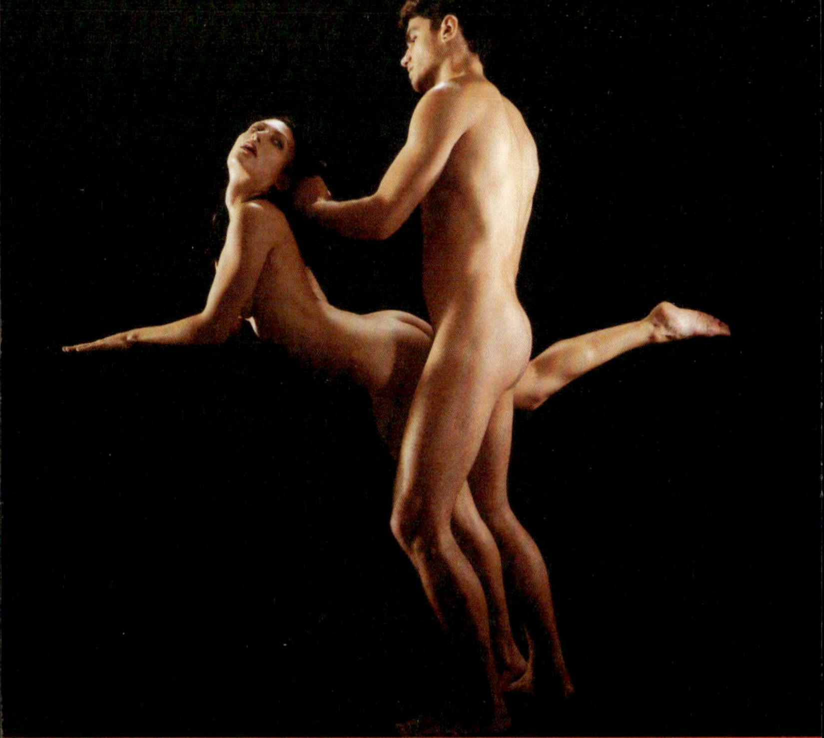

TAG 128

AUF EINEM BEIN

Sie beugt sich nach vorn und stützt sich mit den Unteramen auf einem Möbelstück ab. Anschließend streckt sie ein Bein gerade nach hinten aus. Ihr Partner hält das Bein fest, während er tief in sie eindringt.

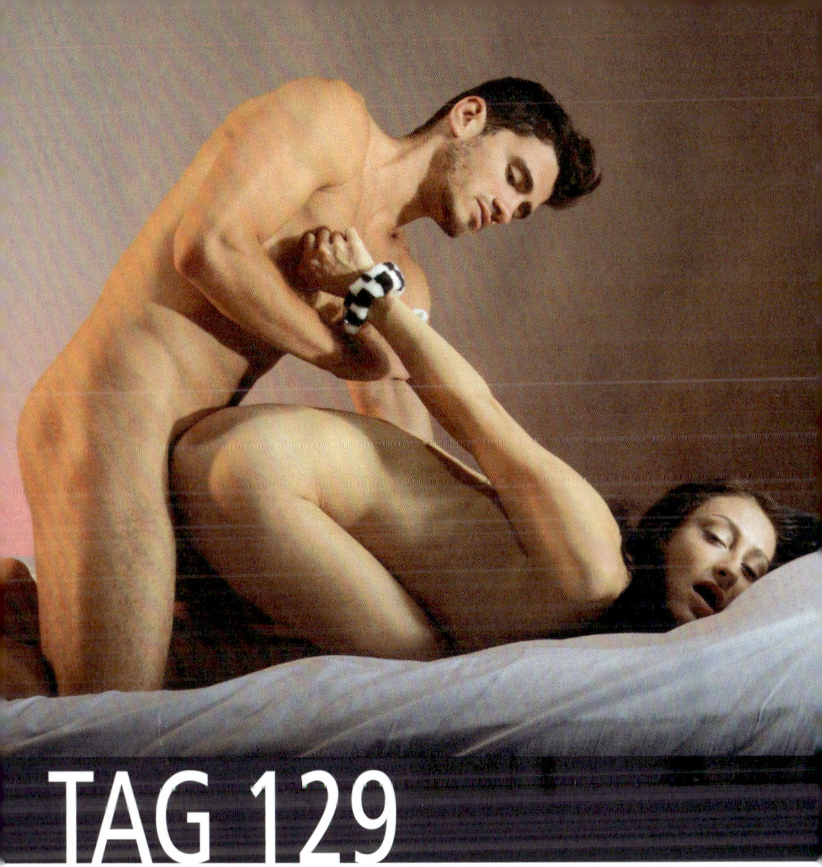

TAG 129

LIEBE IN HANDSCHELLEN

Sie können diese Stellung in ein Polizei-Verbrecher-Rollenspiel einbauen – oder auch einfach so Spaß dabei haben. Sie liegt mit angezogenen Knien und gefesselten Händen auf dem Bett, während er von hinten in sie eindringt.

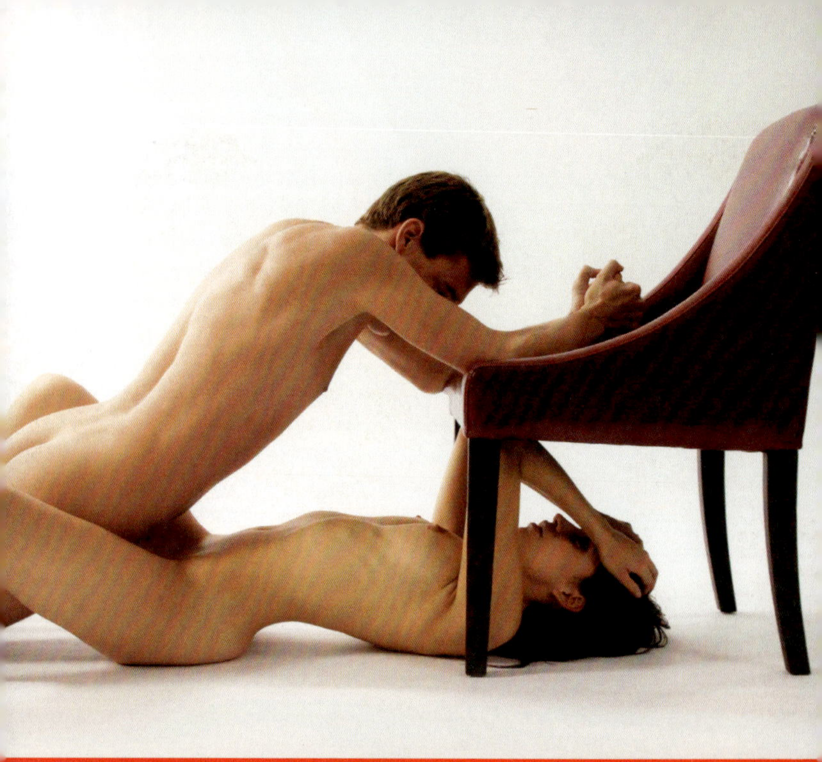

TAG 130

AUS DEN AUGEN

Ein kleines Versteckspiel heizt die Gemüter immer auf. Sie liegt auf dem Rücken, Kopf und Arme befinden sich unter einem Stuhl. Ihr Partner dringt in Missionarsstellung in sie ein und stützt sich dabei mit den Armen auf dem Stuhl ab. So haben die beiden keinen Augenkontakt.

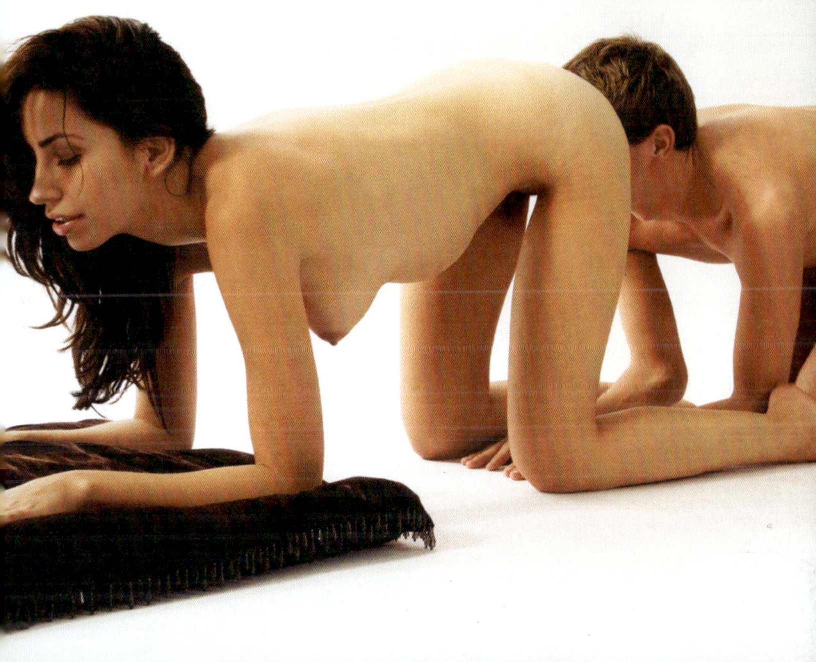

TAG 131

GENIESSERISCHER KATER

Sie begibt sich in den Vierfüßlerstand, die Unterarme ruhen auf dem Boden. Ihre Beine hat sie leicht geöffnet. Ihr Partner schleicht sich wie ein Kater, der aus einem Milchnapf naschen möchte, von hinten an sie heran.

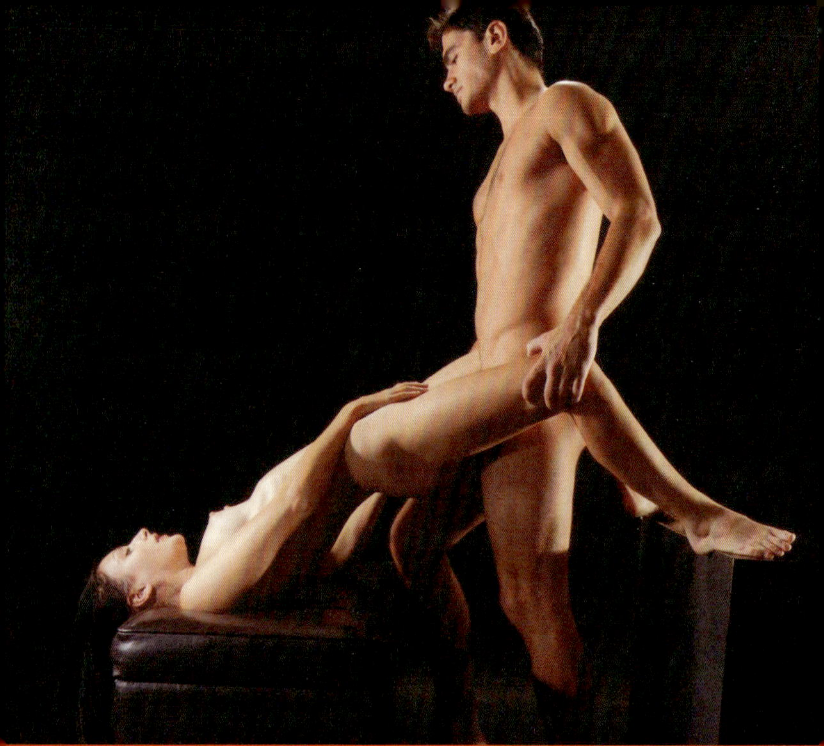

TAG 132

PRAKTISCHE EINRICHTUNG

Es ist schon erstaunlich, welche Verwendungsmöglichkeiten man für Möbel finden kann. Hier liegt sie mit Kopf und Schultern auf einem Hocker, hebt das Becken an und stellt die Beine auf ein etwas höheres Möbelstück. Er steht zwischen ihren Beinen und dringt so in sie ein. Die Hände hat er frei …

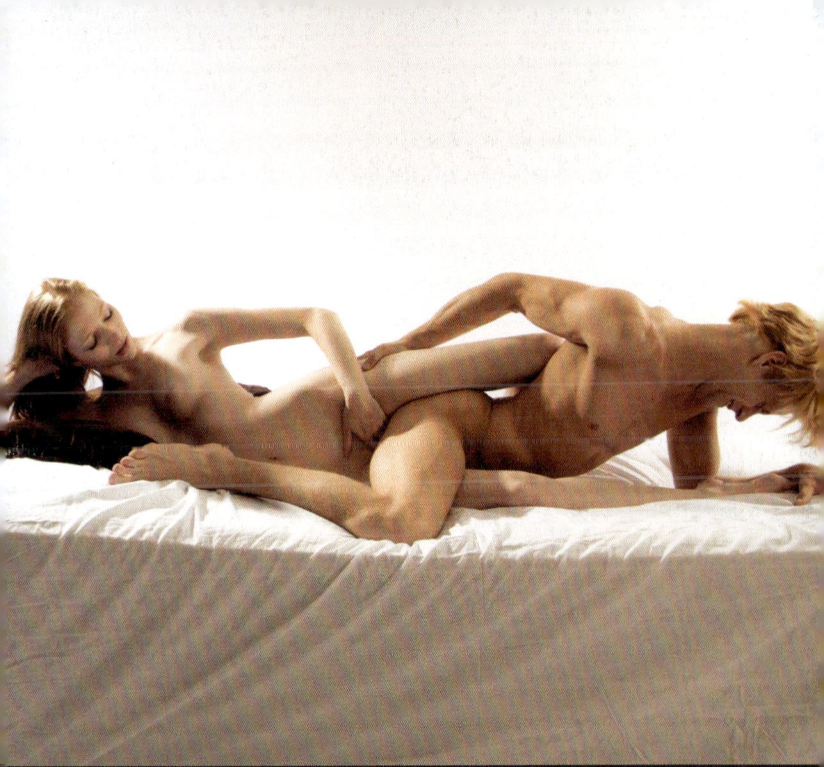

TAG 133

ÜBER KREUZ

Die beiden liegen einander auf dem Bett gegenüber – sie auf der Seite und mit gespreizten Beinen, damit er bäuchlings mit dem Penis in ihre Vagina rutschen kann. Fußmassage gefällig?

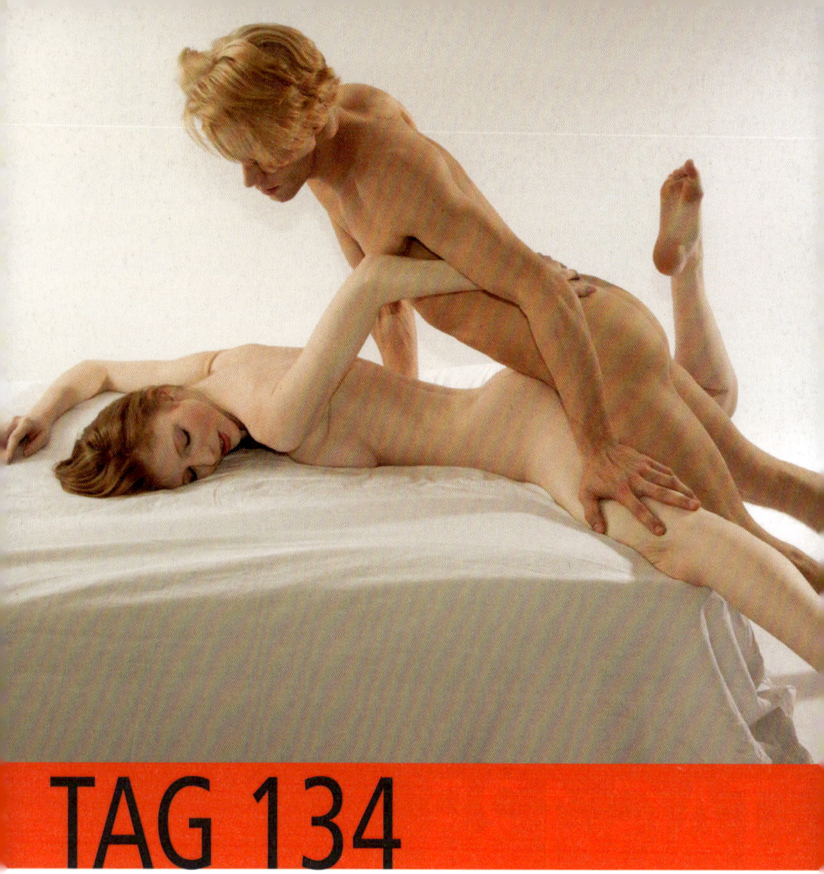

TAG 134

HALB UND HALB

Sie liegt bäuchlings auf dem Bett; ein Bein ist angewinkelt, das andere hängt über die Bettkante. Ihr Partner lehnt über ihr am Bettrand und dringt von hinten in sie ein. Bei den Stößen stimuliert ihr Oberschenkel seine Hoden.

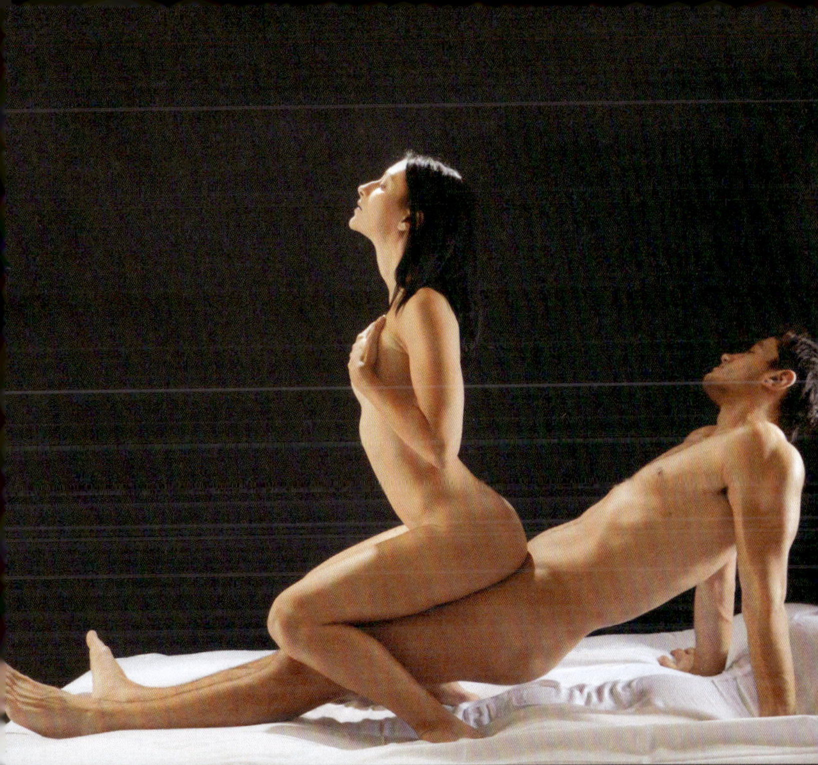

TAG 135

PONYRITT

Er stützt sich in der Rückenlage auf den Händen ab und hebt dabei das Becken an. Seine Partnerin hockt sich auf seinen Schoß und lässt sich auf seinem erigierten Penis nieder. Sie hat die Hände frei und kann sich selbst streicheln.

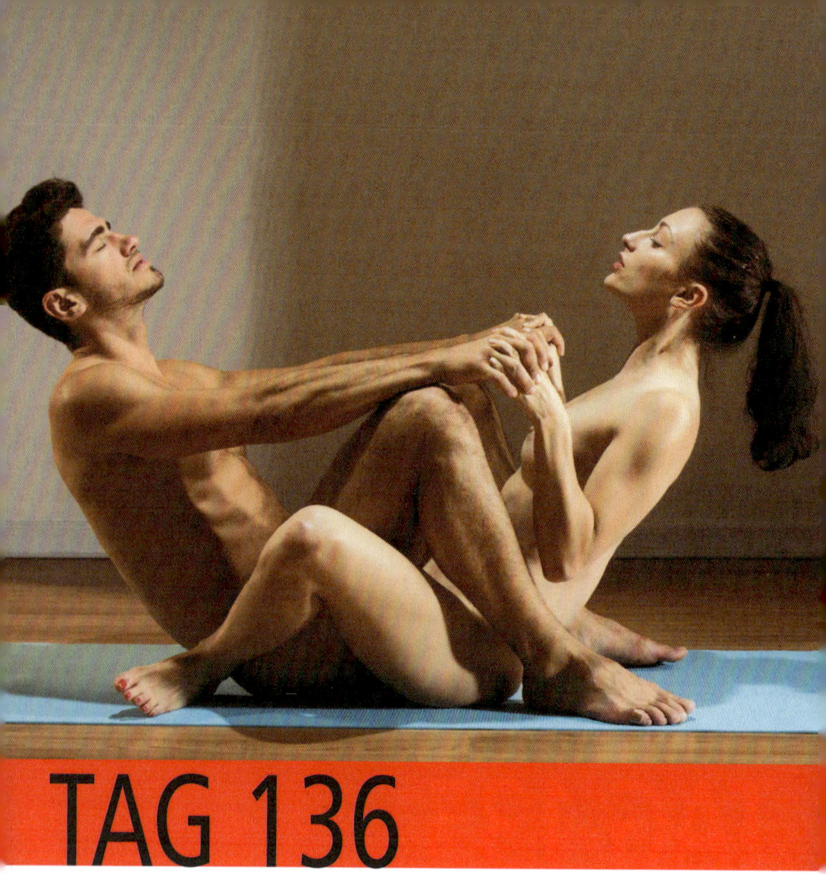

TAG 136

SEXTRAINING I

Die beiden sitzen sich auf einer Sportmatte gegenüber, er stellt seine Beine über ihren auf. Sie zieht ihn so nah an sich heran, dass er in sie eindringen kann. Während sie sich nun mit verschränkten Fingern vor- und zurücklehnen, trainieren sie auch ihre Bauchmuskulatur.

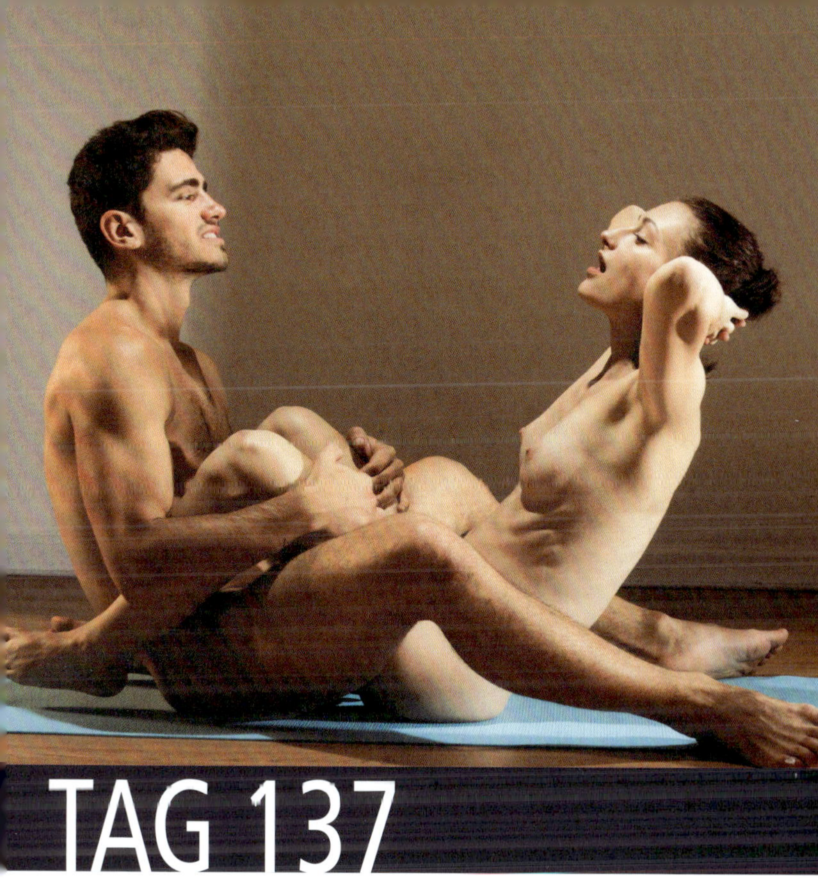

TAG 137

SEXTRAINING II

Die beiden nehmen eine ähnliche Position wie bei der vorherigen Stellung ein, nur dass sie ihre Beine nun über seine legt. Er dringt in sie ein und hält sie an den Oberschenkeln fest, sodass sie Sit-ups machen kann. Dabei entsteht zwischen den beiden jede Menge Hitze in den unteren Körperregionen.

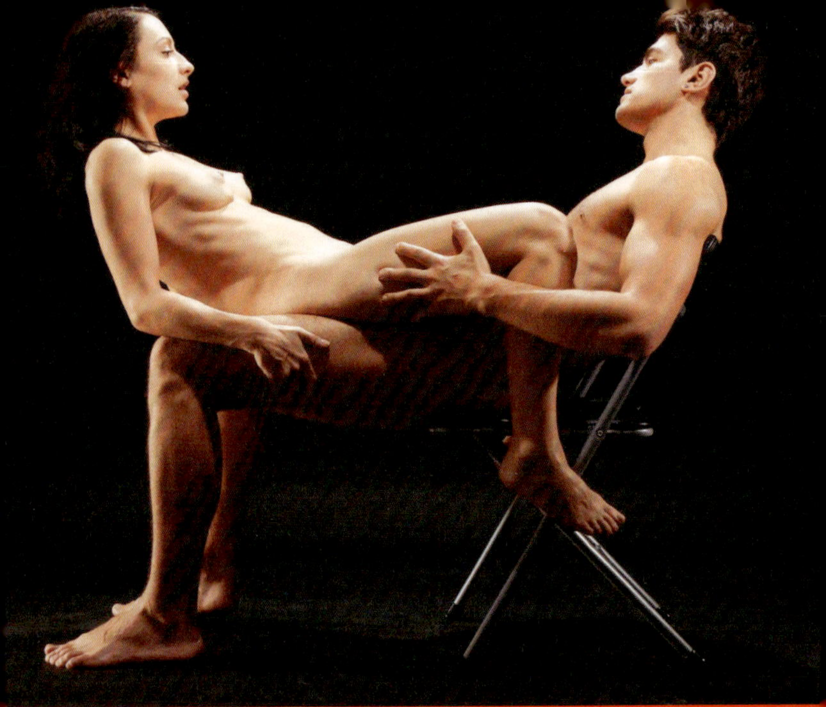

TAG 138

DOPPELSITZ

Er sitzt weit zurückgelehnt in einem Stuhl und bietet seiner Partnerin so selbst eine bequeme Sitzmöglichkeit. Sie lässt sich auf seinem Penis nieder und lehnt sich selbst zurück, damit ihr G-Punkt stimuliert werden kann.

TAG 139

AUFGESTÜTZT

Mithilfe eines Stuhls und eines Kissens können Liebende aufregende neue Eindringwinkel kennenlernen. Sie lehnt sich seitlich auf einen Stuhl, während er so hinter ihr kniet, dass sie ein Bein auf seinem Oberschenkel ablegen und er in sie eindringen kann. Das Kissen ist zur Schonung der Knie gedacht.

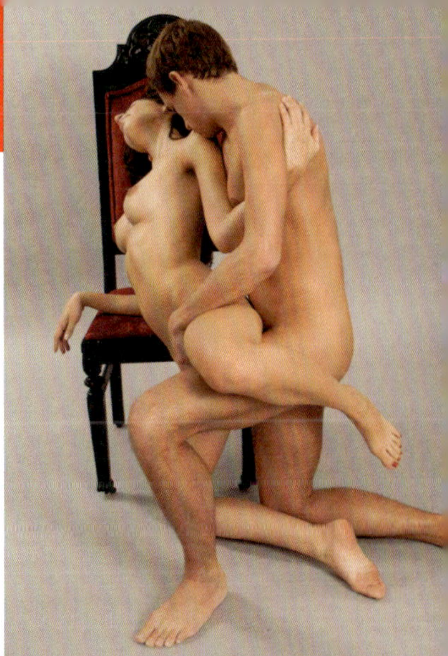

TAG 140

VERBOTENE FRUCHT

Sie stehen sich einander gegenüber. Sie hat eine Erdbeere im Mund und versucht, sie mit ihm zu teilen. Dabei hebt sie ein Bein an und beschenkt ihm noch auf andere Weise reichlich.

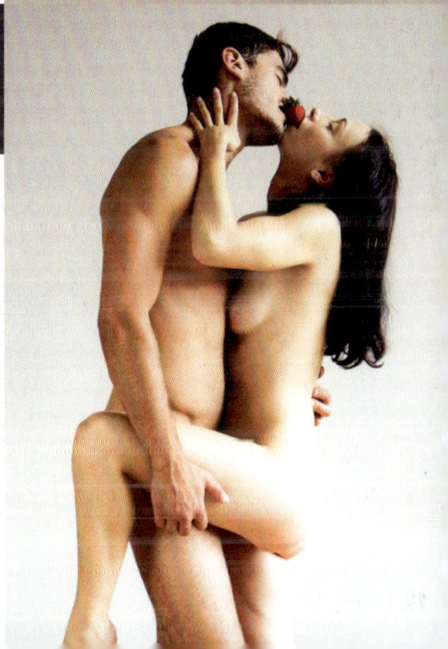

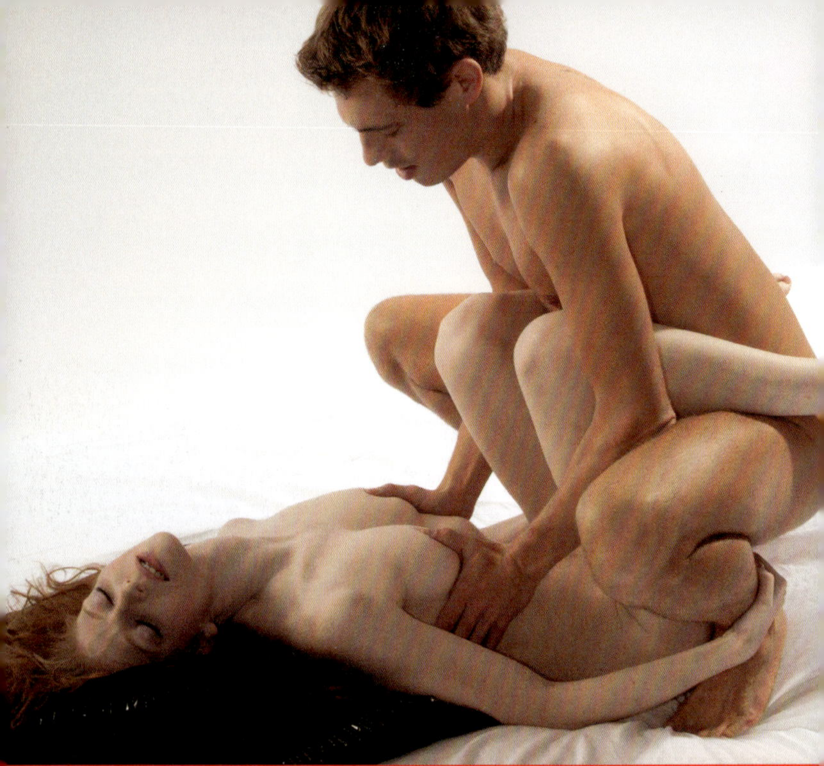

TAG 141

RINGKAMPF

Er hockt auf den Fußballen wie ein Catcher und dringt in sie ein. Sie liegt auf dem Rücken und legt ihre Knie an seine Brust. Noch nie hat ein Ringkampf so viel Spaß gemacht!

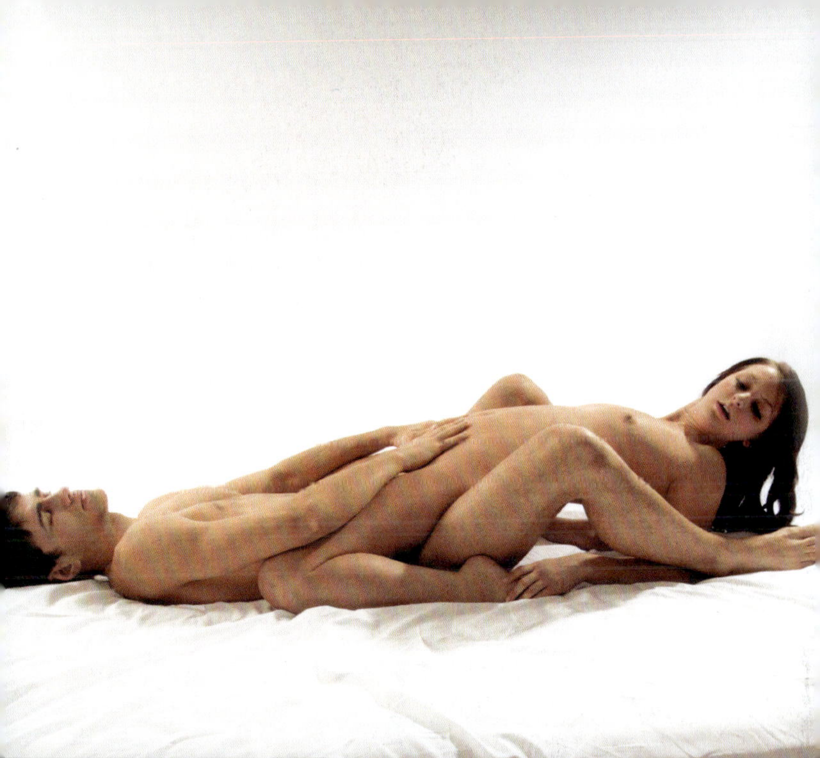

TAG 142

SESAM, ÖFFNE DICH

Er stellt in Rückenlage die geöffneten Beine bequem auf. Sie setzt sich auf seinen Schoß und winkelt dabei die Beine an. Nun lehnt sie sich weit zurück, um ihrem Partner Zugang zu ihrer Klitoris zu gewähren.

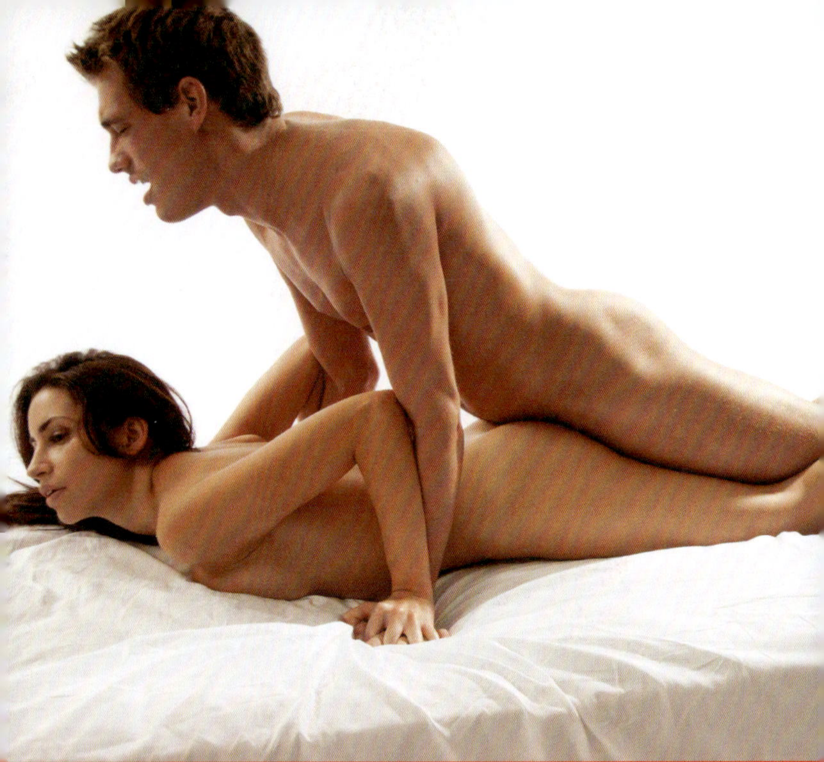

TAG 143

HAUT AUF HAUT

Sie legt sich auf den Bauch und ihr Partner sich wiederum auf sie. Dabei stützt er sich auf den Händen ab. Während er in sie eindringt, können beide das Gefühl von Haut auf Haut genießen.

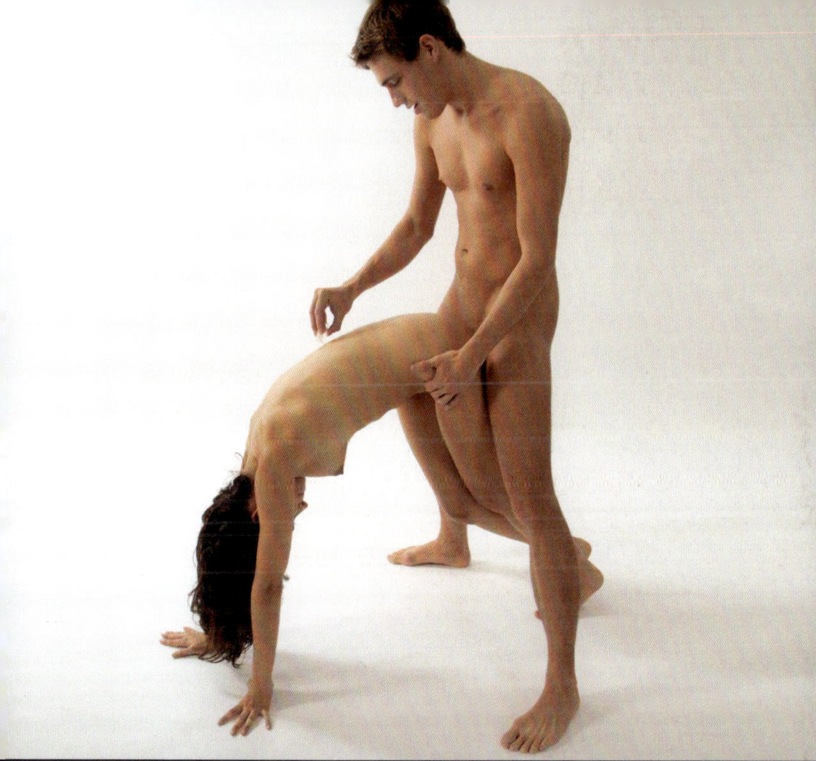

TAG 144

DER EISMANN KOMMT

Sie beugt sich nach vorn und stützt sich mit den Händen auf dem Boden auf. Er dringt von hinten in sie ein und fährt dann mit einem Eiswürfel ihren gesamten Rücken entlang.

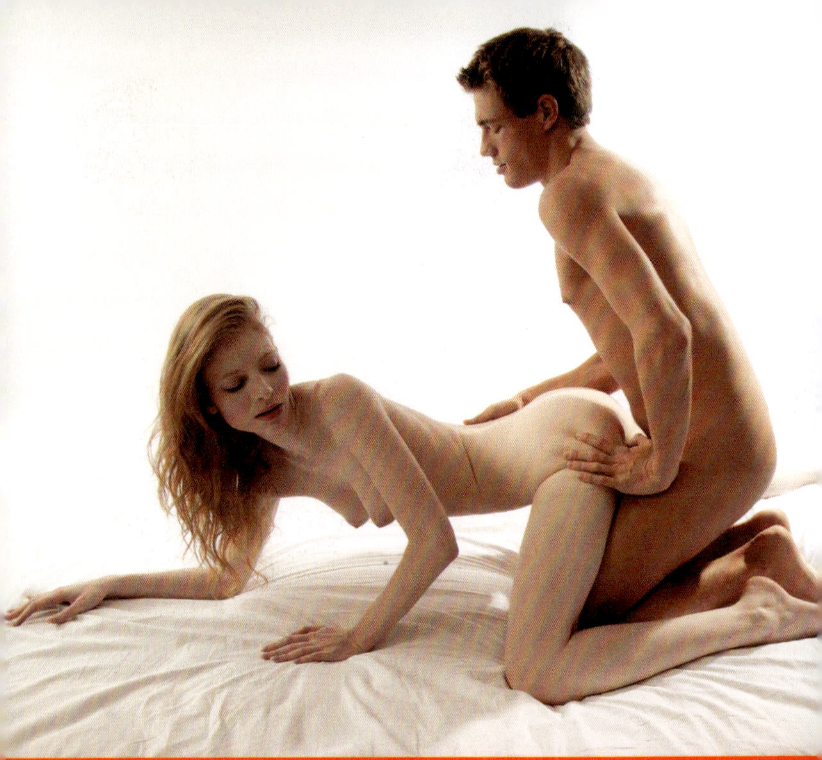

TAG 145

DIE WINDMÜHLE

Sie begibt sich in den Vierfüßlerstand, er dringt von hinten in sie ein. Sie begegnet seinen Stößen, indem sie abwechselnd die Beine ausstreckt, als seien sie Windmühlenflügel. Bei jeder Bewegung ändert sich der Eindringwinkel. Möglicherweise brauchen Sie noch ein paar Stützkissen.

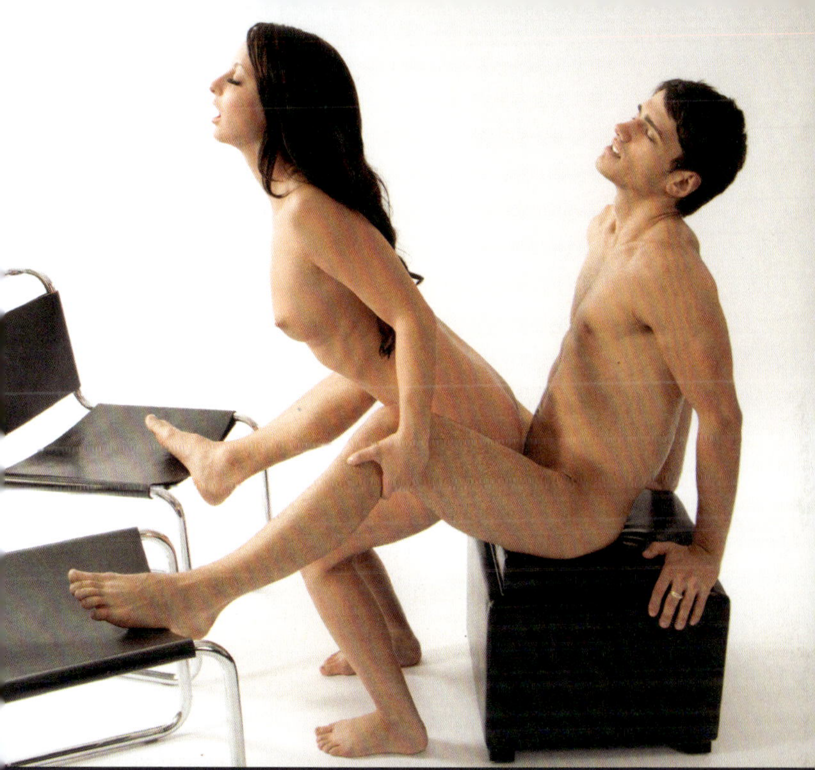

TAG 146

IM DREIECK

Für diese Stellung brauchen Sie zwei Stühle und einen Hocker. Er setzt sich auf den Hocker, stützt sich mit den Händen darauf ab und stellt je einen Fuß auf einen Stuhl. Sie wendet ihm den Rücken zu und lässt sich auf seinen Penis herab, wobei sie sich an seinen Beinen festhält.

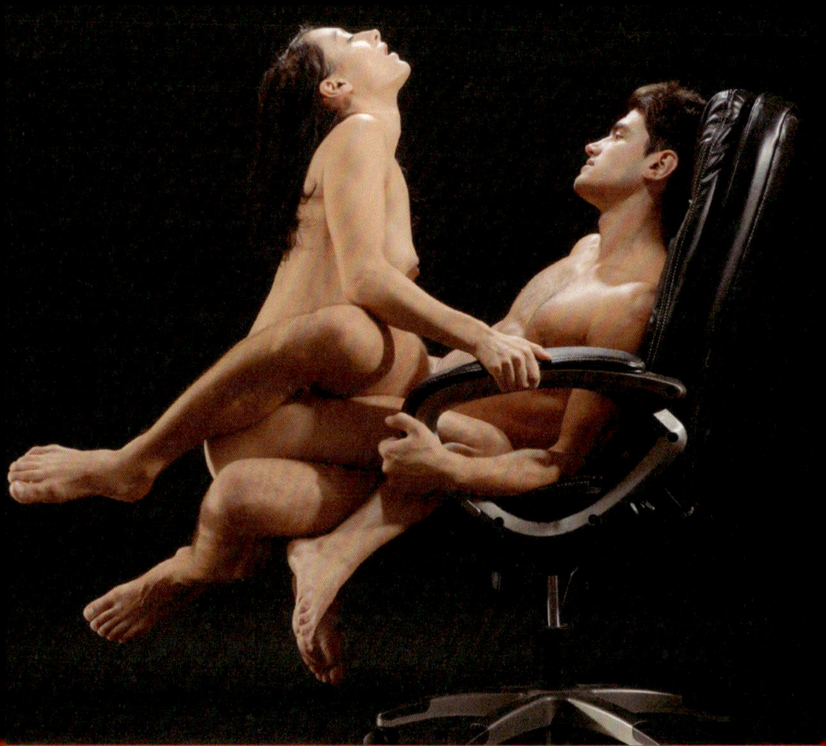

TAG 147

MIT HÜFTSCHWUNG

Er sitzt in einem Sessel, winkelt die Beine an und dreht die Hüfte zur Seite. Sie kniet sich so auf ihn und den Sessel, dass er in sie eindringen kann. Bei einem Drehsessel können sich die beiden in jede beliebige Richtung bewegen.

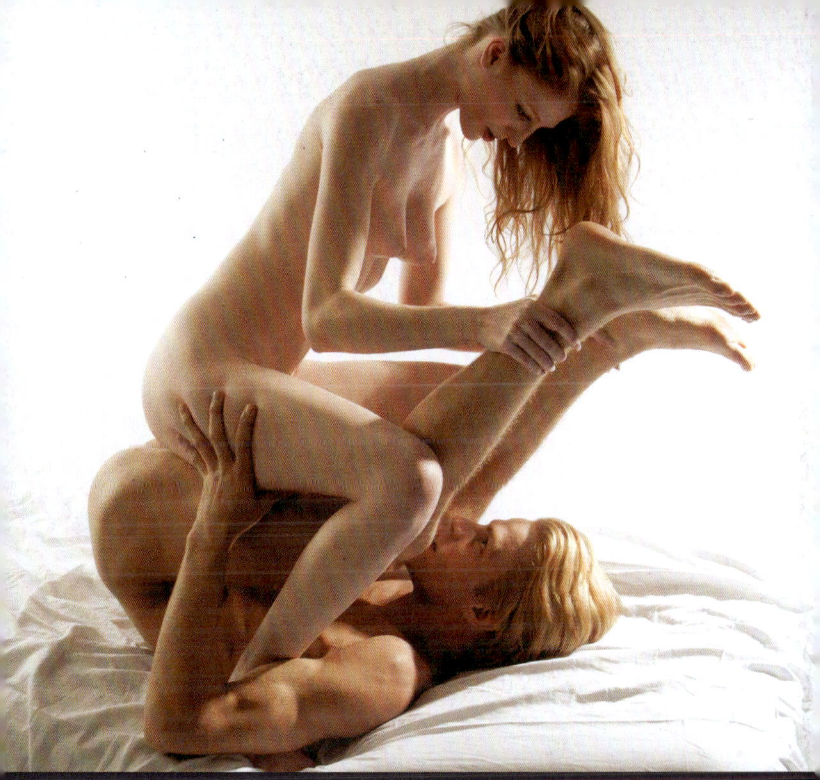

TAG 148

FÜR LEICHTGEWICHTE

Er liegt auf dem Rücken und zieht die Knie bis zum Kinn heran. Seine Partnerin setzt sich auf seinen erigierten Penis und hält sich an seinen Fußgelenken fest. Den Großteil ihres Gewichts stützt sie auf ihren Beinen ab

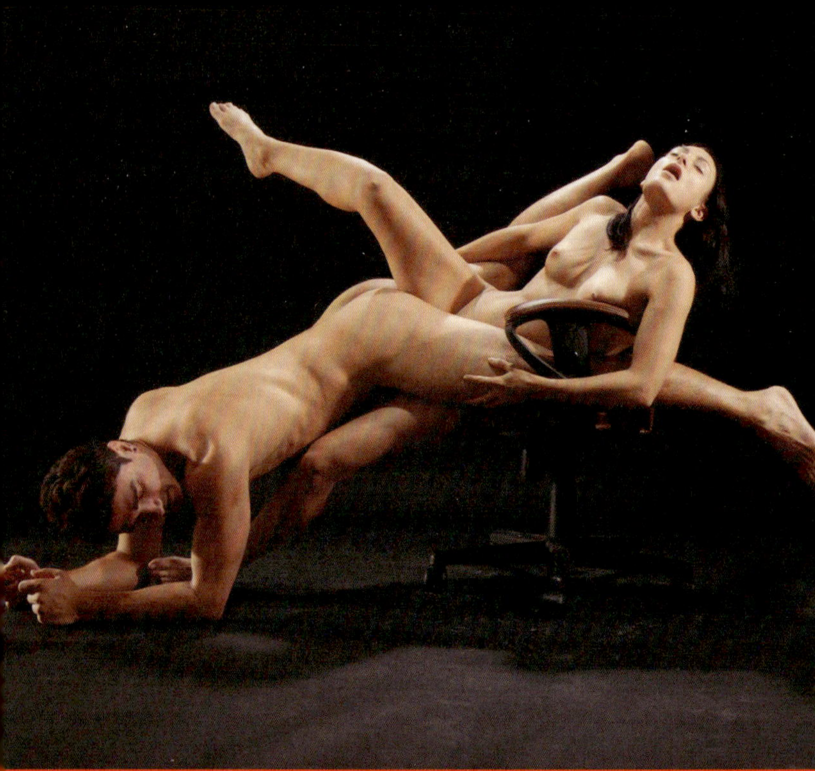

TAG 149

SCHERE IN SCHRÄGLAGE

Sie lehnt sich seitlich in einen Stuhl und öffnet die Beine zur Schere. Er stützt sich auf dem Boden auf den Unterarmen ab, hat die Beine ausgestreckt und dringt in dieser Position in sie ein.

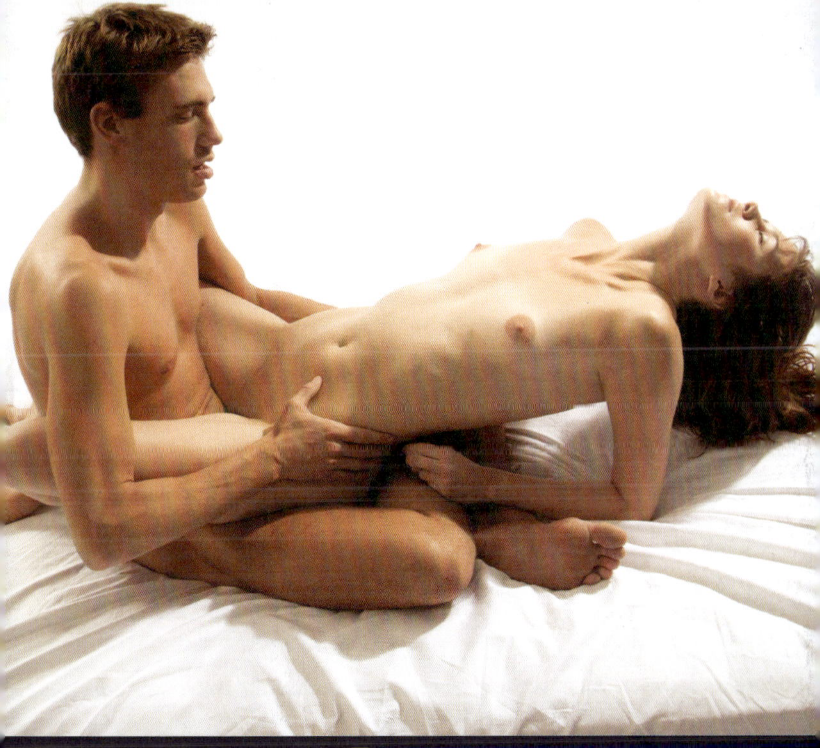

TAG 150

FEST VERANKERT

Sie setzt sich auf seinen Schoß, lehnt sich zurück und stützt sich auf den Ellbogen ab. Er dringt im Schneidersitz in sie ein, während sie die Füße hinter seinem Rücken verschränkt. Eine wunderbare Stellung zur Klitorisstimulierung!

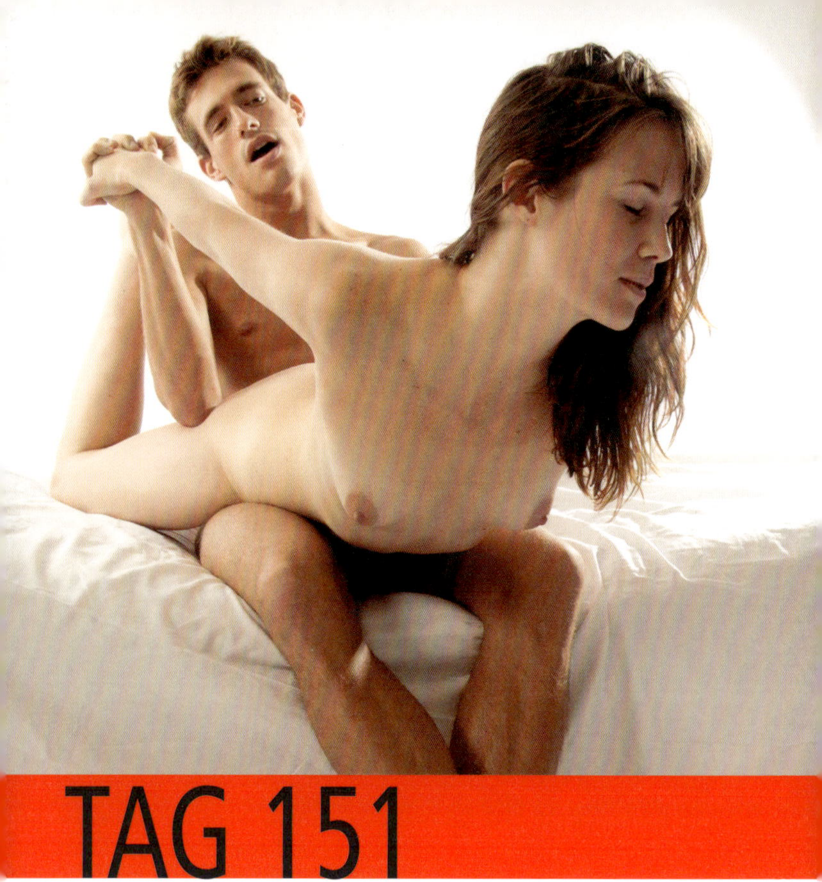

TAG 151

BITTE ANSCHNALLEN

Sie legt sich bäuchlings auf seinen Schoß und streckt Arme und Beine nach hinten aus. Er fasst sie an den Händen, und beide machen sich zum Abheben bereit.

TAG 152

HINTER SEINEM RÜCKEN

Sie liegt auf dem Rücken und hebt die Beine an, während er sich über ihr abstützt und von oben in sie eindringt. Sie verschränkt die Beine hinter seinem Rücken und kann ihn so näher zu sich heranziehen.

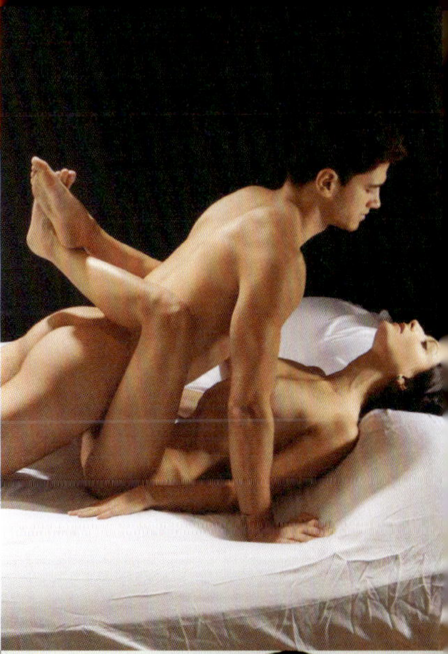

TAG 153

IN KLAMOTTEN

Es kann sehr anziehend sein, beim Sex das eine oder andere Kleidungsstück anzubehalten. Manche empfinden die Reibung des Stoffs auf der Haut als erregend. Sie zieht eines seiner Hemden an und lehnt sich lasziv an die Wand, während er auf der Stelle die Hosen runterlässt

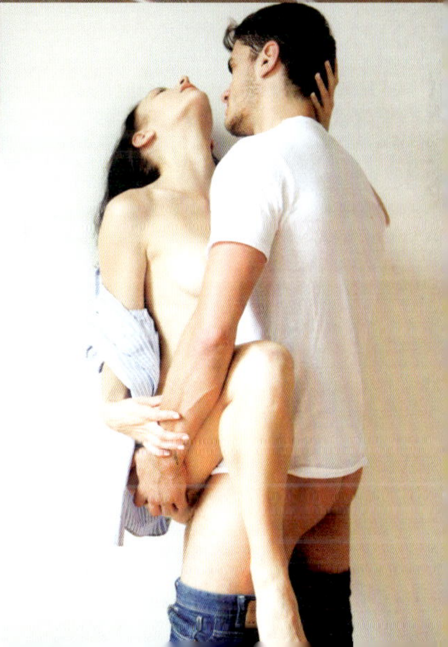

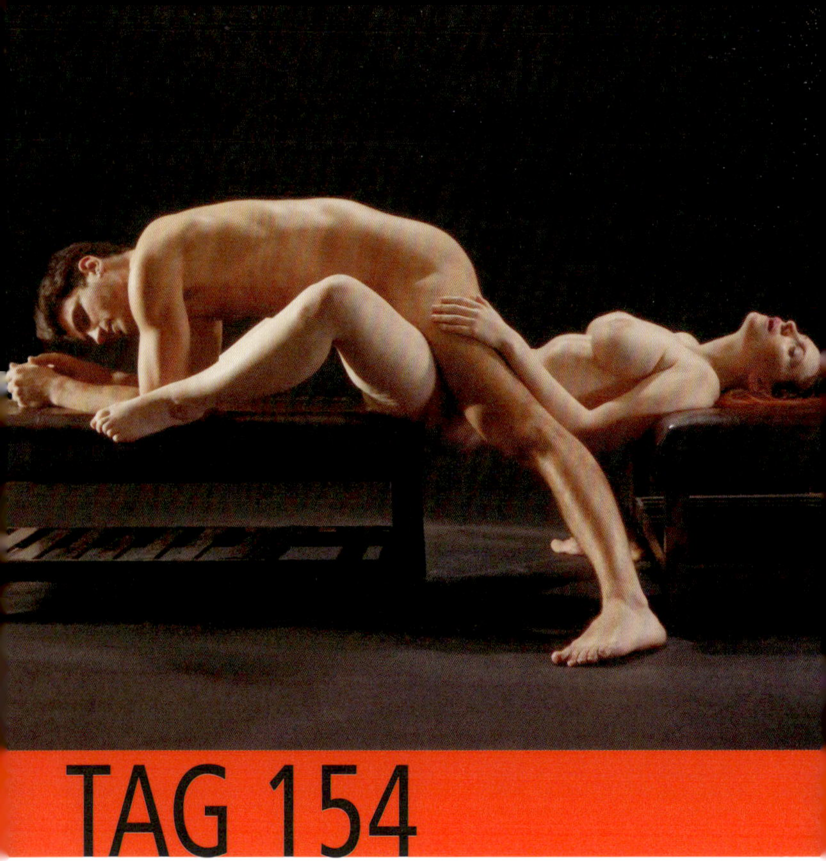

TAG 154

VON OBEN

Die beiden positionieren sich zwischen zwei niedrigen Bänken: Sie liegt mit Schultern und Kopf auf der einen Bank und mit den geöffneten Beinen auf der anderen. Er wendet ihr den Rücken zu, steht mit geöffneten Beinen über ihr und dringt von oben in sie ein. Dann lehnt er sich nach vorn.

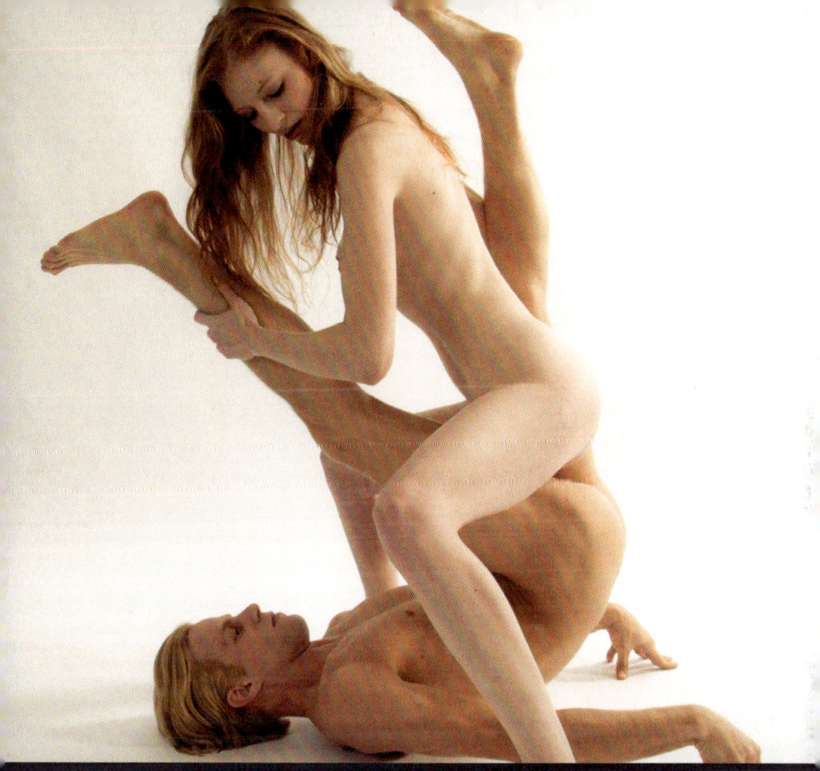

TAG 155

VOLLE KONTROLLE

Er liegt auf dem Rücken, hebt die Beine an und stützt sich mit den Händen ab. Seine Partnerin stellt sich zwischen seine Beine und lässt sich auf seinem erigierten Penis nieder. Bei dieser Stellung hat sie die volle Kontrolle.

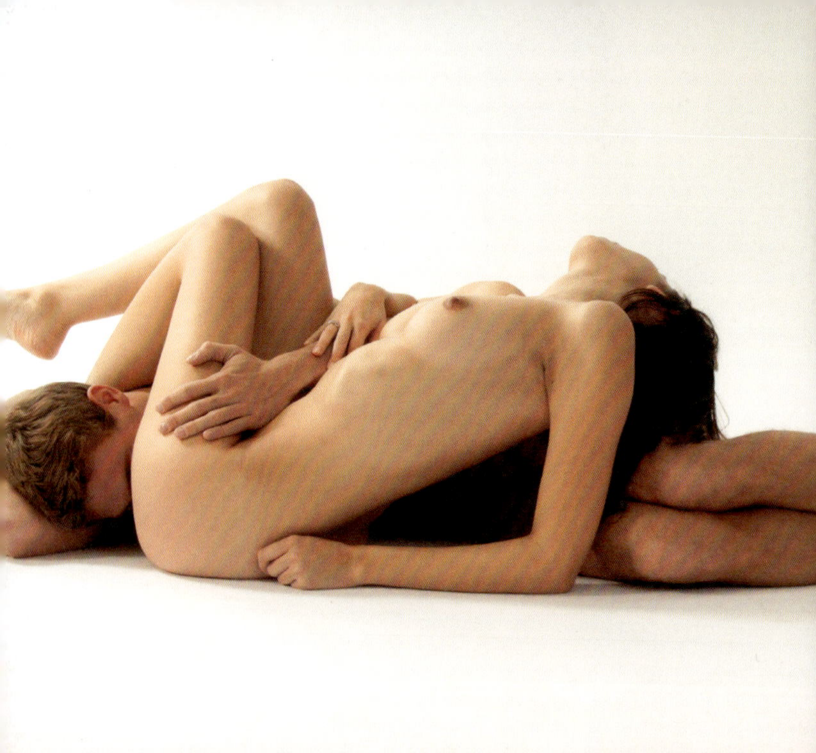

TAG 156

AUF ENTDECKUNGSREISE

Er liegt mit angewinkelten Beinen auf der Seite, während sie sich so in diese Kurve schmiegt, dass er ihre südlichen Regionen mit dem Mund erkunden kann. Sie hat die Hände frei, um selbst auf Entdeckungsreise zu gehen.

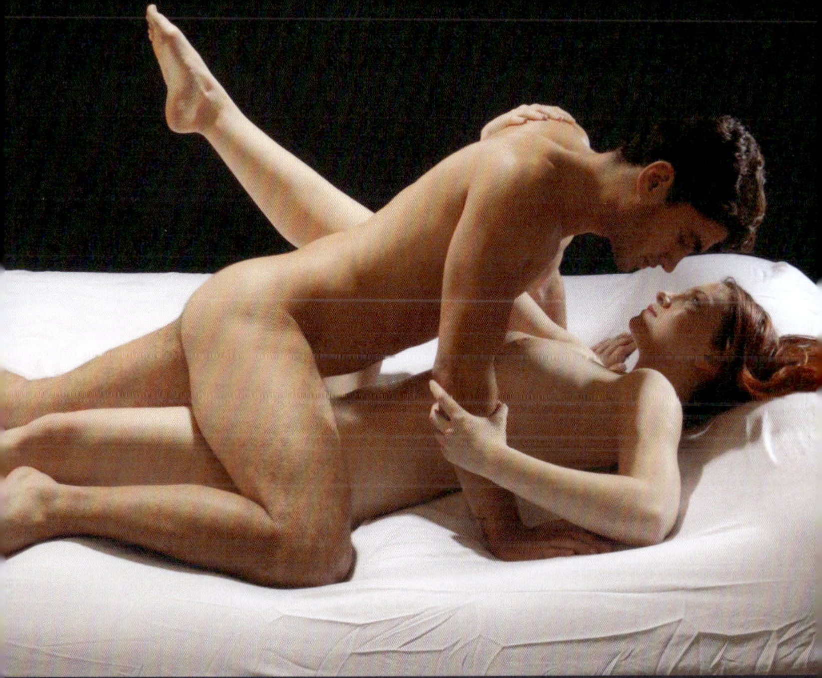

TAG 157

DIE EINLADUNG

Sie hebt in Rückenlage ein Bein an – eine eindeutige Einladung für ihren Partner. Die nimmt er auch gerne an und dringt von schräg oben in sie ein. Wenn sie ihn näher zu sich heranzieht, kann er noch tiefer eindringen.

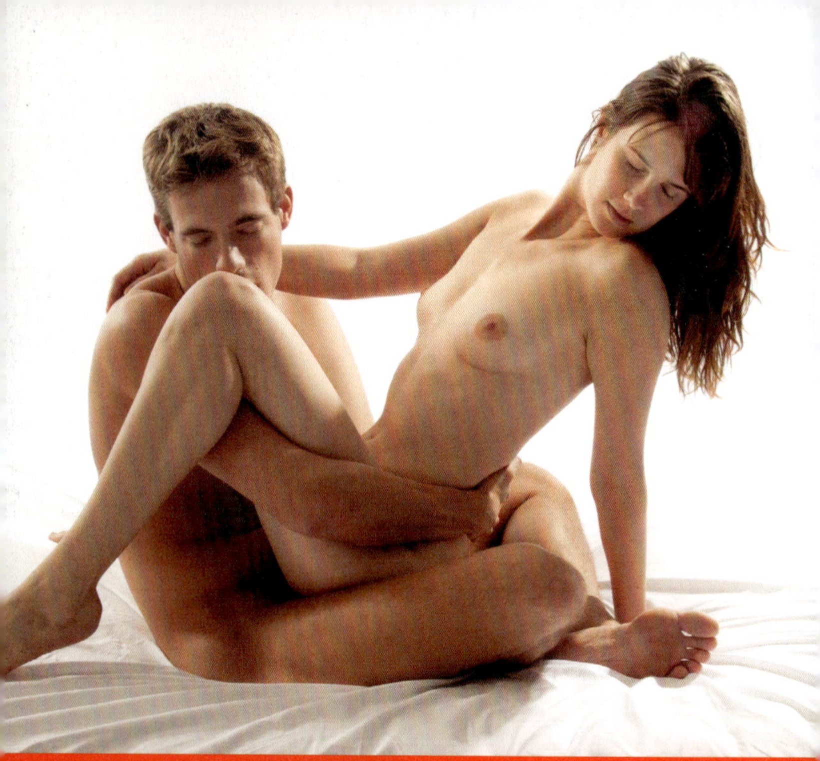

TAG 158

LUSTVOLL GEFANGEN

Er sitzt im Schneidersitz auf dem Bett, sie setzt sich auf seinen Schoß. Er fasst sie unter den Knien um die Hüfte und kann sie so frei bewegen. Sie kann sich auch etwas zurücklehnen und ihr Gewicht auf einem Arm abstützen.

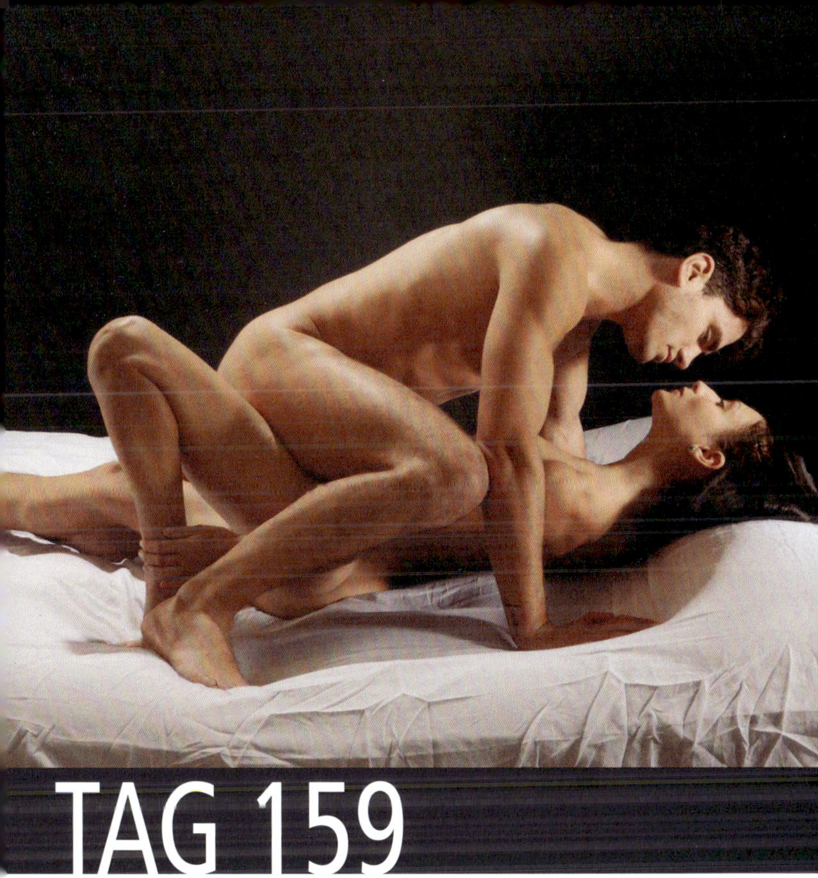

TAG 159

IN DER HOCKE

Sie liegt auf dem Rücken und streckt ein Bein aus, während sie das andere am Fußgelenk zu sich heranzieht. Ihr Partner hockt über ihr und dringt tief in sie ein, wobei er wunderbar ihre Klitoris stimuliert.

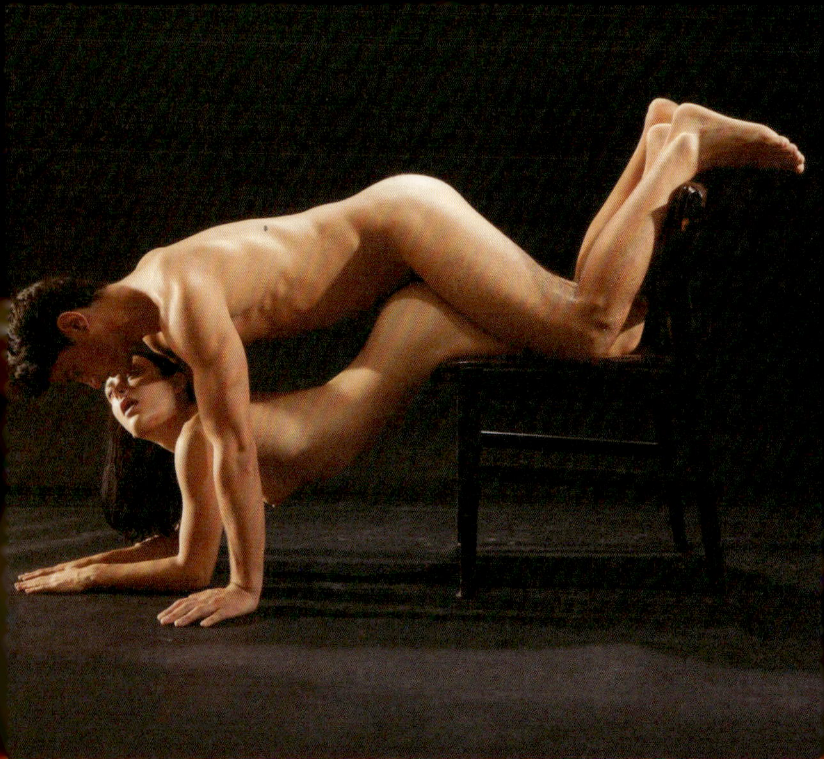

TAG 160

BEINAHE IM FREIEN FALL

Was wäre die Liebe ohne ein wenig Risiko? Sie legt ihre Oberschenkel auf einem Stuhl ab und stützt sich mit den Unterarmen auf den Boden. Ihr Partner nimmt über ihr eine ähnliche Position ein und dringt von hinten in sie ein.

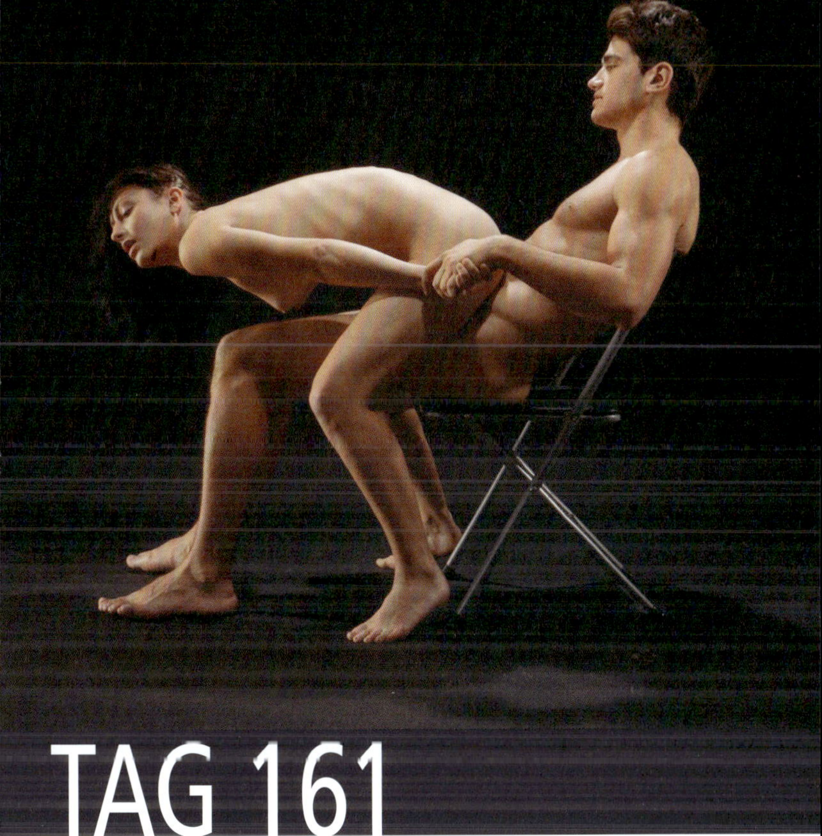

TAG 161

HAND IN HAND

Er setzt sich bequem auf einen Stuhl, während sie sich mit dem Rücken zu seinem Gesicht auf seinem Schoß niederlässt. Sie halten sich an den Händen fest, während sie mit ihren Bewegungen ihrer beider Lust steigert.

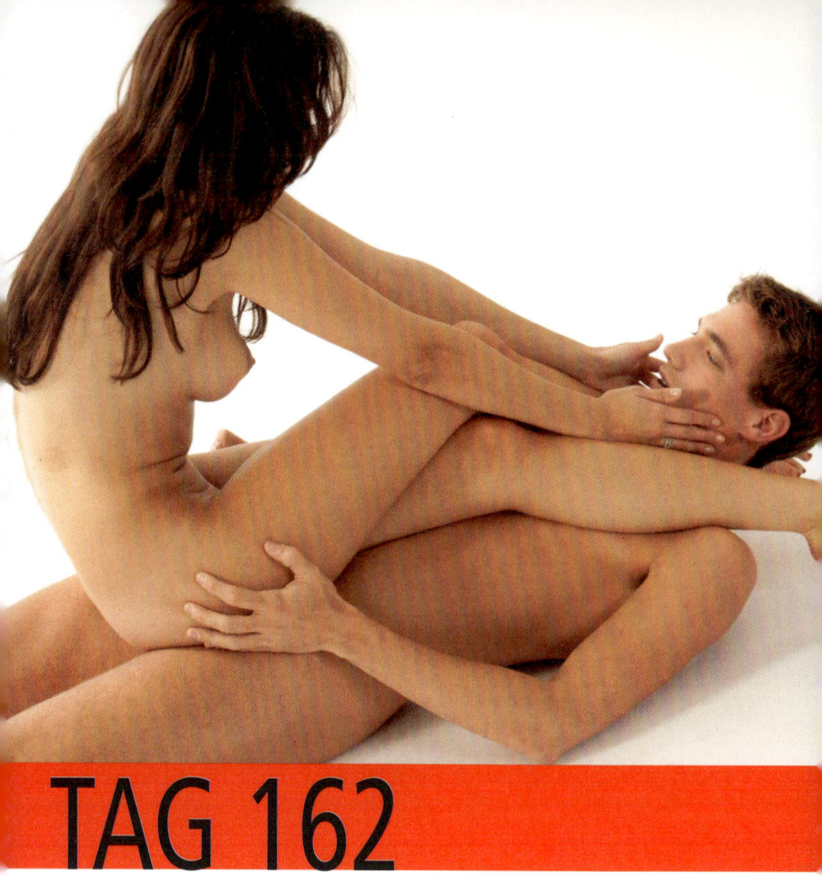

TAG 162

DIE KREUZUNG

Er legt sich ausgestreckt auf den Rücken. Sie lässt sich auf seinem Penis nieder und kreuzt dann die Beine, was die Begegnung noch enger macht. Mit den Händen kann sie sein Gesicht streicheln.

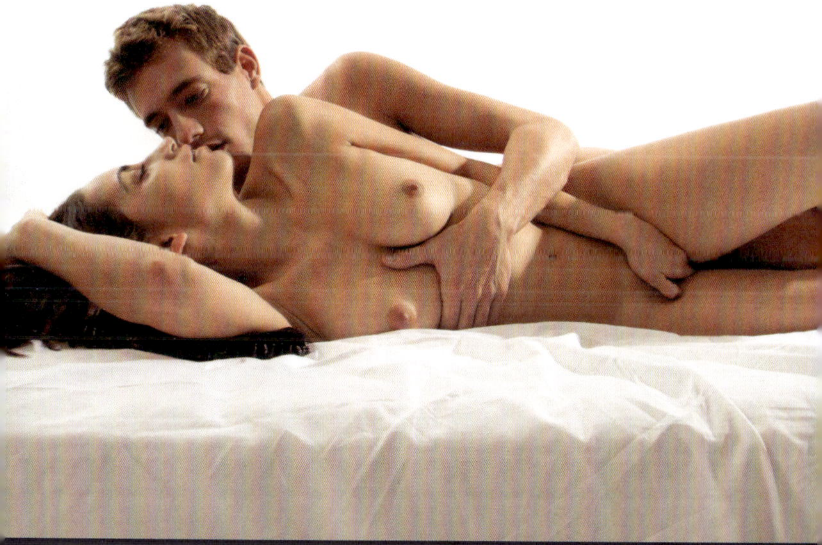

TAG 163

SPÜRST DU DIE HITZE?

Sie liegen beide hintereinander auf der Seite. Sie hebt ein Bein an, damit er von hinten in sie eindringen kann. Sie haben beide die Hände frei, um Brüste und Klitoris zu stimulieren.

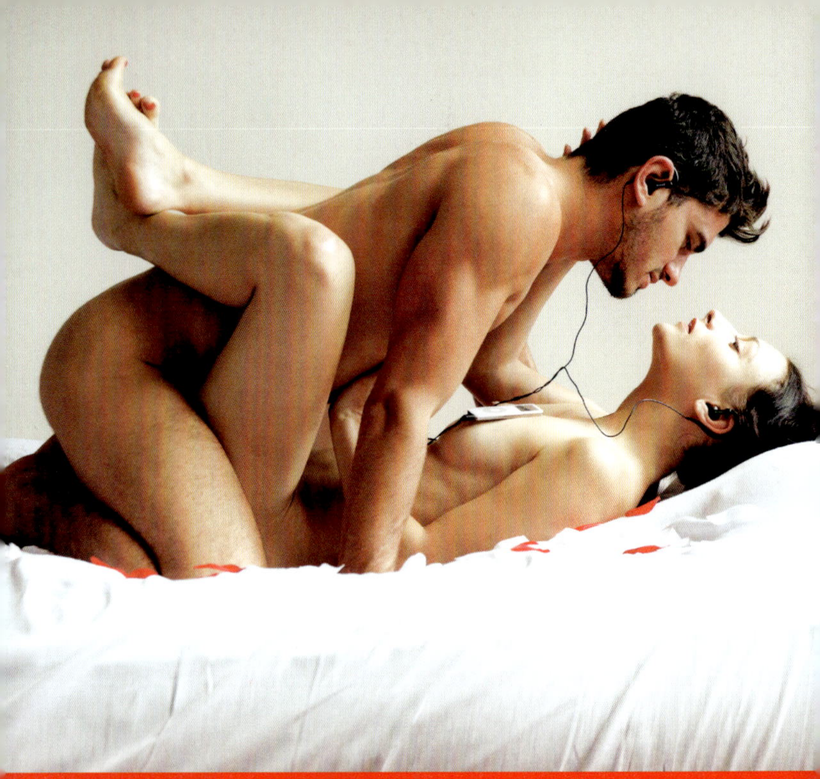

TAG 164

DER RHYTHMUS MACHT'S

Sie hebt in Rückenlage die Beine an und verschränkt sie hinter seinem Rücken, während er in sie eindringt. Jeder hat einen Kopfhörer im Ohr, damit sie sich im Rhythmus der Musik bewegen können.

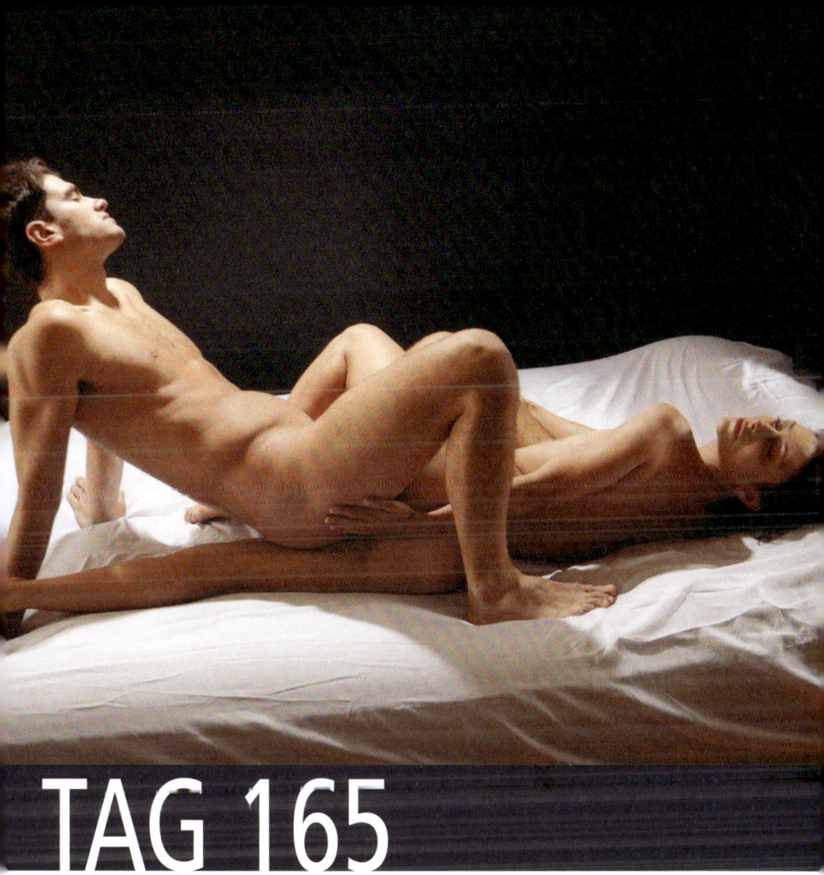

TAG 165

ROCK AROUND THE CLOCK

Sie dreht sich im Liegen leicht zur Seite, um ihrem Partner das Eindringen zu ermöglichen. Er stützt sich dabei auf Händen und Füßen ab. In dieser Stellung sind sie ineinander verschränkt wie die Zeiger einer Uhr.

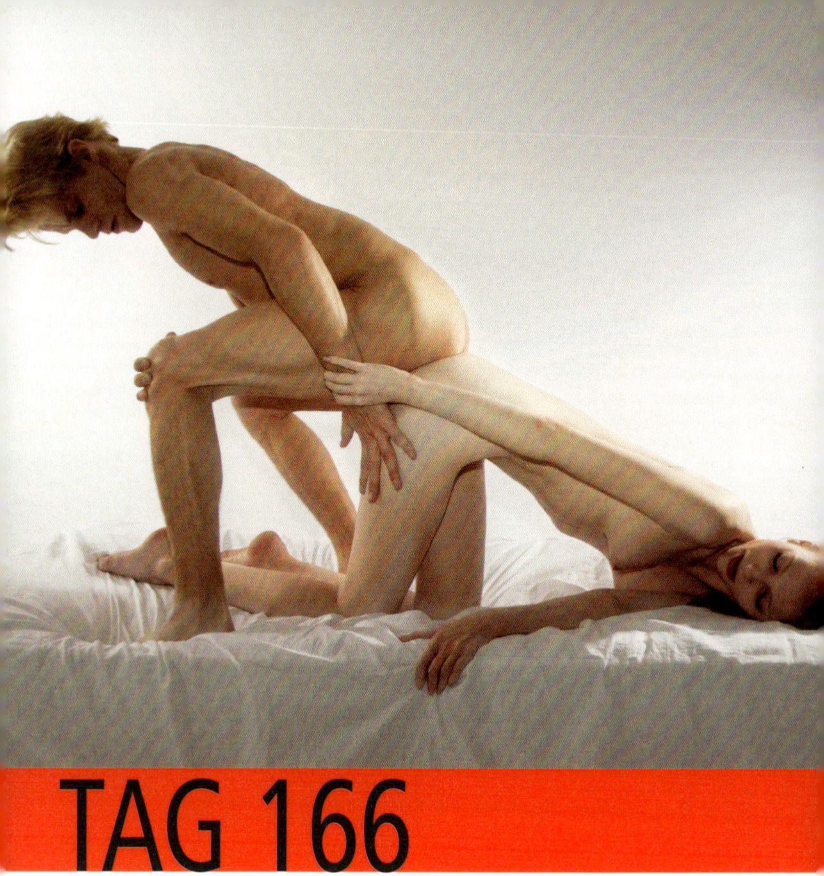

TAG 166

BACKE AN BACKE

Sie kniet auf dem Bett, Schulter und Kopf ruhen auf dem Laken. Ihr Partner dreht ihr den Rücken zu und hockt sich so auf ihren Po, dass er in sie eindringen kann. Dabei stützen sie sich gegenseitig mit den Händen.

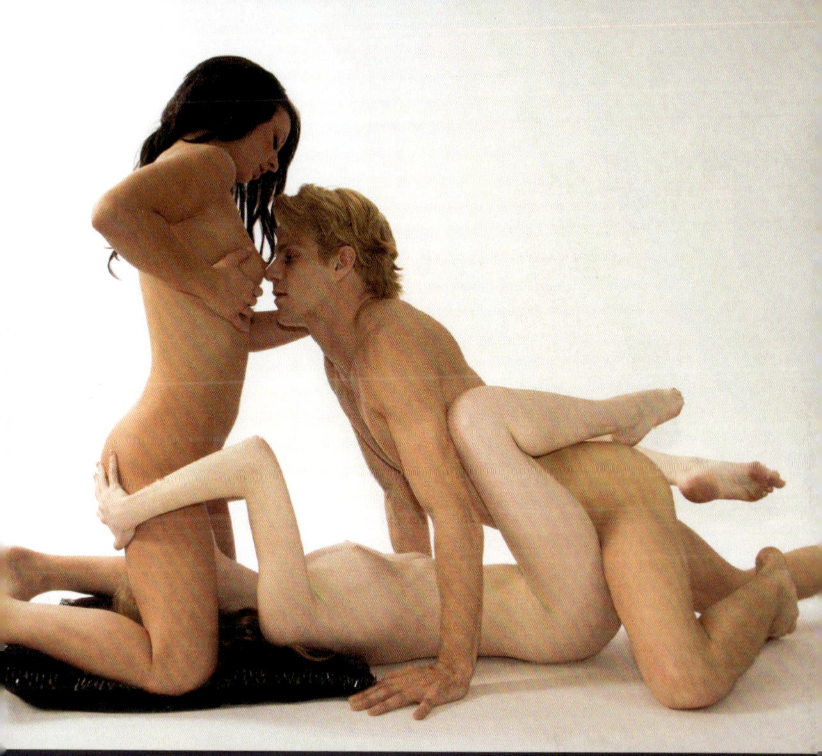

TAG 167

DER MISSIONAR

Er dringt in Missionarsstellung in seine Partnerin ein, während sie der über ihrem Gesicht knienden Frau oral Vergnügen bereitet. Gleichzeitig bietet diese ihm ihre Brüste zum Liebkosen dar.

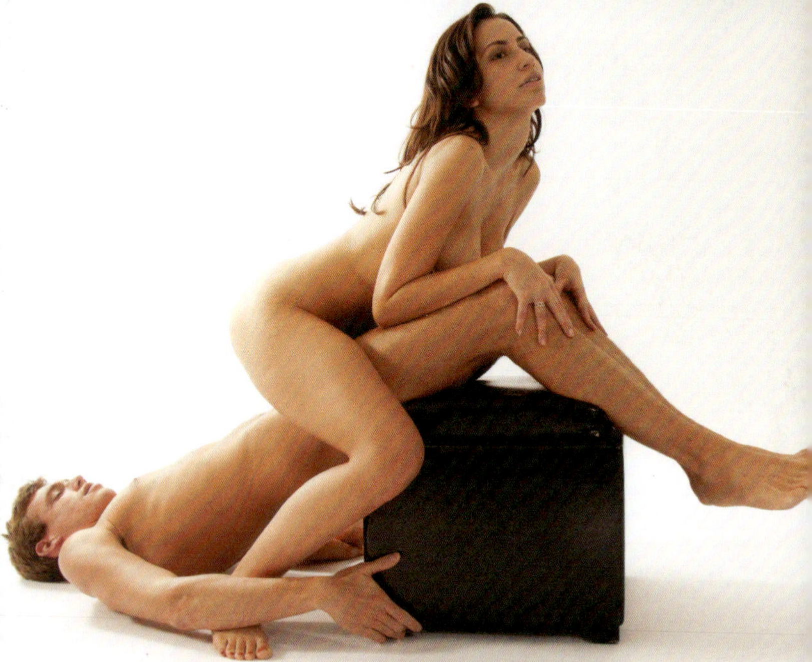

TAG 168

EROTISCHE ROLLTREPPE

Er legt sich mit dem Rand des Pos und den Oberschenkeln auf einen Hocker, Schultern und Kopf ruhen auf dem Boden. Seine Partnerin springt nur zu gerne auf. Es geht aufwärts!

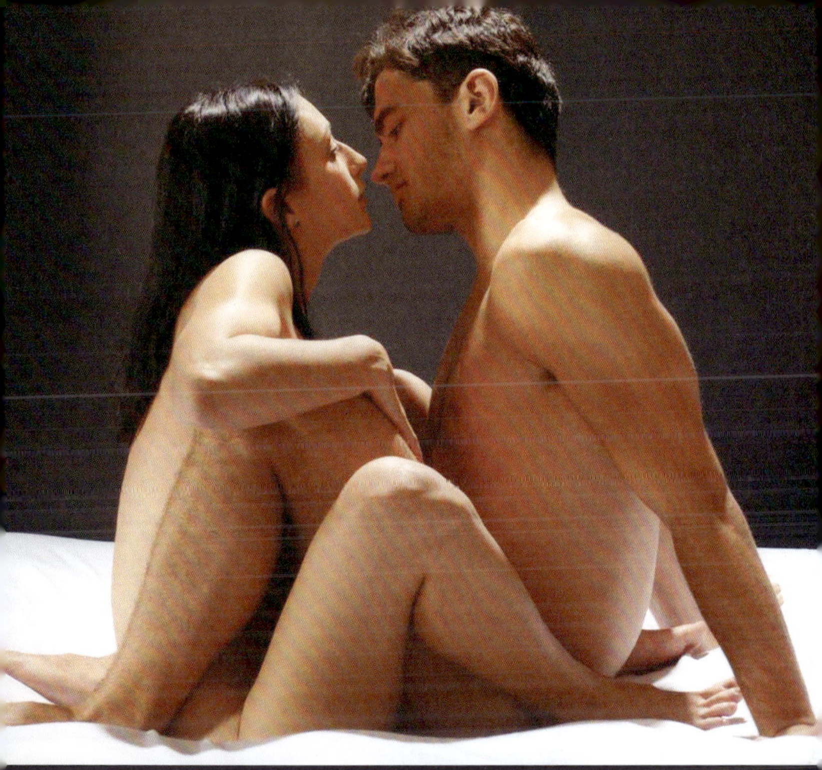

TAG 169

FAST VERKNOTET

Die beiden sitzen einander mit angewinkelten Beinen gegenüber, was ein tiefes Eindringen und fantastische Lustgefühle ermöglicht. Je näher sich die beiden kommen, desto besser.

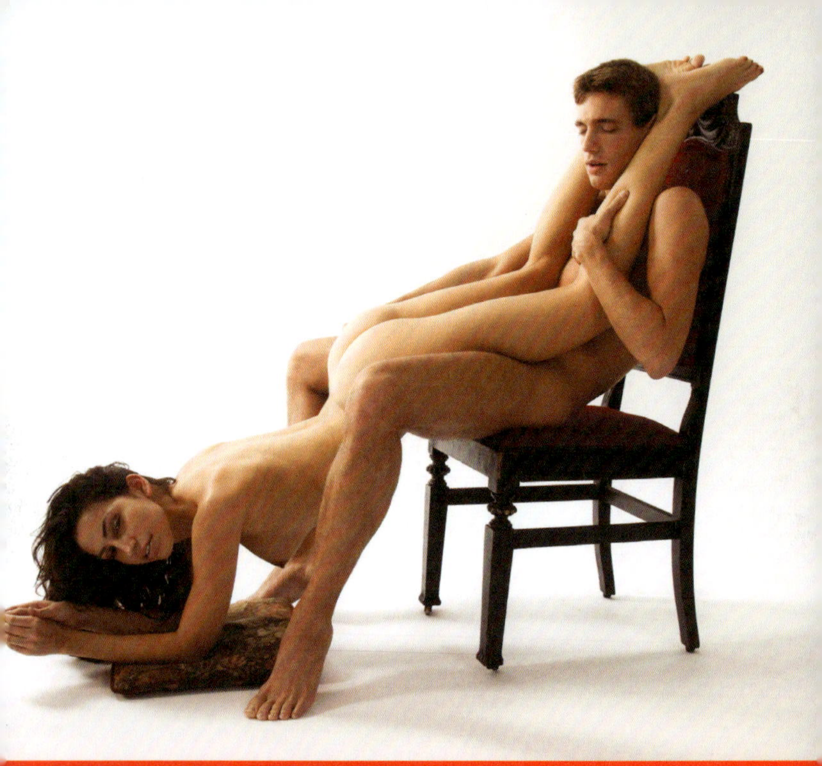

TAG 170

ELEKTRISCHE ENTLADUNG

Er sitzt mit geöffneten Beinen bequem auf einem Stuhl, sie liegt in seinem Schoß und stützt sich mit den Armen auf dem Boden ab. Mit seinen Händen kann er ihren Po liebkosen. Wechseln die beiden die Stellung, machen sie jeweils eine völlig andere Erfahrung.

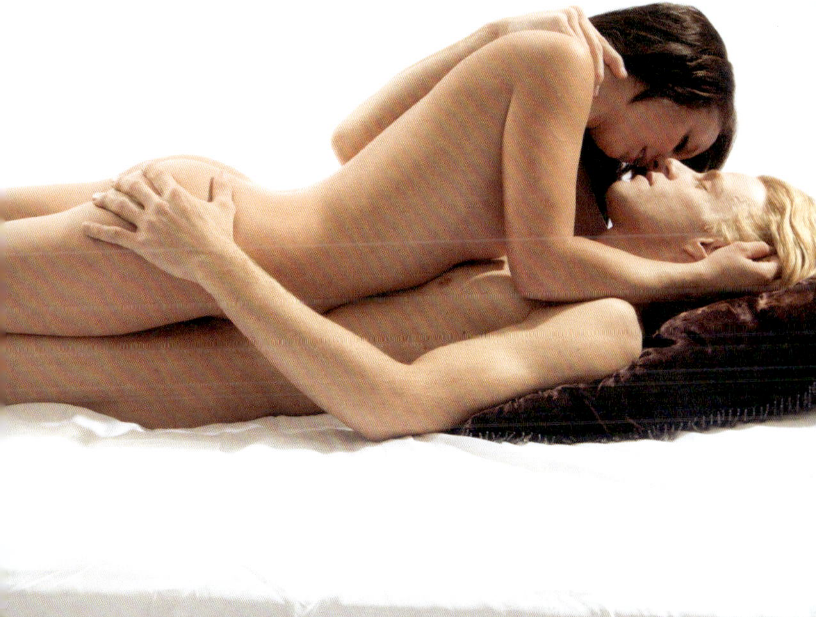

TAG 171

TRAUTE ZWEISAMKEIT

Er liegt mit ausgestreckten Beinen auf dem Rücken, sie legt sich in einer ähnlichen Position auf ihn. Da sie beide die Beine geschlossen haben, ist der Kontakt sehr eng.

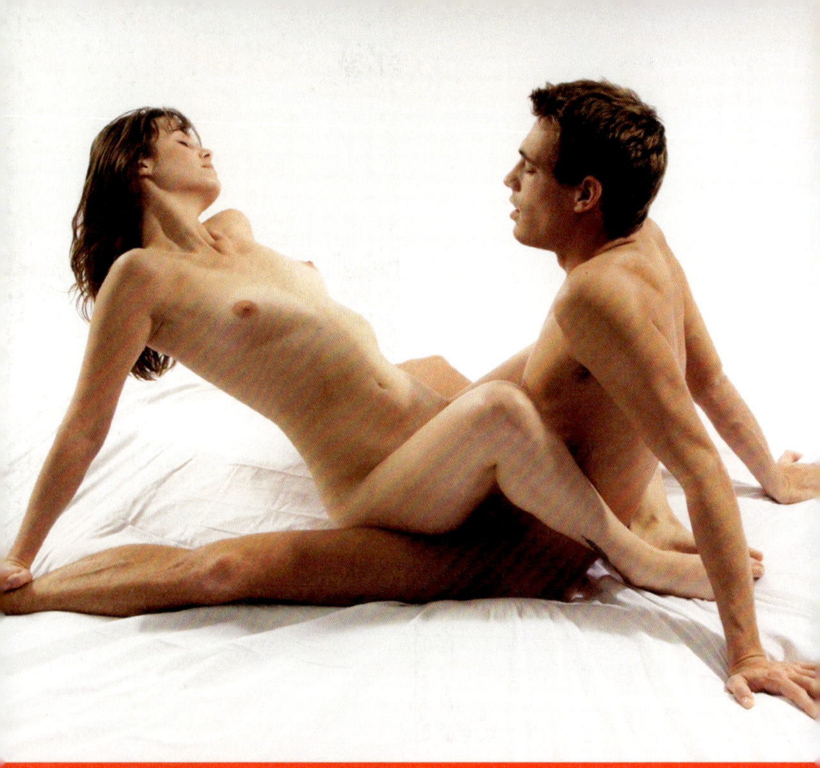

TAG 172

FLESHDANCE

Sie sitzt auf dem Schoß ihres Partners, lehnt sich zurück, umfasst seine Fußgelenke und spannt ihre Beckenbodenmuskulatur an. Ein sanftes Schaukeln ist Bewegung genug für diese lustvolle Stellung.

TAG 173

ANALVERGNÜGEN

Diese Stellung eignet sich besonders für die anale Penetration. Sie kniet auf einer niedrigen Bank und streckt sich weit nach vorn aus. Ihr Partner dringt von hinten in sie ein – die Verwendung von Gleitmittel empfiehlt sich – und geht dabei sehr sanft vor.

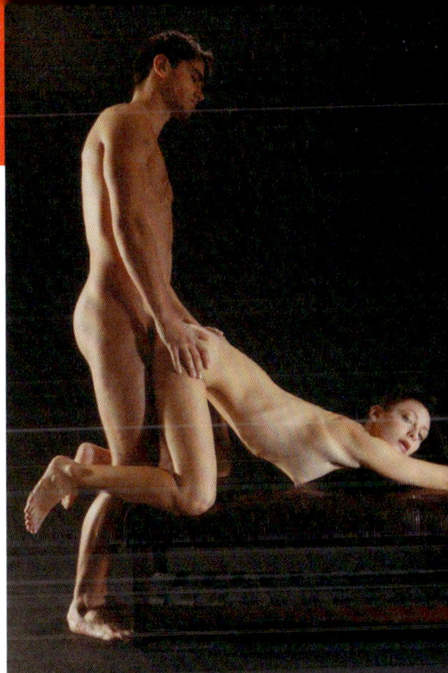

TAG 174

SOMMERLICHER GENUSS

Sie liegt am Rand des Bettes auf dem Rücken. Er liegt in umgekehrter Position zwischen ihren Beinen und stützt sich mit den Händen auf dem Boden auf. Sie winkelt ein Bein an, während er in sie eindringt.

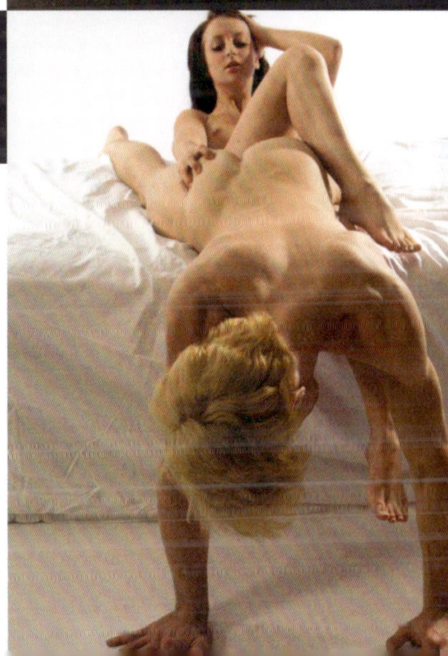

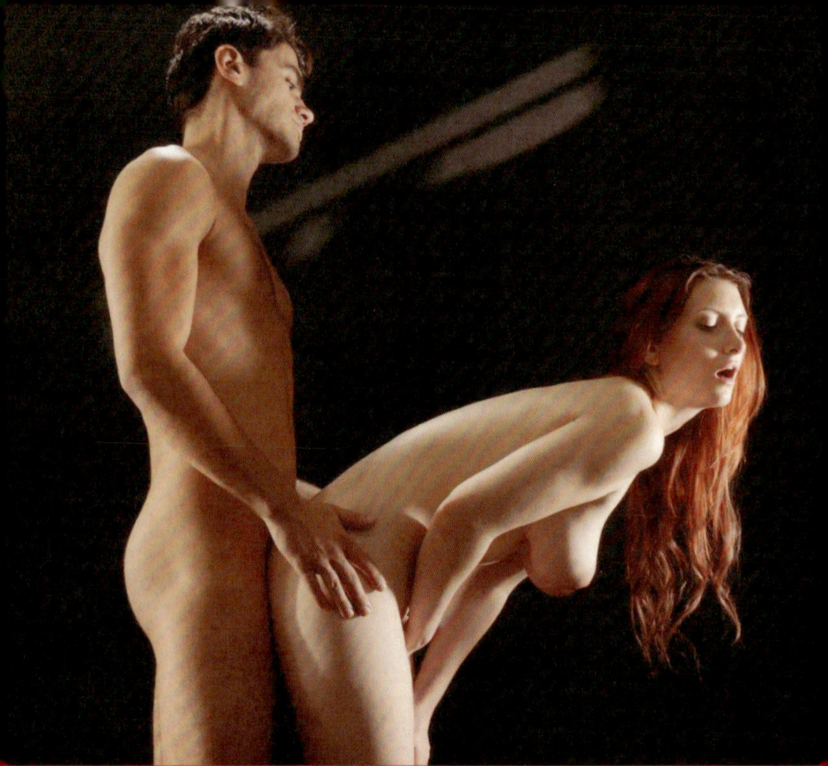

TAG 175

RAN AN DIE NÜSSCHEN

Die Partner stehen hintereinander, er hinter ihr. Sie beugt sich nach vorn, damit er von hinten in sie eindringen kann. Bei jedem Stoß kann sie nach hinten greifen und seine Hoden liebkosen.

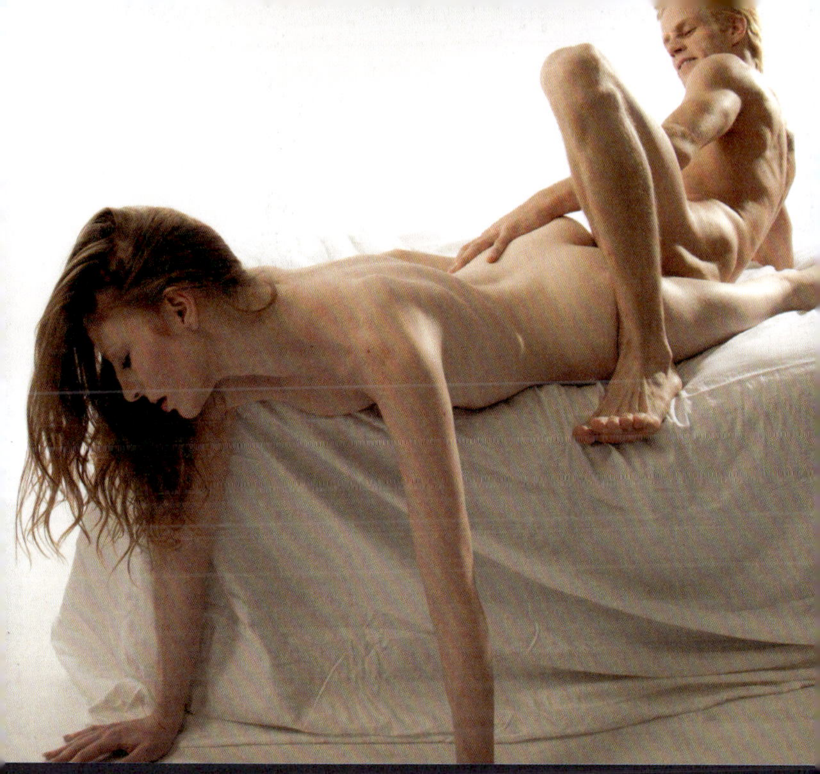

TAG 176

GUT VERZAHNT

Sie liegt bäuchlings am Bettrand und stützt sich mit den Händen auf dem Boden auf. Er liegt seitlich so zwischen ihren Beinen, dass er bequem in sie eindringen kann. So sind sie lustvoll miteinander verzahnt.

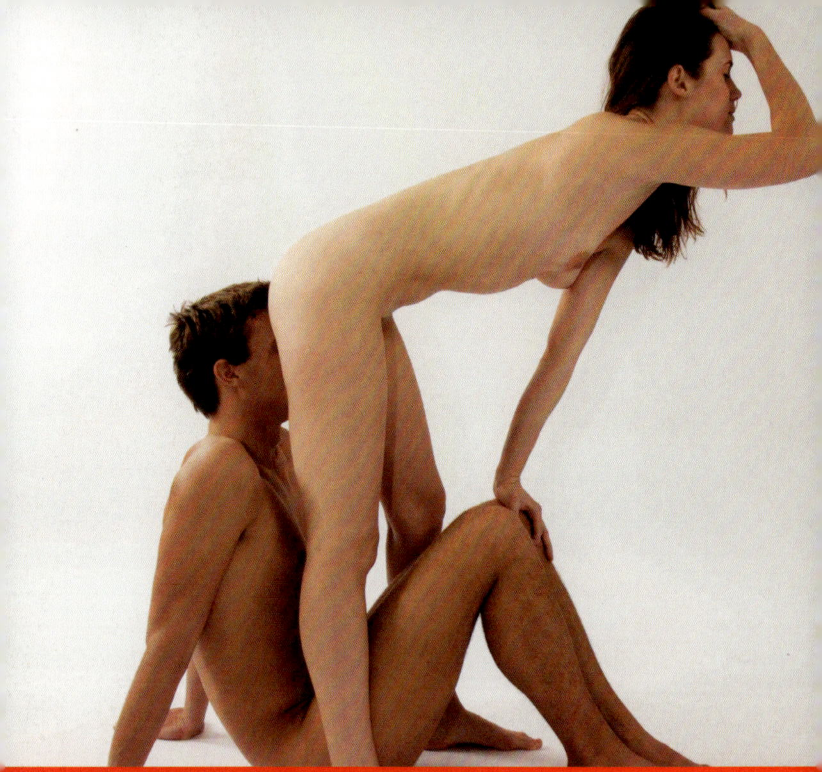

TAG 177

CUNNILINGUS RÜCKWÄRTS

Sie beugt sich im Stehen nach vorn, während sich ihr Partner zwischen ihre geöffneten Beine setzt und sie von hinten oral befriedigt. Wenn die Lust sie überwältigt, kann sie sich auf seinen angewinkelten Beinen abstützen.

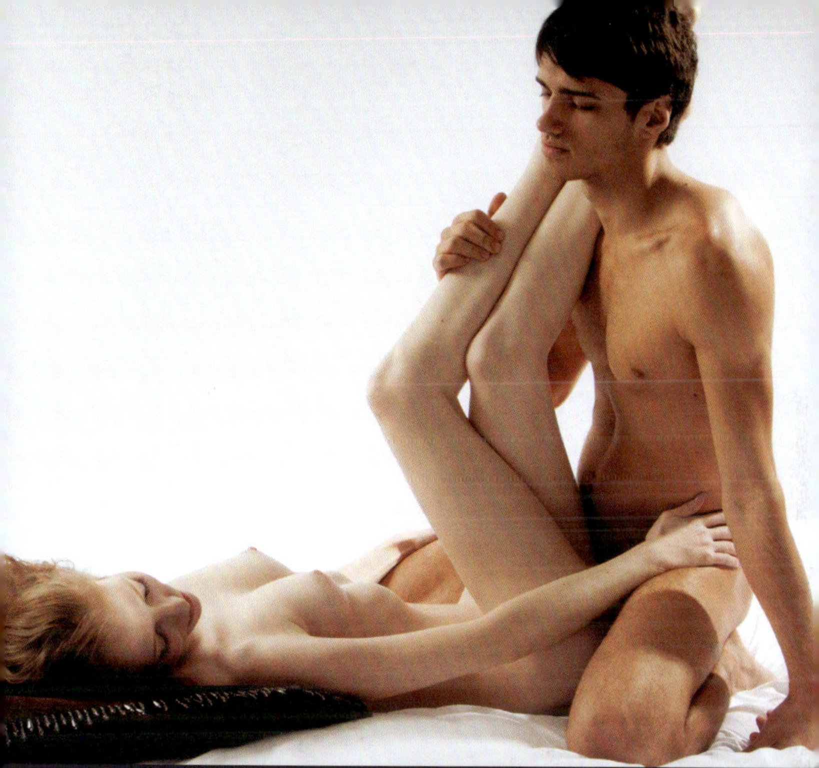

TAG 178

NEUE PERSPEKTIVEN

Sie liegt auf dem Rücken, hebt und kreuzt die Beine und legt sie auf seiner Schulter ab. Er hockt mit gespreizten Beinen vor ihr und kann, wenn er in sie eingedrungen ist, ihre Beine von einer Schulter auf die andere verlagern.

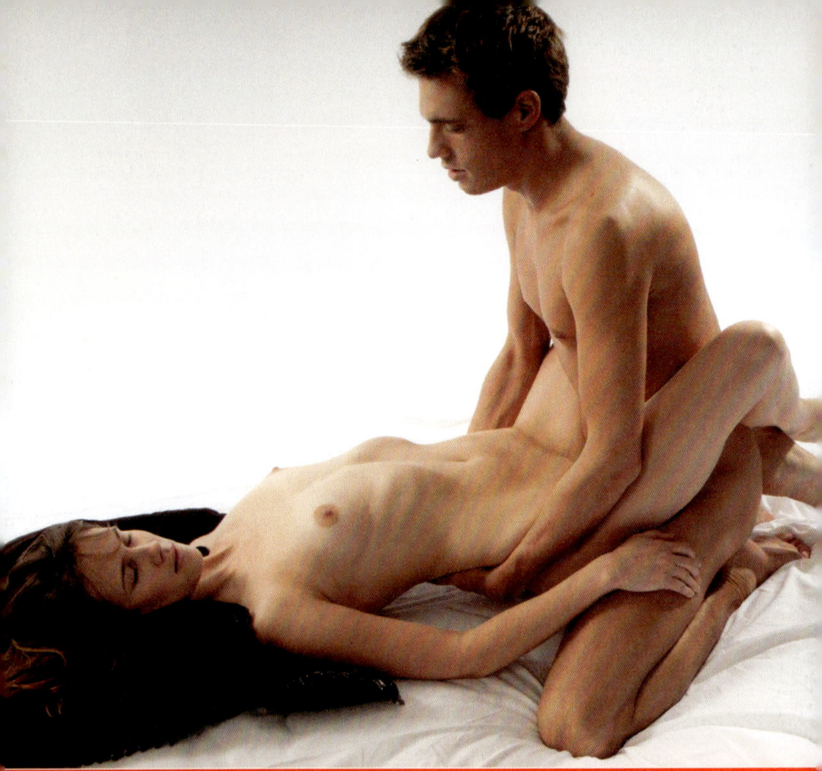

TAG 179

AUS DEM BECKEN

Sie liegt rücklings vor ihrem Partner, hebt das Becken an und verschränkt die Beine hinter seinem Rücken. Er hockt kniend zwischen ihren Beinen, stützt ihren unteren Rücken und dringt in dieser Position in sie ein. So können sie sich in perfektem Einklang bewegen.

TAG 180

FIT FOR FUN

Sie begibt sich in einen modifizierten Handstand: Ihr Kopf ruht auf einem Kissen, sie stützt sich mit rechtwinklig aufgestellten Armen ab, die Knie sind angewinkelt, das Gewicht der Beine ruht auf den Fußballen. Er hat es deutlich einfacher: Er steht mit gespreizten Beinen hinter Ihr und darf von hinten in sie eindringen.

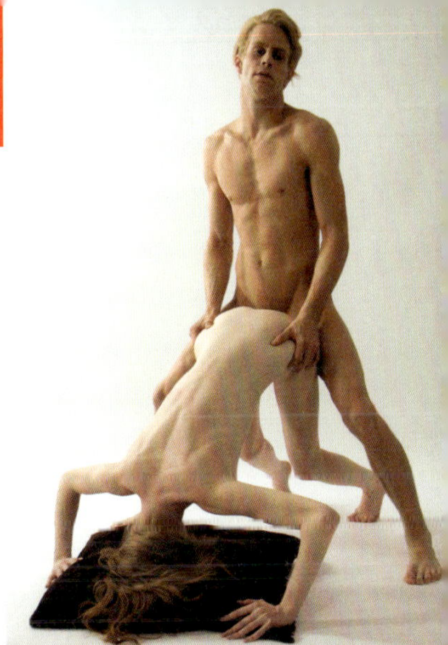

TAG 181

AUF FRISCHER TAT ERTAPPT

Rollenspiele peppen jede Beziehung auf. Er hat sie auf frischer Tat ertappt und stellt sie mit gespreizten Beinen vornübergebeugt an einer Wand auf. So kann er von hinten in sie eindringen und den Rest ihres Körpers »durchsuchen«.

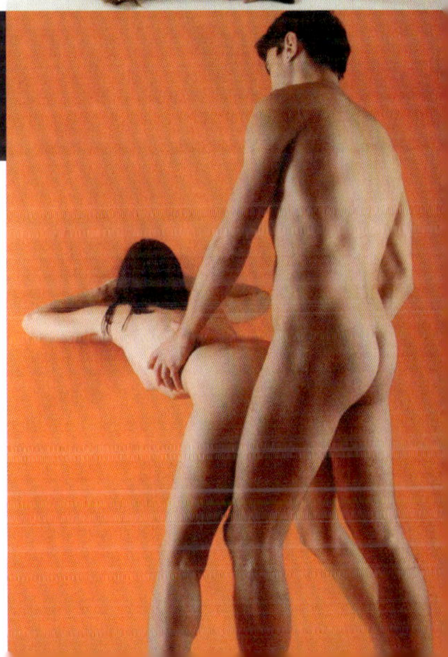

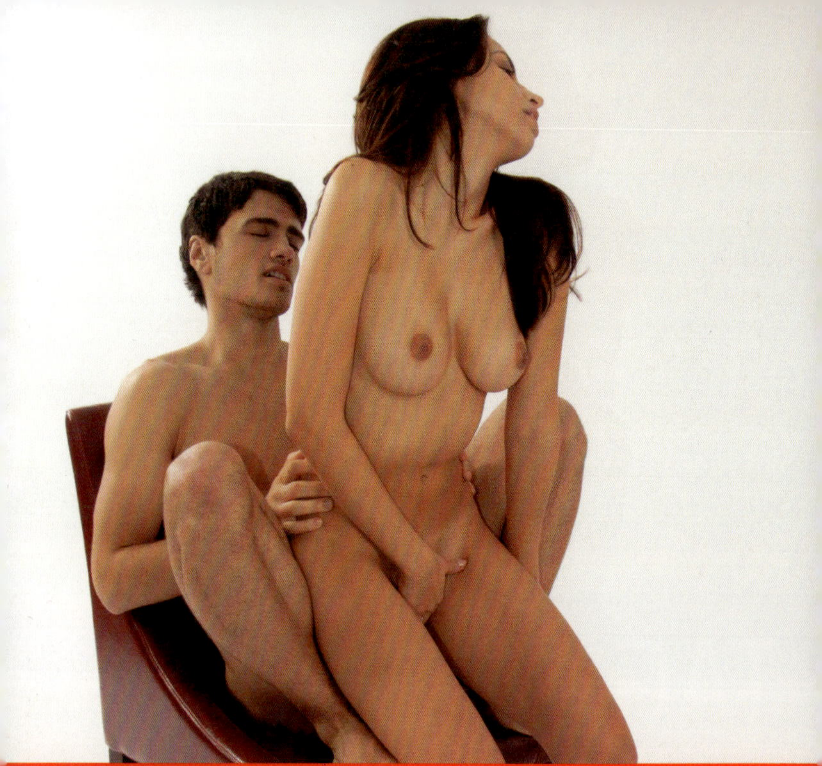

TAG 182

SELBST IST DIE FRAU

Er setzt sich in einen Sessel und stellt die weit geöffneten Beine an der Kante auf. Sie wendet ihm den Rücken zu und setzt sich in seinen Schoß. So kann sie mit seinen Füßen spielen … oder auch mit sich selbst.

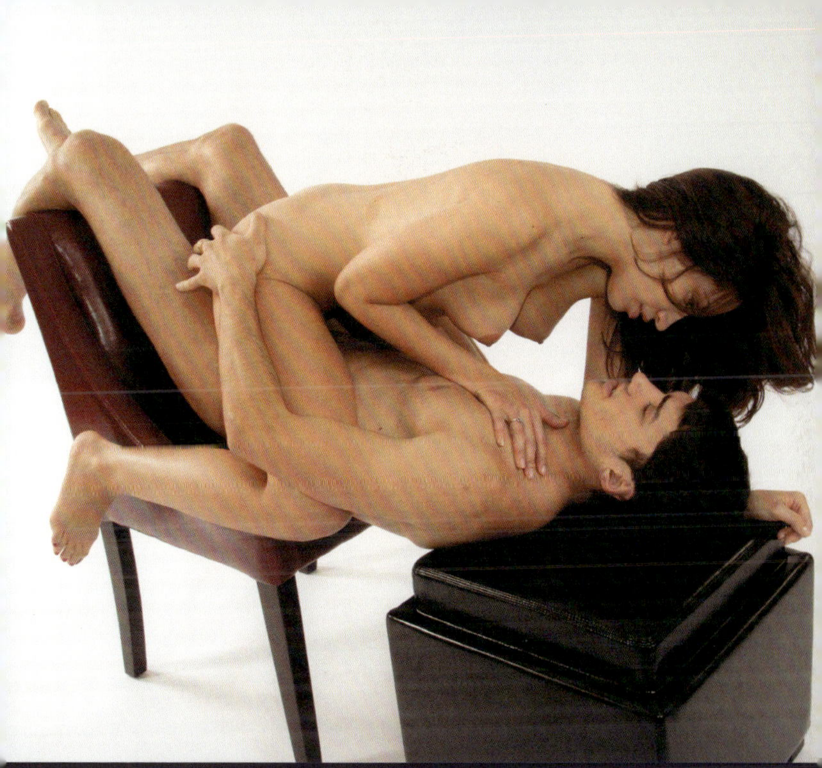

TAG 183

DU ENTKOMMST MIR NICHT

Er liegt mit Kopf und Schultern auf einem Hocker, die Beine hängen über der Rückenlehne eines Sessels. Sie setzt sich mit gespreizten Beinen auf seinen Schoß. Dass er ihr nicht entkommen kann, scheint ihn nicht weiter zu stören.

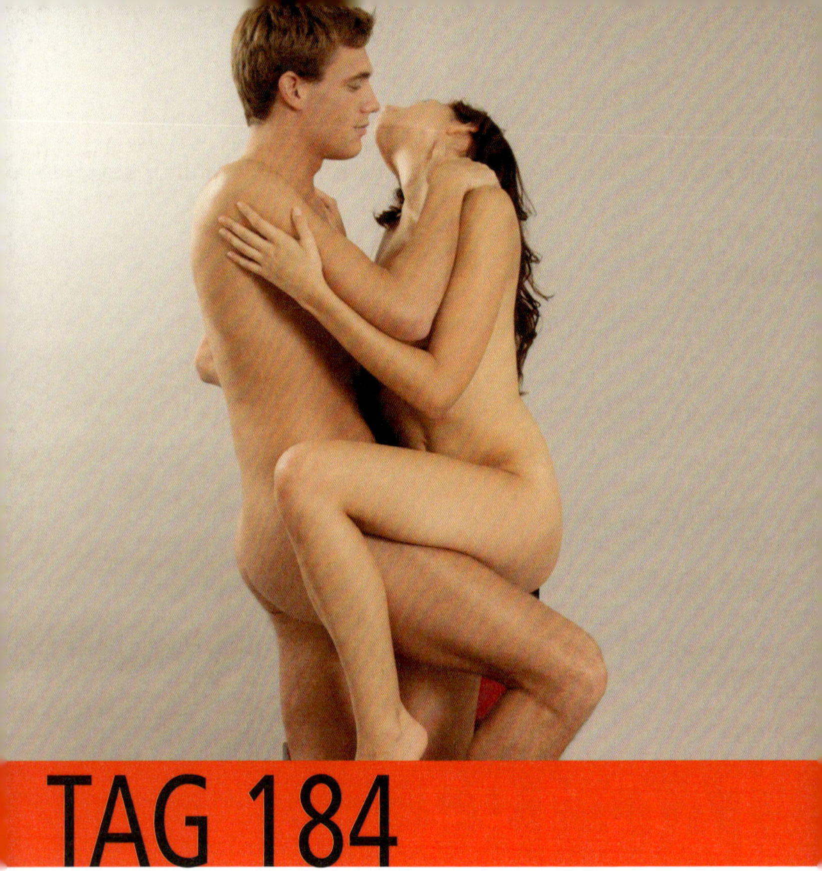

TAG 184

BALANCEAKT

Die Partner stehen einander gegenüber und winkeln je ein Bein an, wobei ihres über seinem liegt. Stabiler wird die Position, wenn er sich mit einer Hand an einem Stuhl oder Schrank festhält.

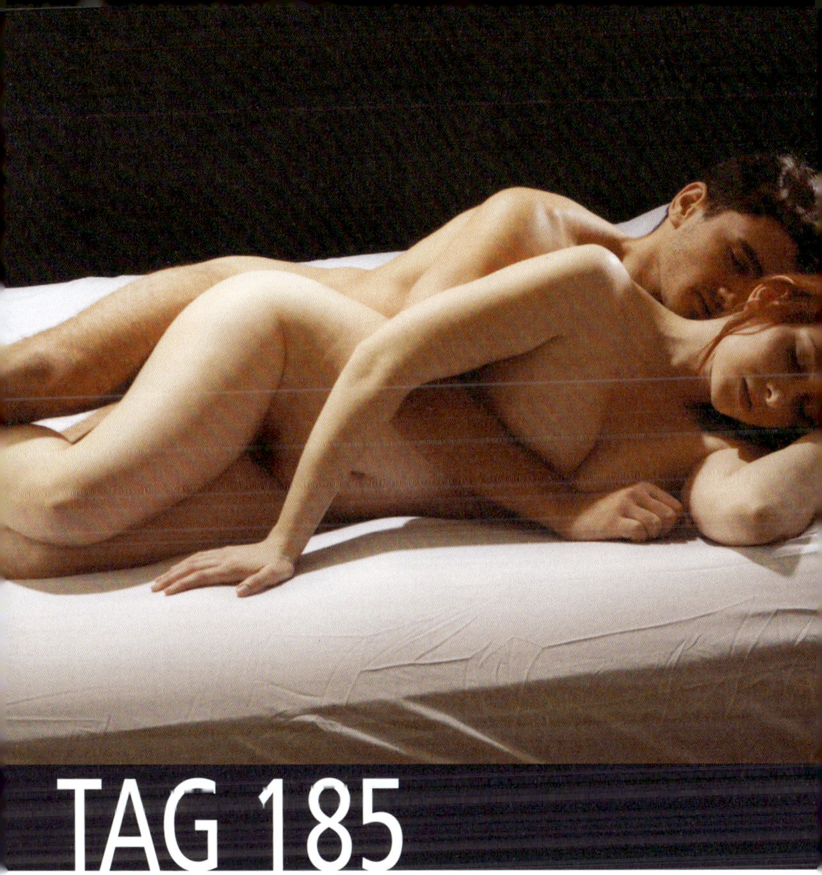

TAG 185

GUTE NACHT, SCHATZ

Er und sie liegen in der klassichen Löffelchenstellung auf dem Bett. Während er von hinten in sie eindringt, hat er eine Hand frei, um Ihre Brüste oder ihre Klitoris zu streicheln. Die Stellung eignet sich übrigens auch hervorragend als Vorspiel zum Einschlafen.

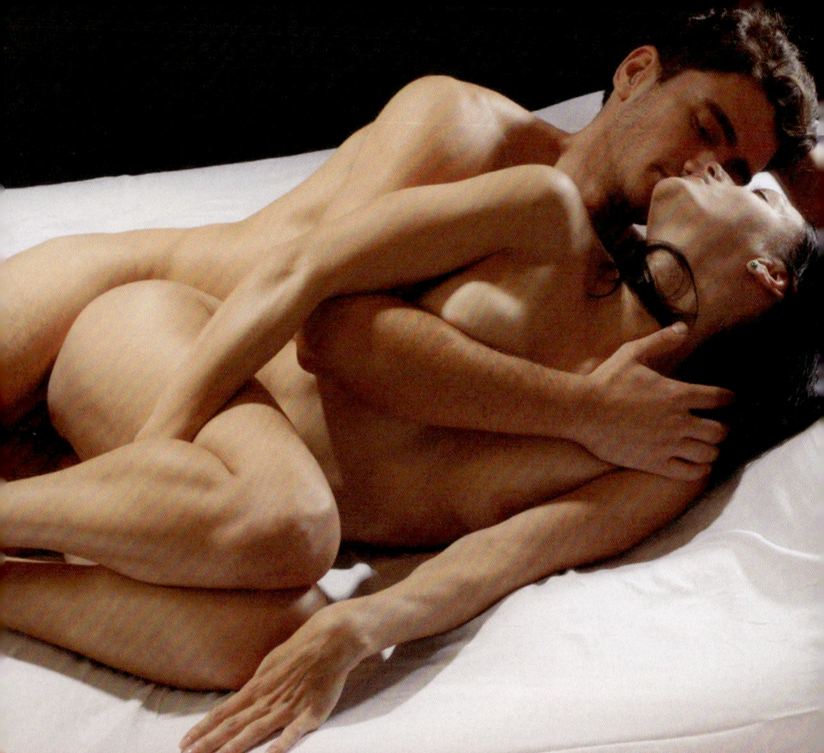

TAG 186

LÖFFELCHEN MIT KUSS

Sie liegen beide auf der Seite, wobei sie ihr Gesicht jedoch dem hinter ihr liegenden Partner zuwendet und die Knie angezogen hat, damit er von hinten in sie eindringen kann. So können sich die Partner zärtlich küssen.

TAG 187

GEDECKTER TISCH

Er sitzt mit geöffneten Beinen auf der Bettkante, während sie sich in seinen Schoß setzt, nach hinten lehnt, mit den Händen auf dem Boden abstützt und mit den Beinen in seinen Ellbogen einhakt. Er sitzt vor diesem reich gedeckten Tisch und hat die Hände frei, um ihre Brüste zu liebkosen.

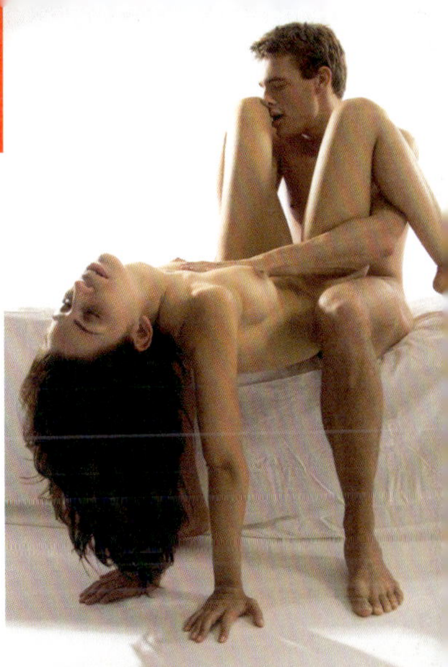

TAG 188

GEMEINSAM ABHÄNGEN

Er hängt sich mit geöffneten Beinen an eine Klimmzugstange. Sie stellt sich zwischen seine Beine und umschlingt ihn mit ihren Armen. So können sie nach dem Eindringen frei schwingen. Vielleicht kann sie mit einer Hand an seinen Hoden spielen.

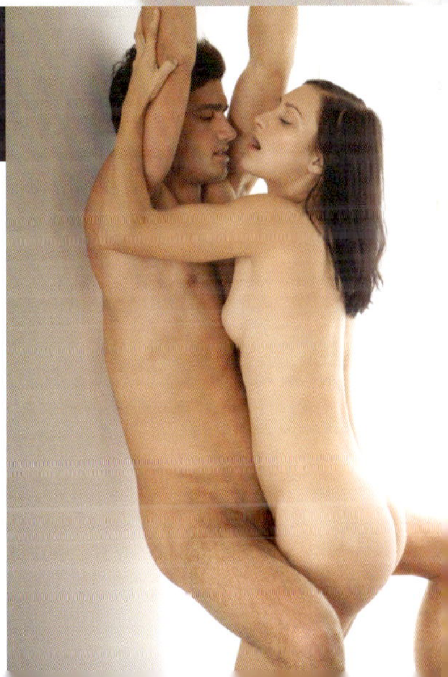

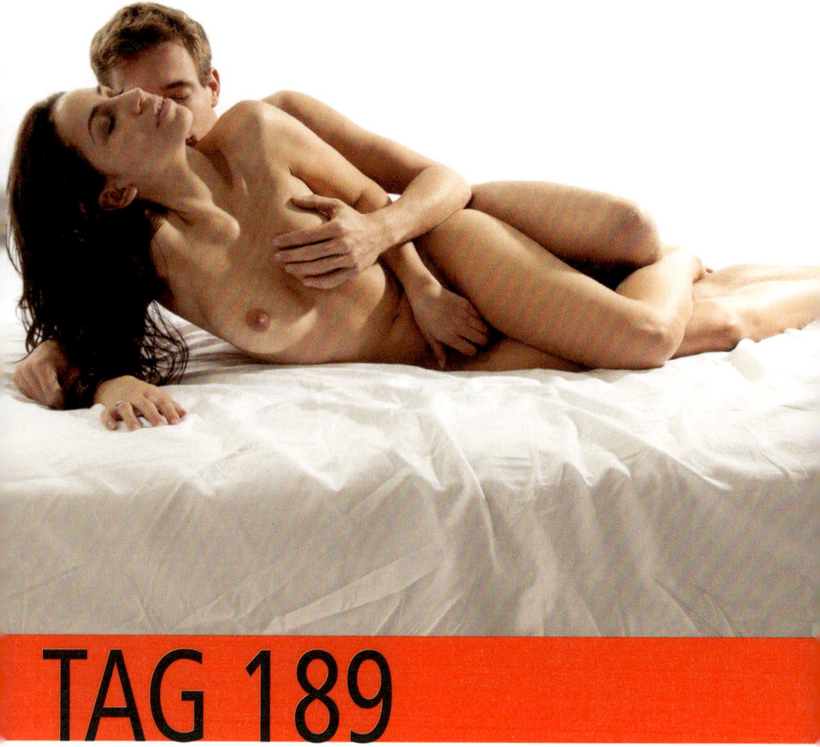

TAG 189

REIZFLUT

Die Partner liegen auf der Seite – er hinter ihr – und stützen sich jeweils auf einem Ellbogen auf. Er dringt anal in sie ein, und beide haben jeweils eine Hand frei, um Brüste und Klitoris zu stimulieren.

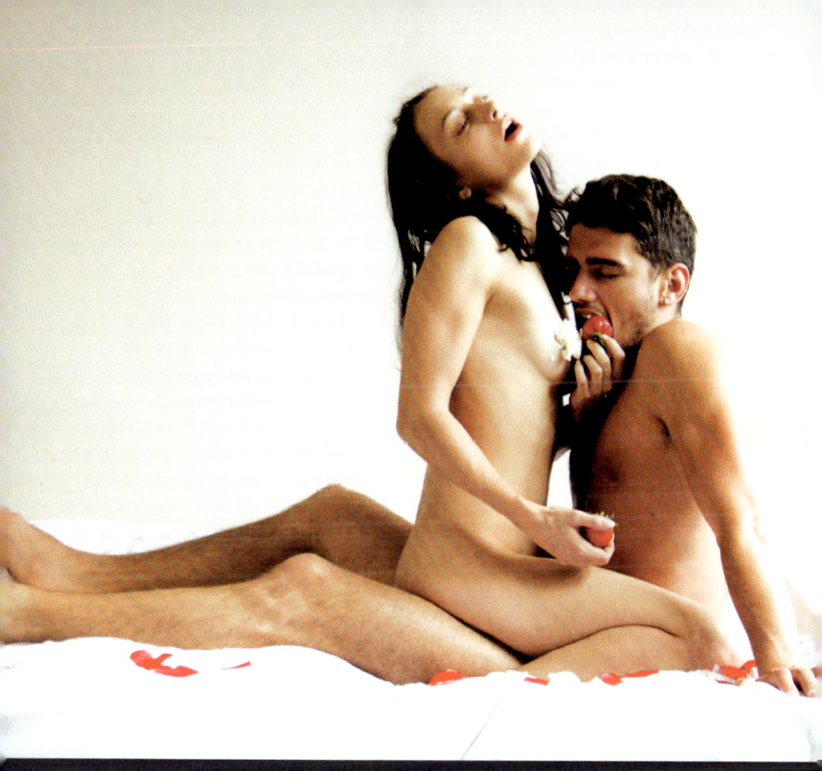

TAG 190

DOPPELTE BELOHNUNG

Er sitzt mit ausgestreckten Beinen auf dem Bett, sie mit angewinkelten Beinen auf seinem Schoß. Während er in sie eindringt, darf er zusätzlich noch an einer Erdbeere und an ihrer mit Schlagsahne bedeckten Brustwarze naschen.

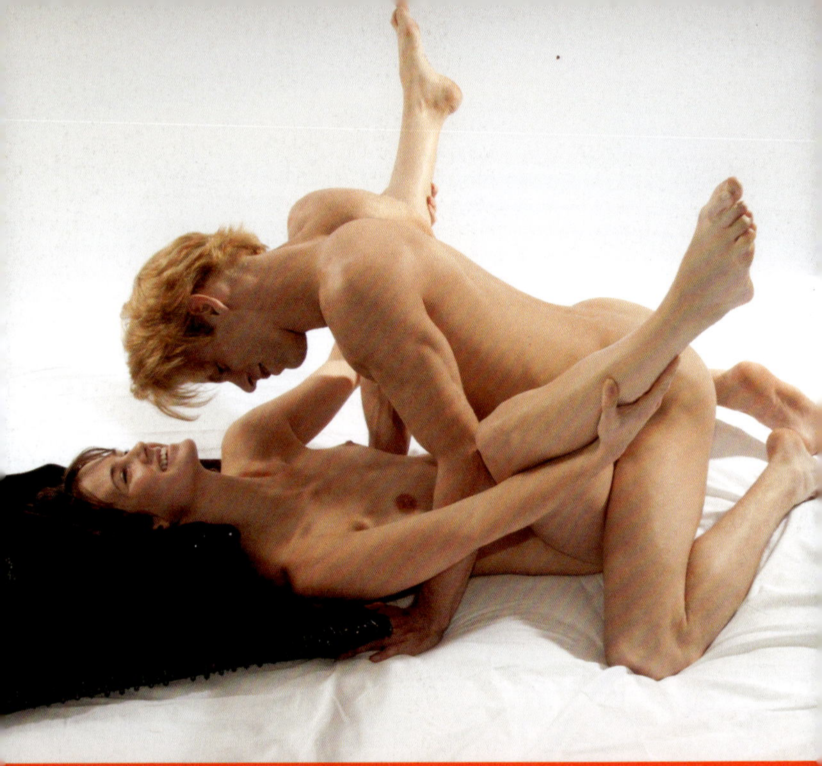

TAG 191

DIE GANZE NACHT GEÖFFNET

Sie liegt mit weit gespreizten Beinen auf dem Rücken und hält ihre Beine an den Waden fest. In dieser Position ist ihre Vagina besonders weit und einladend geöffnet, sodass er sehr tief in sie eindringen kann.

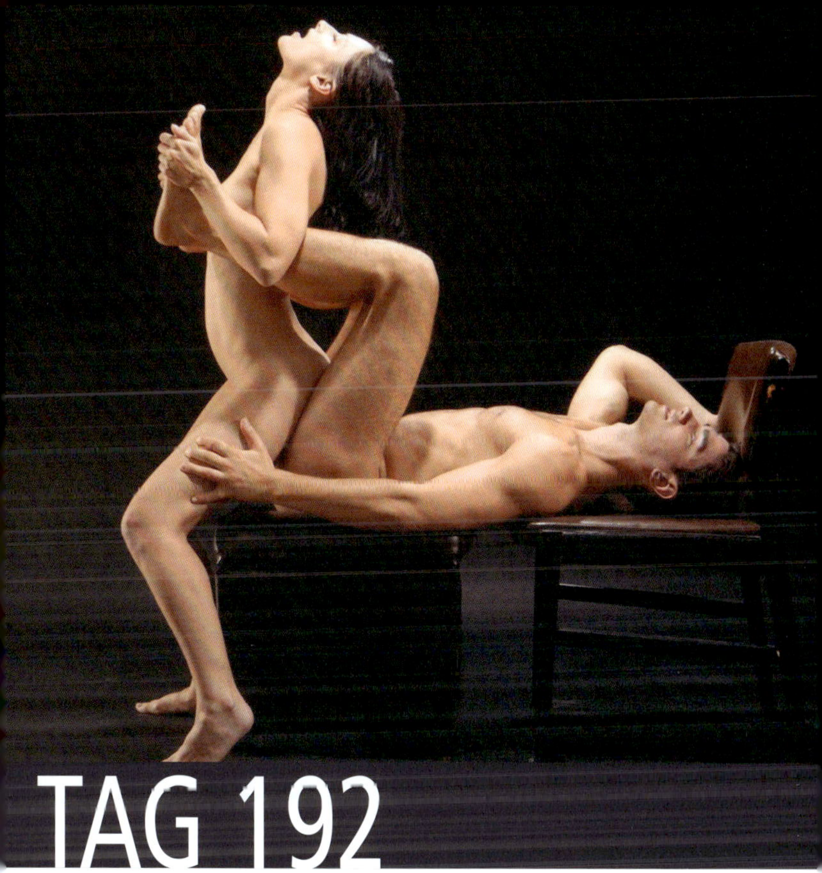

TAG 192

DIE STEUERFRAU

Er legt Kopf und Schultern auf einem Stuhl und das Becken auf einem Hocker ab und winkelt die geöffneten Beine an. Sie steht zwischen diesen, während er anal in sie eindringt. Seine Unterschenkel und Füße benutzt sie wie Steuerknüppel, um Tempo und Eindringtiefe zu bestimmen.

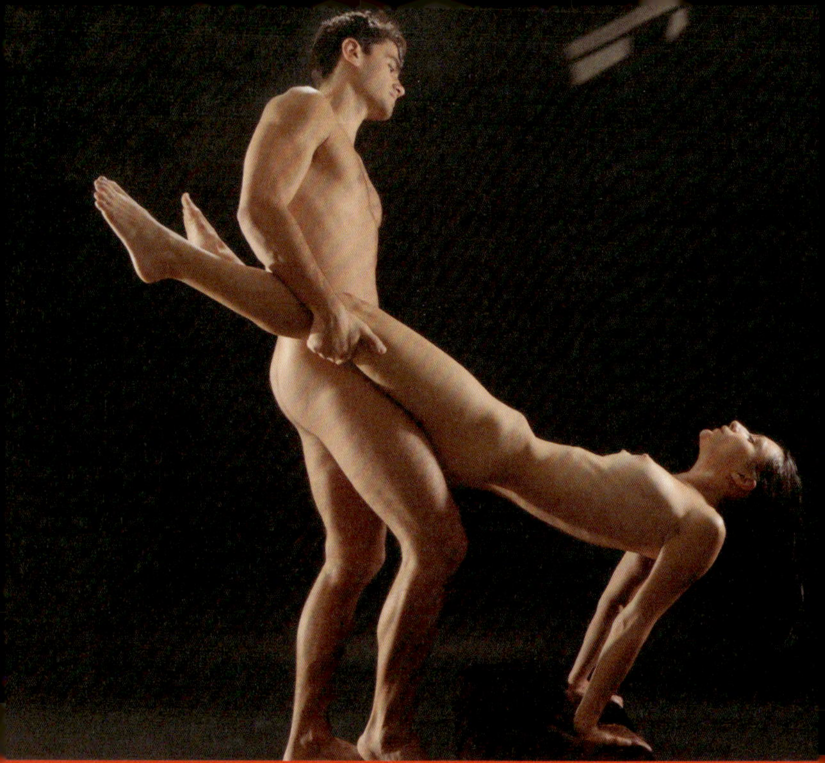

TAG 193

WIE AUF WOLKEN

Diese Stellung erfordert von beiden Partnern Kraft und Konzentration, fühlt sich aber himmlisch an. Er dringt im Stehen in sie ein, während sie sich nach hinten beugt und mit den Händen auf dem Boden abstützt. Er muss sie gut stützen, um den Kontakt nicht zu verlieren.

TAG 194

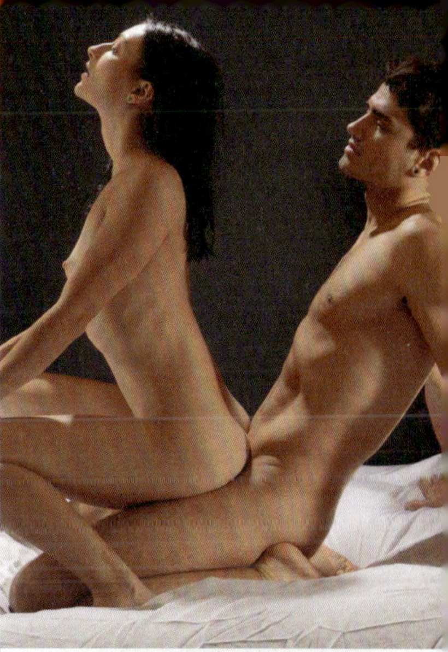

IM FERSENSITZ

Er setzt sich auf seine Fersen und stützt sich mit den Händen ab. Sie wendet ihm den Rücken zu und lässt sich auf seinem erigierten Penis nieder, wobei sie auch etwas Gewicht auf ihre Fußballen gibt. So können die beiden nach Herzenslust hüpfen und hopsen.

TAG 195

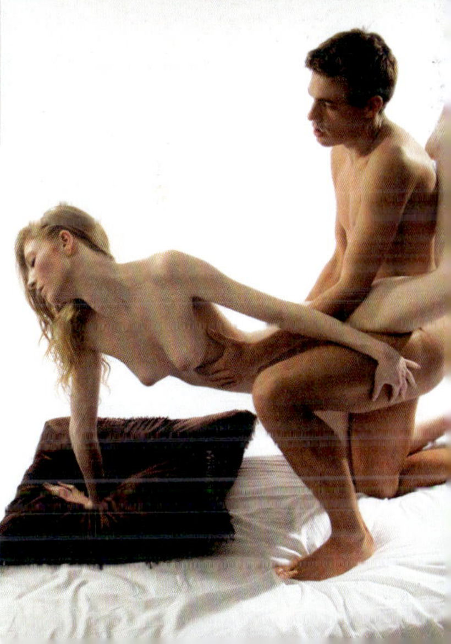

WENN'S AM RÜCKEN JUCKT

Aus dem Vierfüßlerstand hebt sie ein angewinkeltes Bein weit an, um ihrem Partner, der auf einem Bein hinter ihr kniet, das Eindringen zu ermöglichen. Sie hält sich an seinem Oberschenkel fest und fährt mit ihrer Ferse über seinen Rücken.

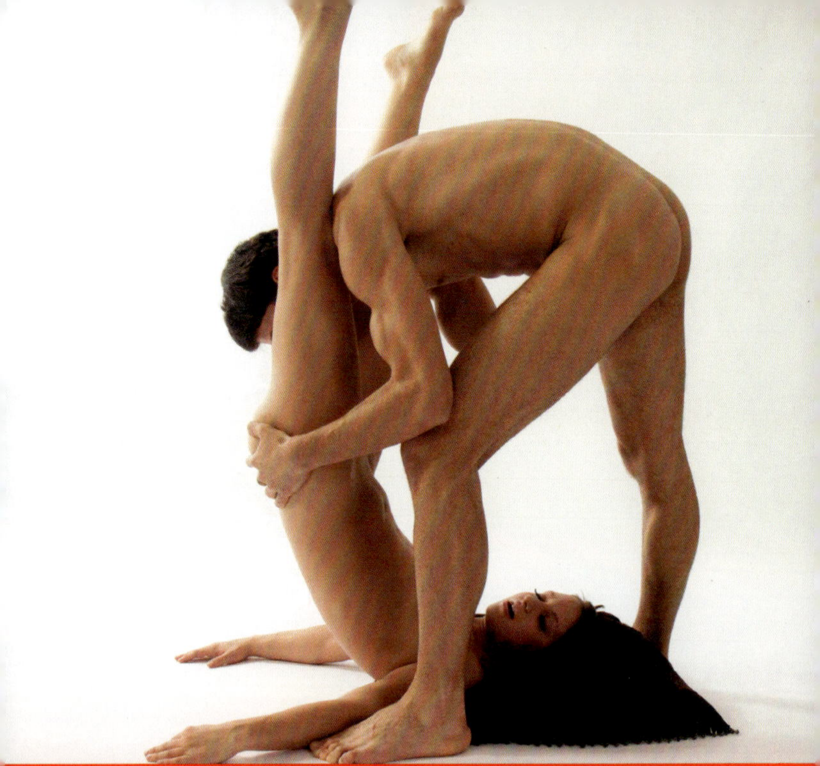

TAG 196

SUMM, SUMM, SUMM ...

Sie liegt mit geöffneten Beinen entspannt auf dem Rücken. Ihr Partner steht über ihr, hebt ihr Becken an und beugt sich zwischen ihre Beine, damit er von ihrem süßen Nektar kosten kann.

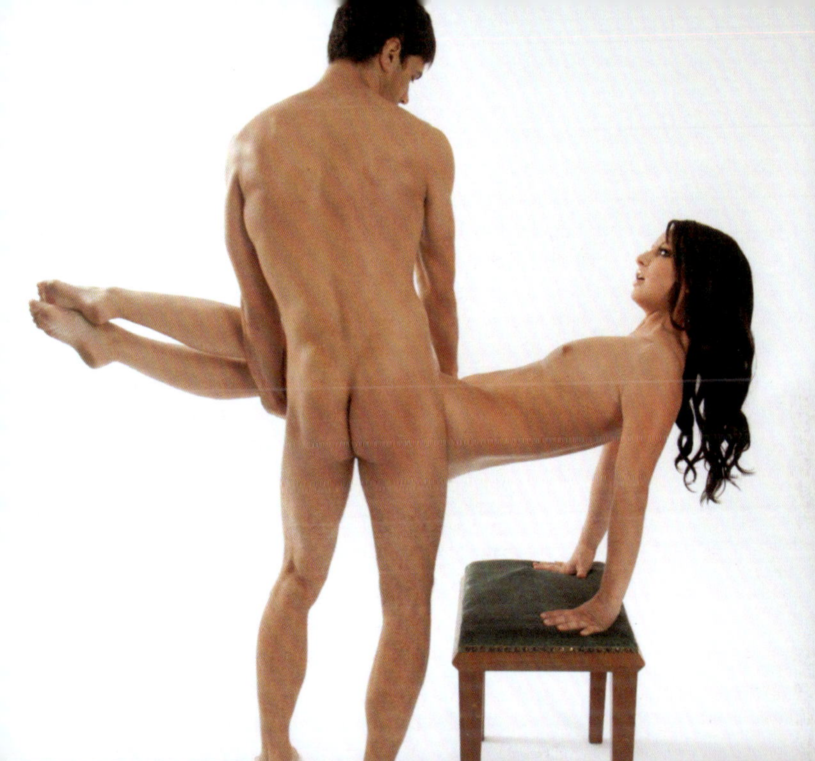

TAG 197

SEITLICH BEFRIEDIGT

Sie stützt sich mit den Händen auf einem Hocker ab, während er seitlich neben ihr steht, ihr Becken anhebt und ebenfalls zur Seite dreht, damit er in sie eindringen kann.

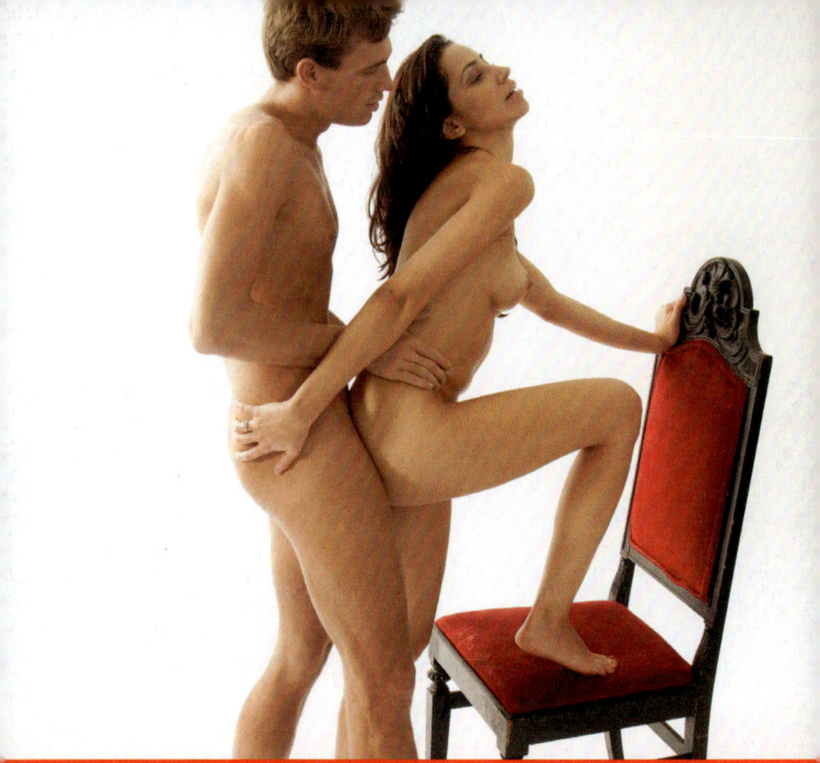

TAG 198

DER NÄCHSTE SCHRITT

Manchmal möchte man beim Sex einen Schritt weiter gehen. Bei dieser Stellung positioniert sie einen Fuß auf einem Stuhl, während er von hinten in sie eindringt. Sie kann sich mit einer Hand an der Rückenlehne festhalten, hat aber die andere frei, um seinen Körper ausgiebig zu erkunden.

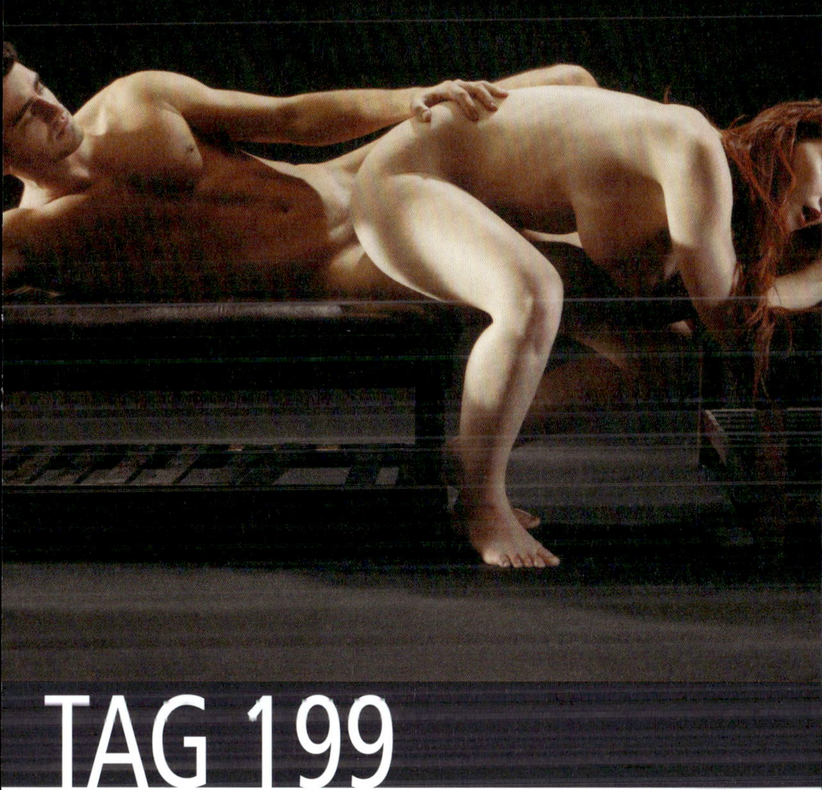

TAG 199

ZUFÄLLIGE BEGEGNUNG

Wie zufällig sieht es aus, dass er entspannt mit geöffneten Beinen auf der Seite liegt und sie sich rücklings in seinen Schoß setzt und weit vornüber beugt, damit er von hinten in sie eindringen kann. Kein Zufall ist bei dieser Stellung, dass ihre Klitoris jede Menge Aufmerksamkeit bekommt.

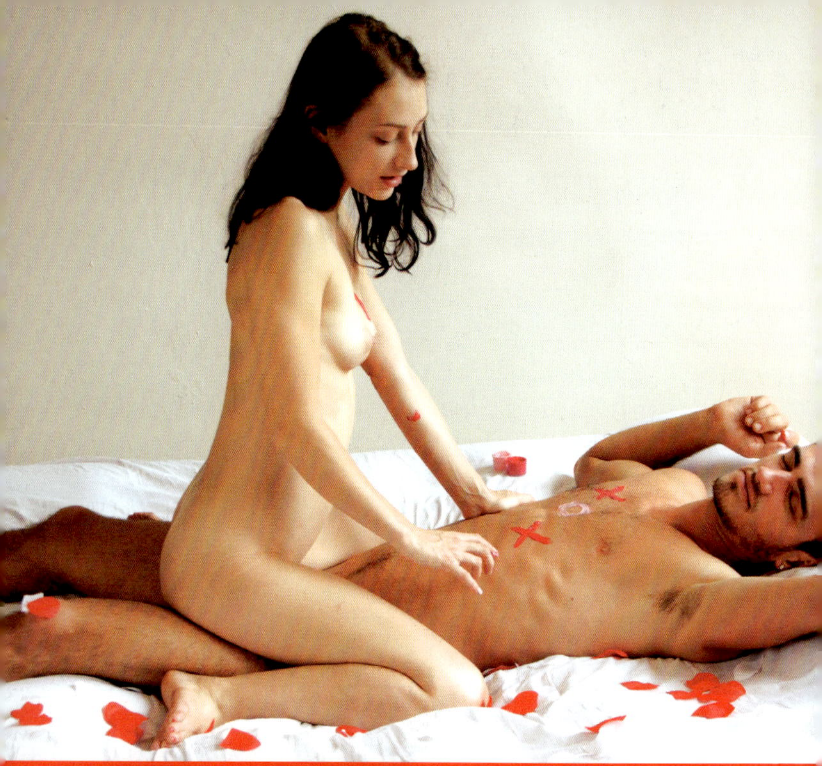

TAG 200

BOTSCHAFTEN DER LIEBE

Er liegt entspannt auf dem Rücken, sie sitzt mit angewinkelten Beinen auf seinem Schoß. Während er langsam und nicht allzu tief eindringt, verziert sie seinen Oberkörper mithilfe essbarer Farbe mit geheimen Botschaften der Liebe.

TAG 201

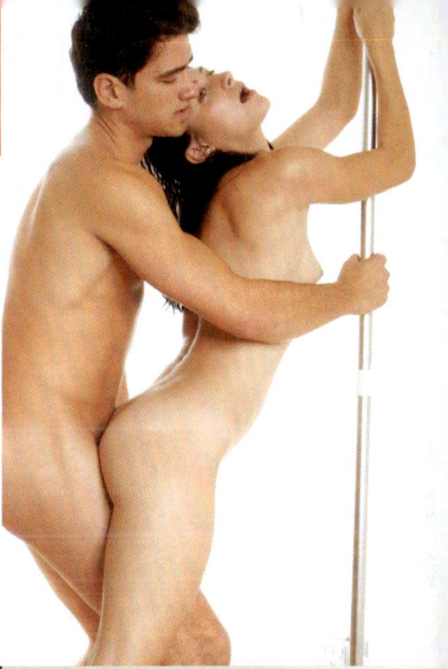

SEX VON DER STANGE

Diese Stellung überzeugt Sie vielleicht davon, sich eine Poledance-Stange zu kaufen. Sie hält sich weit oben an der Stange fest, während er von hinten in sie eindringt und sich dabei ebenfalls an der Stange festhält. Jetzt können sie so lange herumwirbeln, bis sie einen 360-Grad-Orgasmus haben.

TAG 202

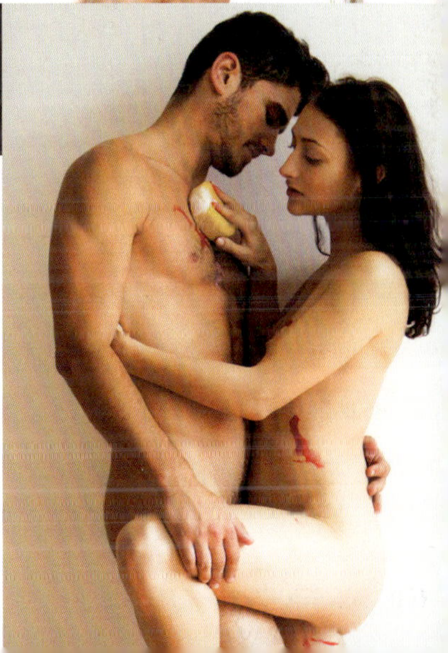

PUTZAKTION

Saubermachen ist langweilig? Nicht bei dieser Stellung! Nach einer Nacht voller Schlagsahne, essbarer Körperfarbe und Leidenschaft säubern sich die Partner im Stehen gegenseitig mit einem Schwamm. Da sie allerdings ein Bein anhebt und er in sie eindringt, geht die Sauerei gleich wieder von vorn los.

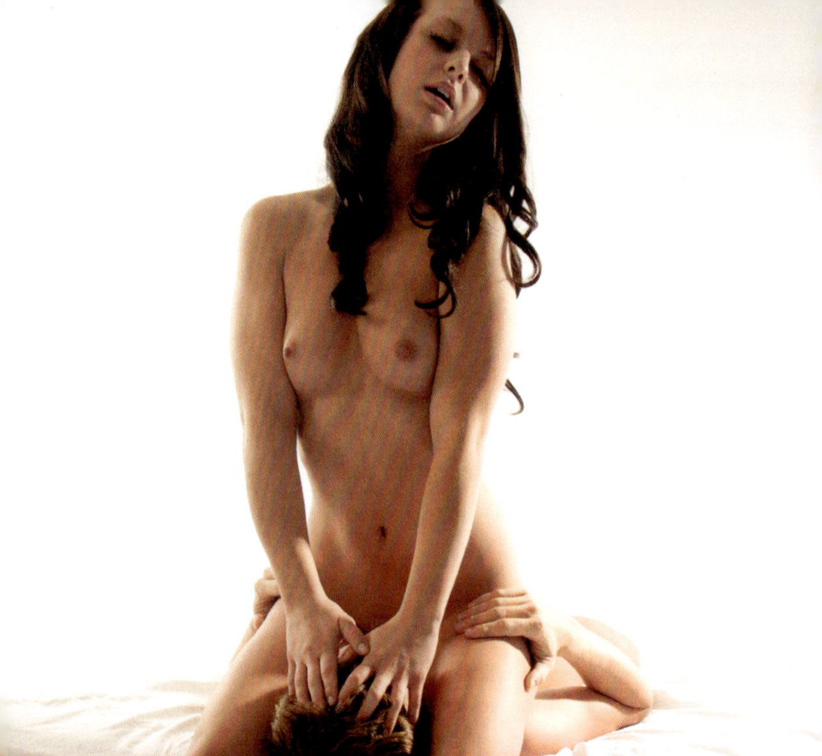

TAG 203

BESTER PLATZ IM HAUS

Er liegt rücklings auf dem Bett, mit dem Kopf an der Bettkante. Seine Partnerin lässt sich auf seine wartende Zunge herab – sicherlich der beste Sitzplatz im ganzen Haus.

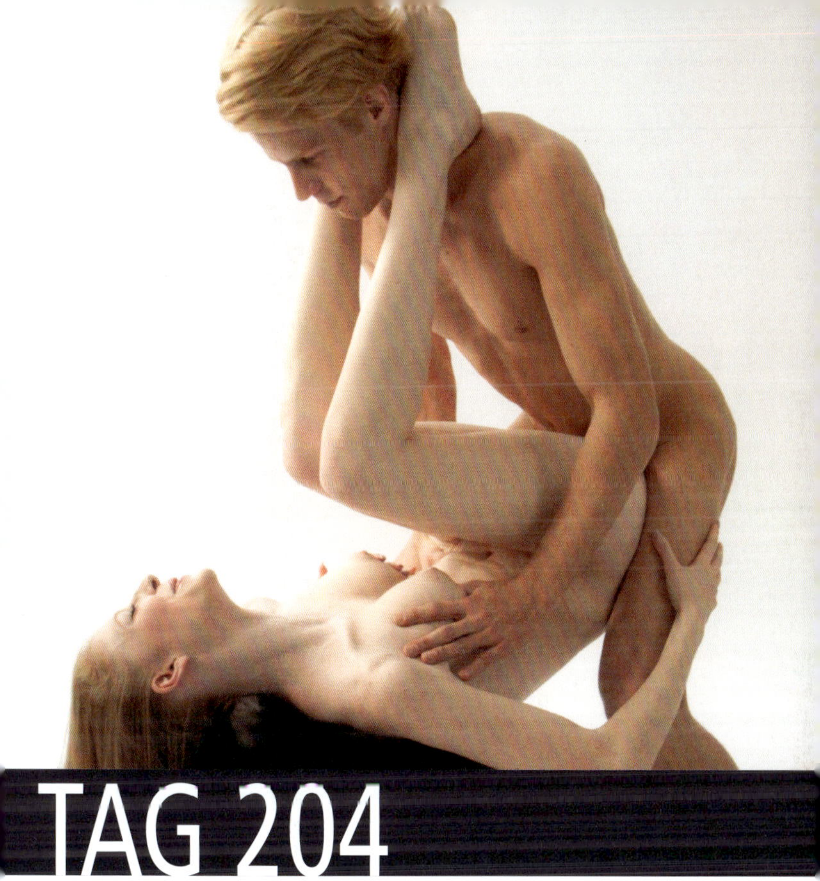

TAG 204

INITIATIVE ERGREIFEN

Sie legt Kopf und Schultern auf einem gepolsterten Hocker ab, während ihr Partner ihr Becken anhebt und in sie eindringt. So kontrolliert er das Tempo und hat beide Hände frei, um ihre Brüste zu streicheln.

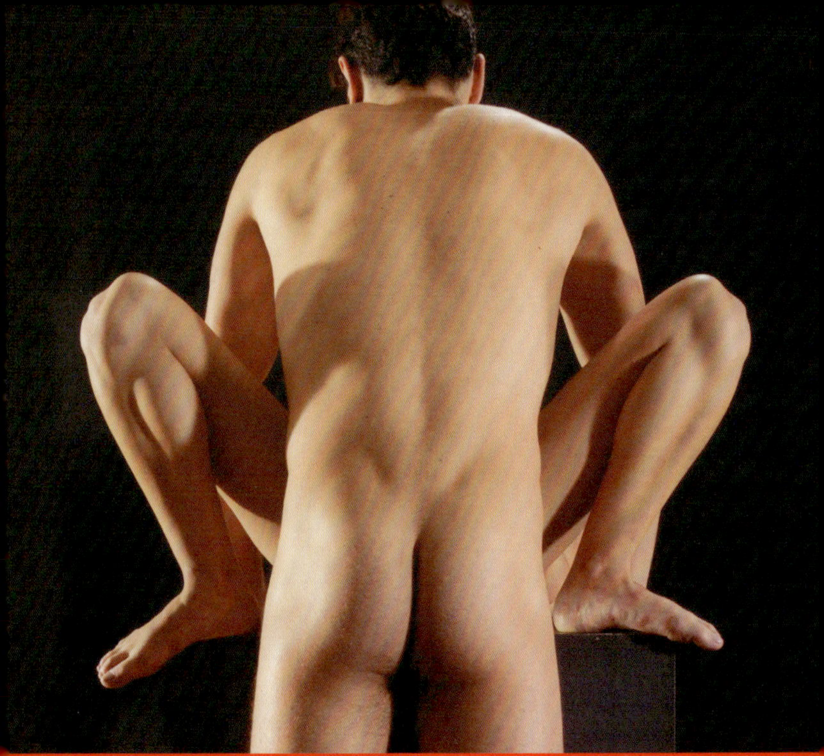

TAG 205

AUF ZEHENSPITZEN

Sie liegt rücklings auf einer Kommode oder einem anderen geeigneten Möbelstück und hat die Beine weit gespreizt und angewinkelt. Um in sie eindringen zu können, muss er sich möglicherweise auf Zehenspitzen stellen, doch das wird es ihm wahrscheinlich wert sein.

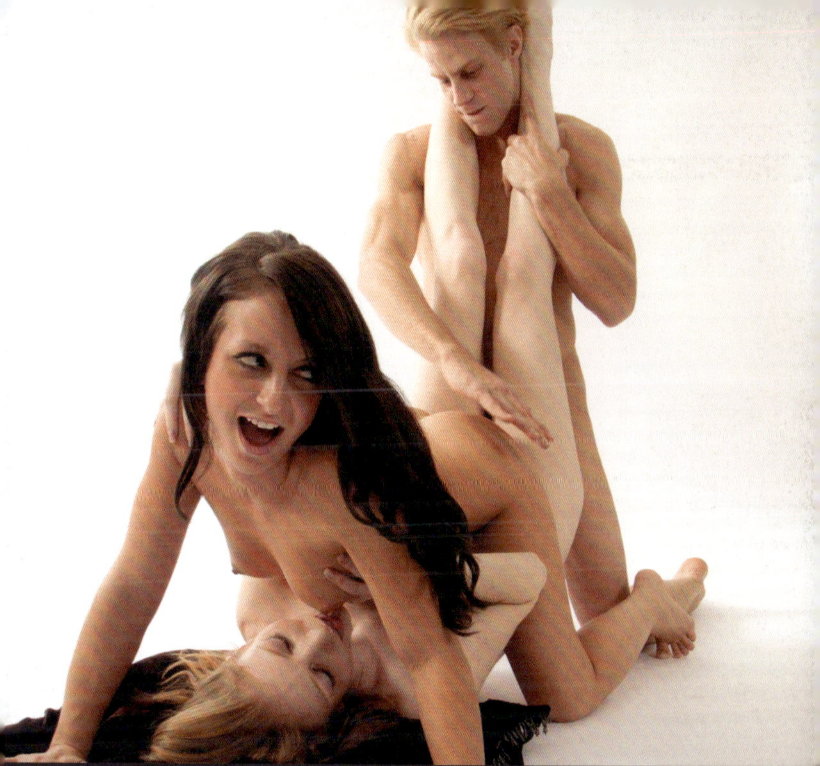

TAG 206

DURCHEINANDER

Wieder eine Stellung zu dritt: Eine Frau liegt auf dem Rücken und lehnt ihre gestreckten Beine an die Brust ihres Partners. Er dringt in knieender Position in sie ein. Die andere Frau beugt sich im Vierfüßlerstand über ihre Freundin und lässt sich Brüste und Klitoris liebkosen.

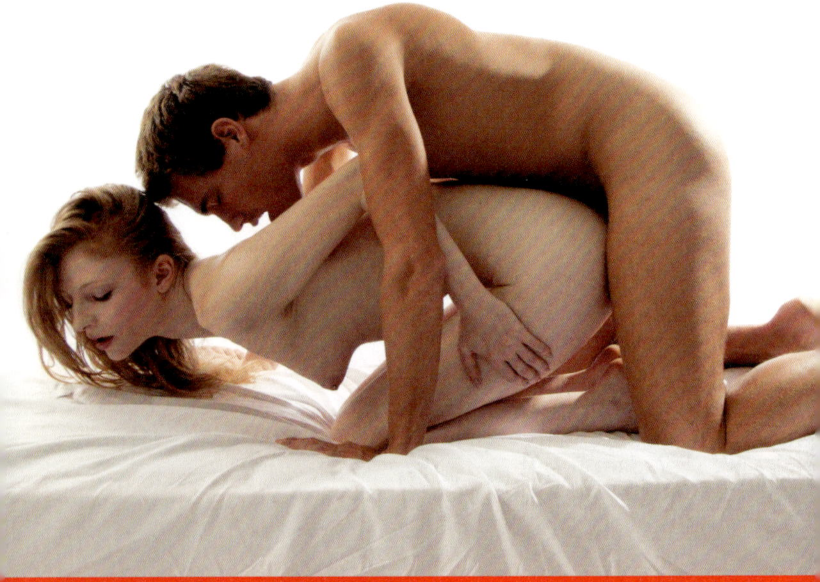

TAG 207

ÜBEREINANDER GEBEUGT

Sie kniet sich auf das Bett und beugt sich mit dem Oberkörper weit nach vorn. Er steht im Kniestand hinter ihr und dringt in sie ein. So kann er sie am ganzen Rücken streicheln und küssen.

TAG 208

DER HANDSTAND

Sie schlingt ihrem stehenden Partner zunächst die Beine um die Hüften und lässt sich dann rückwärts in den Handstand gleiten, während er sie am Po stützt und darauf achtet, dass sie den Kontakt nicht verlieren. Steht sie sicher, kann er mit einer Hand ihre Klitoris sitmulieren.

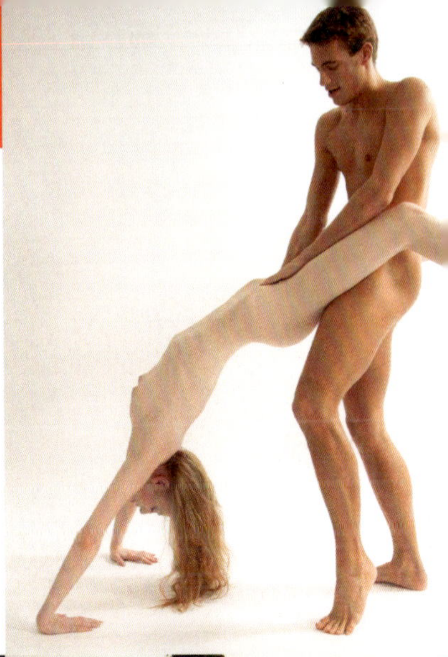

TAG 209

DER NACHTISCH

Gönnen Sie sich zum Nachtisch doch einmal etwas besonders Süßes: Sie kniet vor ihm und bedeckt seinen Penis mit Sprühsahne, die sie anschließend genüsslich verzehrt.

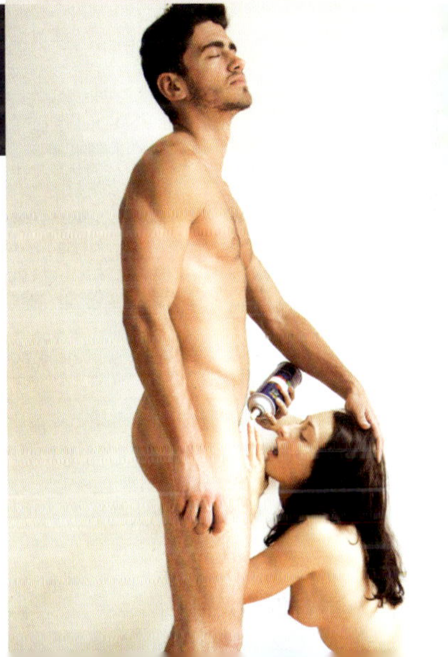

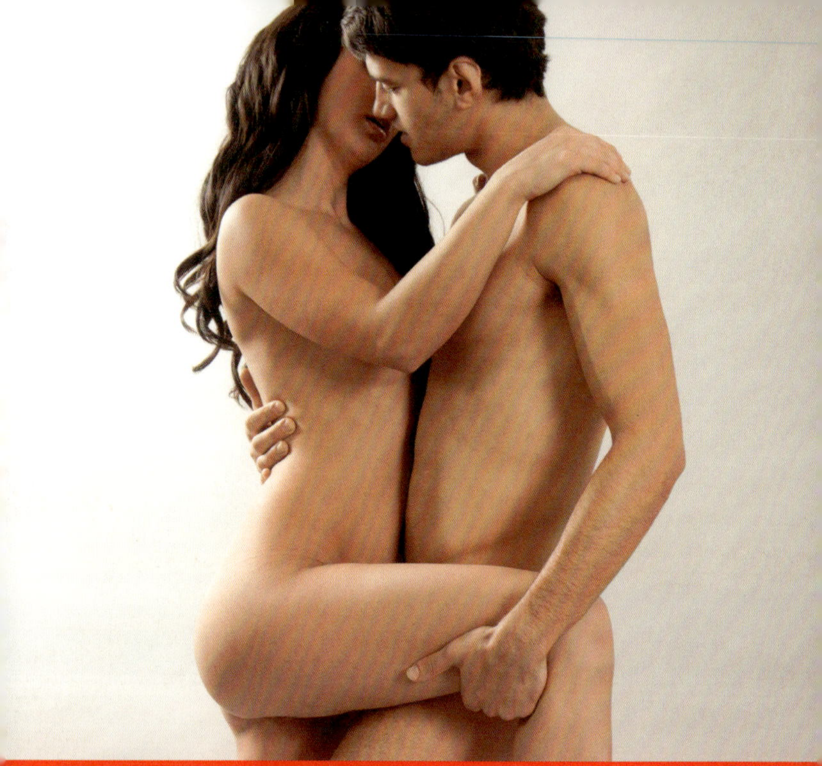

TAG 210

HOHE ERWARTUNGEN

Die Partner stehen einander gegenüber. Seine Beine sind schulterbreit geöffnet; dann hebt er einen ihrer Oberschenkel an, damit sie sich auf seinem Penis niederlassen kann. Aber Achtung: Überheben Sie sich nicht …

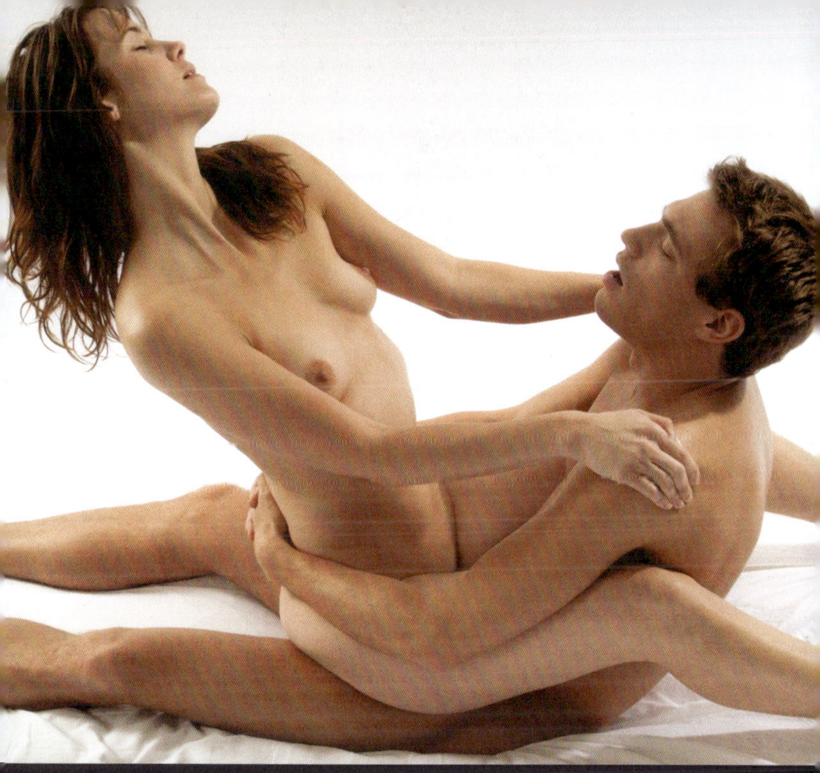

TAG 211

SPIEGLEIN, SPIEGLEIN

Sie sitzt mit gestreckten Beinen auf seinem Schoß, er mit gestreckten Beinen unter ihr. Sie hält sich an seinen Schultern fest, er umfasst ihre Taille. So bilden sie ein perfektes, fast spiegelverkehrtes Paar.

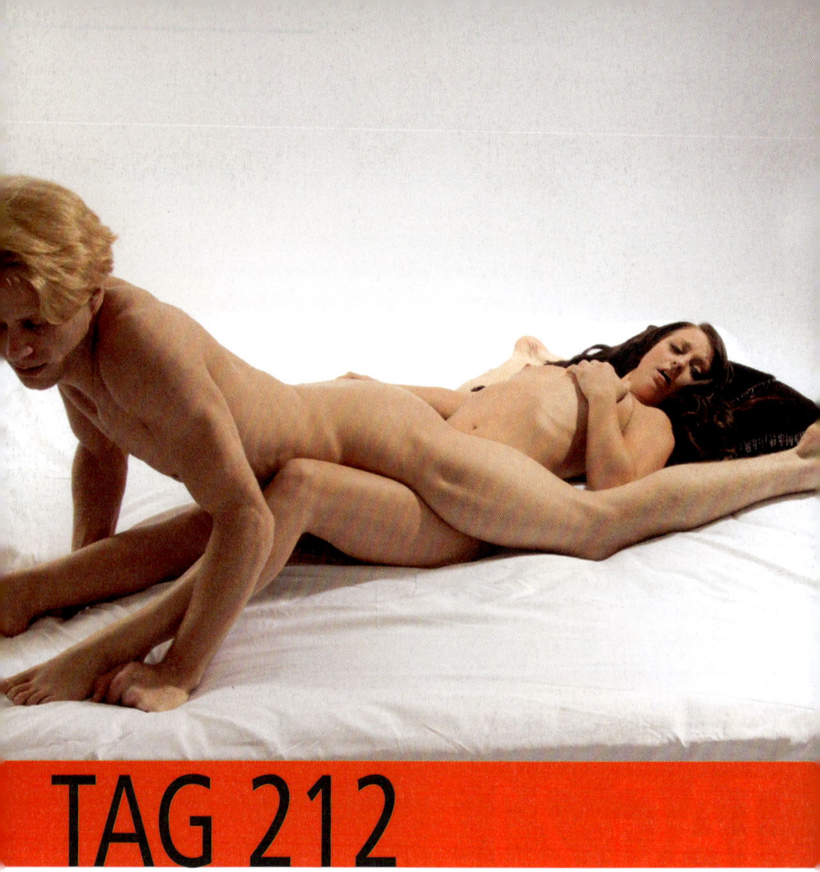

TAG 212

AUSSAATZEIT

Sie liegt mit gestreckten, leicht geöffneten Beinen auf dem Rücken. Er wendet ihr den Rücken zu und legt sich so auf sie, dass er in ihre Vagina eindringen kann. Dabei stützt er seinen Oberkörper auf den Händen ab. Sollte er nicht spuren, kann sie ihm einen Klaps auf den Po geben.

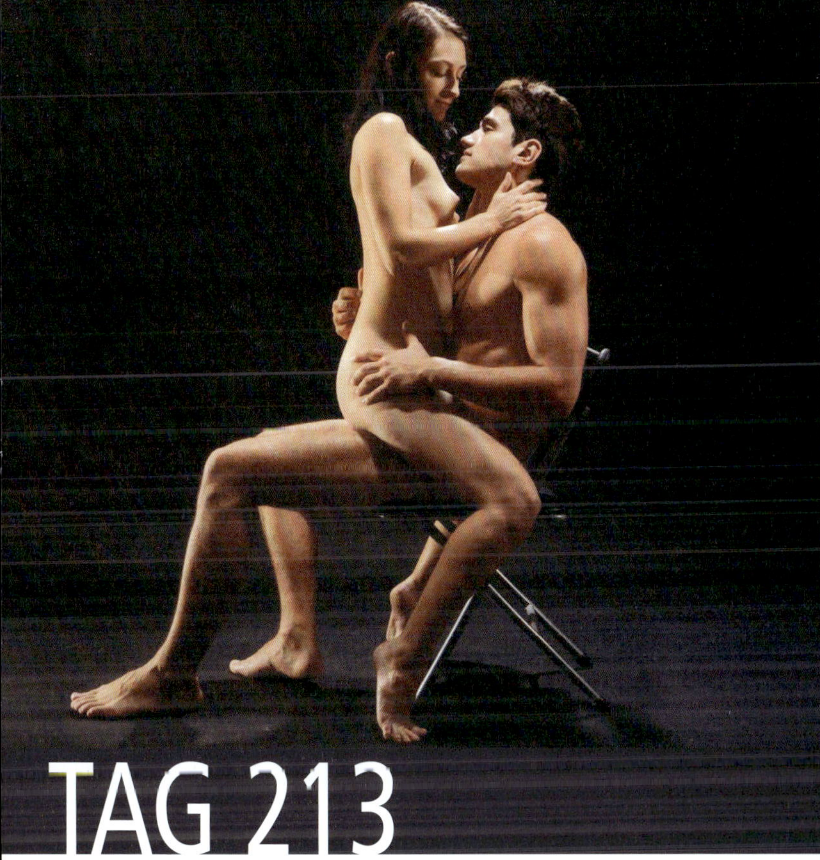

TAG 213

SITZENDE VERFÜHRUNG

Er sitzt mit schulterbreit geöffneten Beinen auf einem Stuhl. Sie setzt sich mit gespreizten Beinen auf ihn, wobei er mit seinem ganzen Penis in sie eindringen kann. Dann bewegt sie sich entweder auf und ab oder führt kreisende Bewegungen mit den Hüften aus.

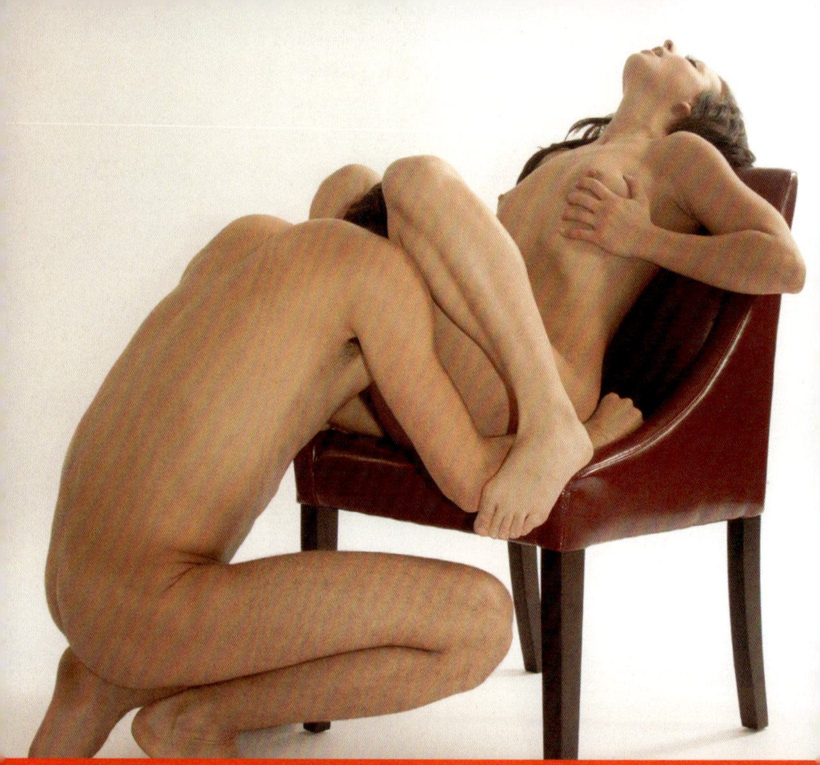

TAG 214

IN DER KLEMME

Sie sitzt in einem Sessel und hat die Beine angezogen und die Füße auf der Sesselkante aufgestellt. Während ihr Partner mit dem Mund ihre Vagina liebkost, schließt sie die Beine.

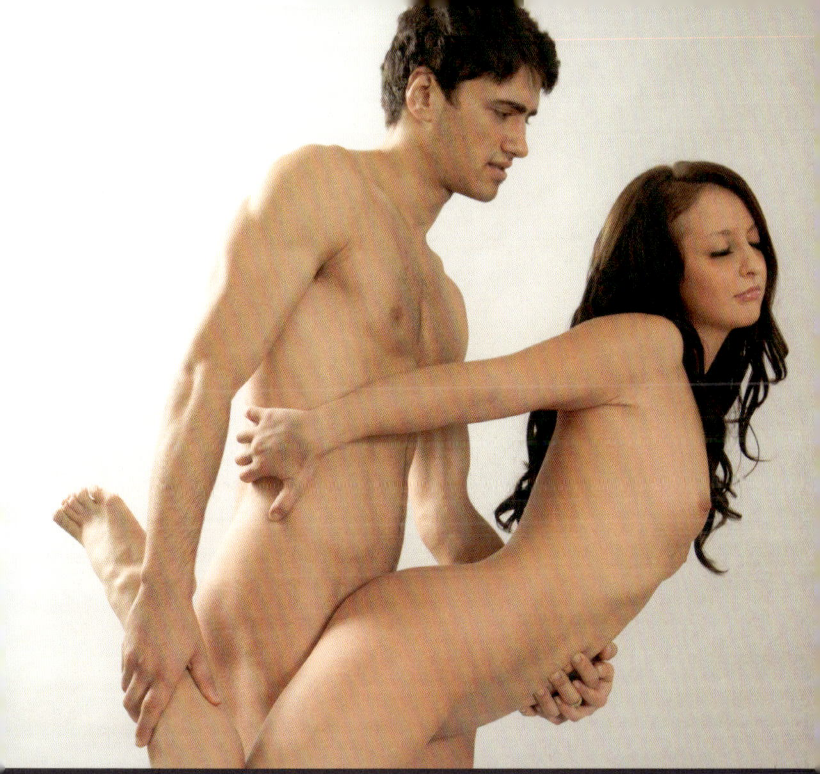

TAG 215

SCHWANENSEE

Sie steht mit dem Rücken zu ihrem Partner, lehnt sich nach vorn und hebt ein Bein an. Er umfasst ihr Fußgelenk und stützt sie am Bauch, sie hält sich an seinem Oberkörper fest. Eine elegante und doch lustvolle Position.

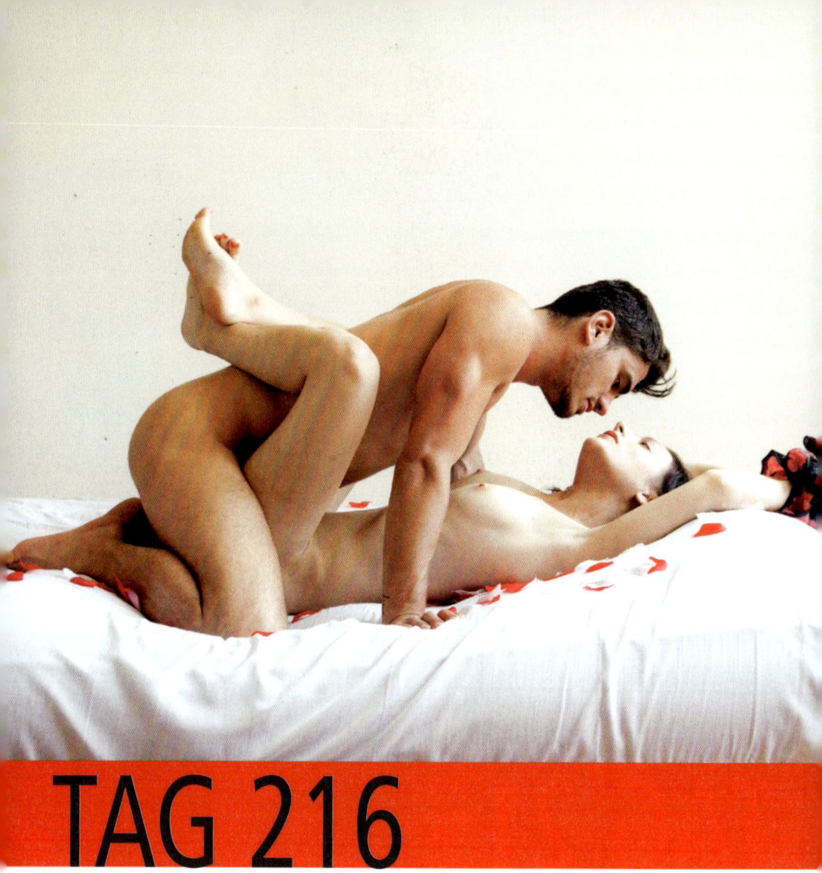

TAG 216

LEIDENSCHAFTLICH GEFANGEN

Er bindet ihre Hände mit einem Seidenschal zusammen, sie liegt auf dem Rücken und hebt die Hände über den Kopf. Er dringt in kniender Position in sie ein, und sie schlingt die Beine um seine Taille.

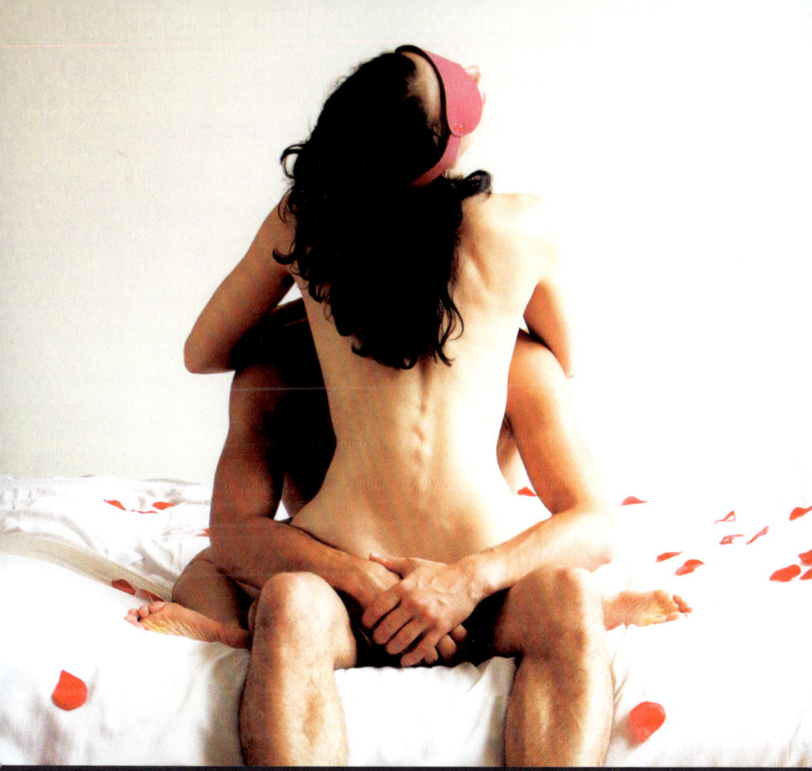

TAG 217

VERSTECKTE BEGIERDE

Diese Stellung beginnt damit, dass sie mit verbundenen Augen im Raum sitzt. Er hat quer durch das Zimmer Spuren gelegt, die sie zu ihm führen – etwa Rosenblätter. Hat sie ihn gefunden, setzt sie sich auf seinen Schoß, und der Spaß fängt erst richtig an.

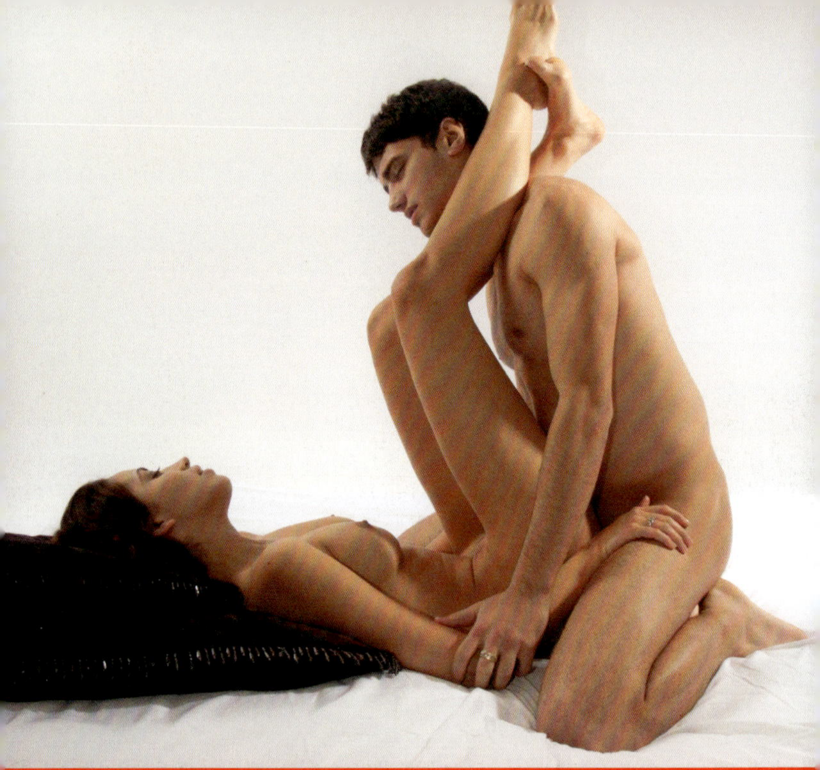

TAG 218

STREICHELEINHEITEN

Möglichkeiten für Streicheleinheiten gibt es bei dieser Stellung genug, denn er dringt kniend in seine vor ihm liegende Partnerin ein, die ihre Beine angehoben und auf seiner Schulter abgelegt hat. So haben beide die Hände frei, den Körper des anderen ausgiebig zu erkunden.

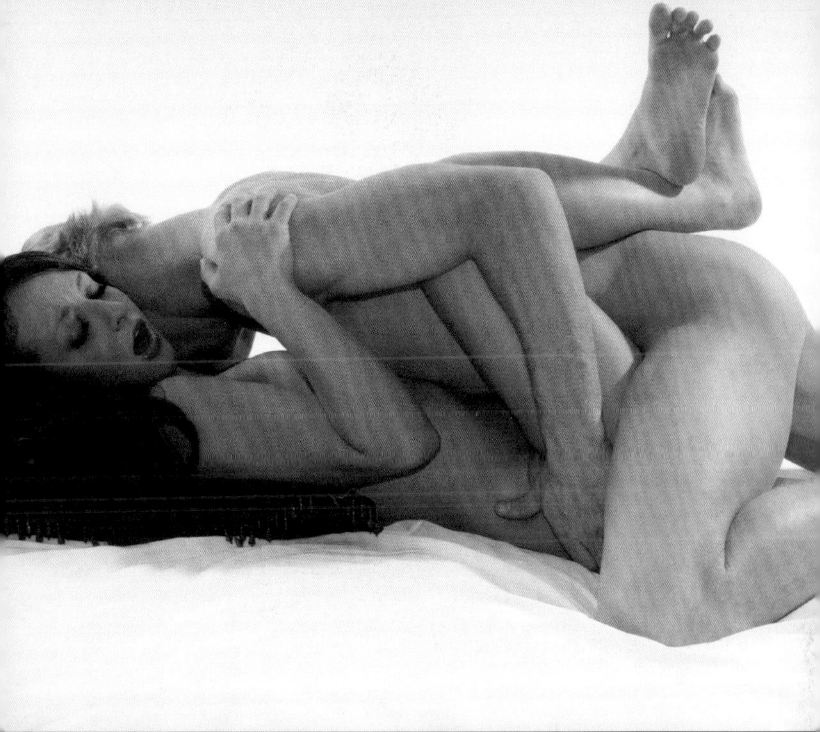

TAG 219

DIE SCHENKELFALLE

Sie liegt mit geöffneten Beinen auf dem Rücken, ihr Partner dringt aus einer knienden Position heraus in sie ein. Dann zieht sie die Knie zu sich heran, verschränkt die Beine hinter seinem Rücken und zieht auch ihren Partner zu sich heran. Beide spüren den Atem des anderen, wenn der Höhepunkt kommt.

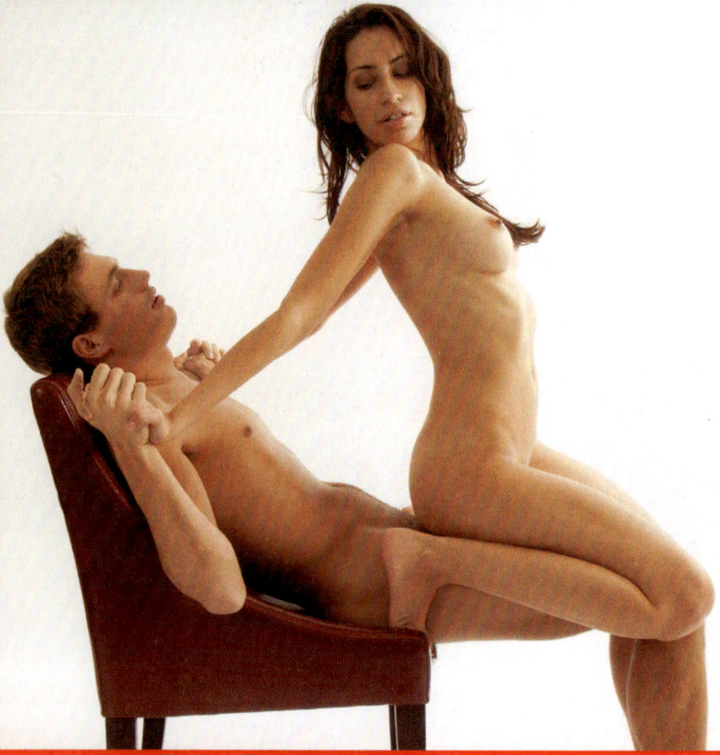

TAG 220

GUTE AUSSICHT

Er sitzt weit zurückgelehnt in einem Sessel, sie wendet ihm den Rücken zu und setzt sich auf seinen Schoß. Die Zehen stellt sie auf der Sesselkante ab. Er hält sie an den Händen fest, während sie ihre Hüften kreisen lässt.

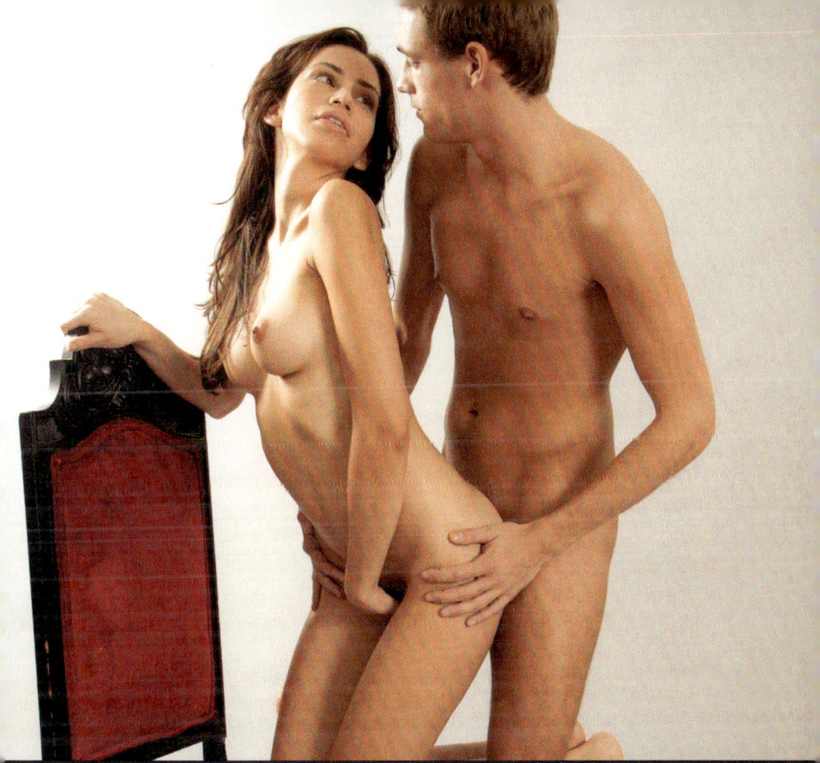

TAG 221

SANFTES KÄTZCHEN

Sie kniet sich auf eine Stuhlkante und hält sich an der Rückenlehne fest, während er von hinten in sie eindringt. Sie hat eine Hand frei, um ihre Klitoris zu streicheln.

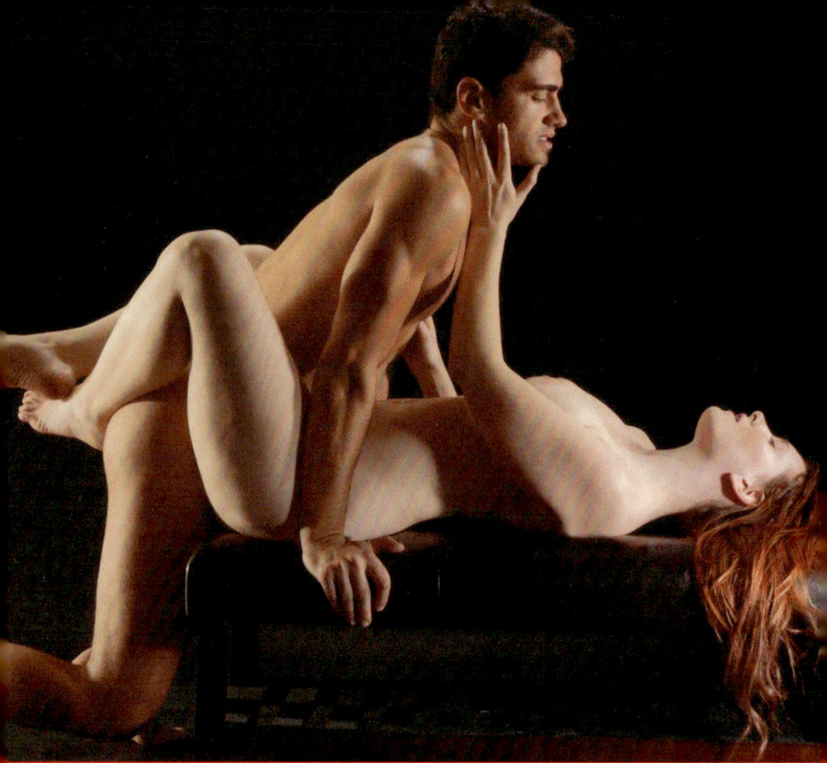

TAG 222

SCHWEIGEN IST GOLD

Sie legt sich rücklings auf eine gepolsterte Bank und lässt ihre geöffneten Beine seitlich herabhängen. Wenn er in sie eindringt, verleiht sie ihren Gefühlen statt mit Worten mit den Fingerspitzen Ausdruck.

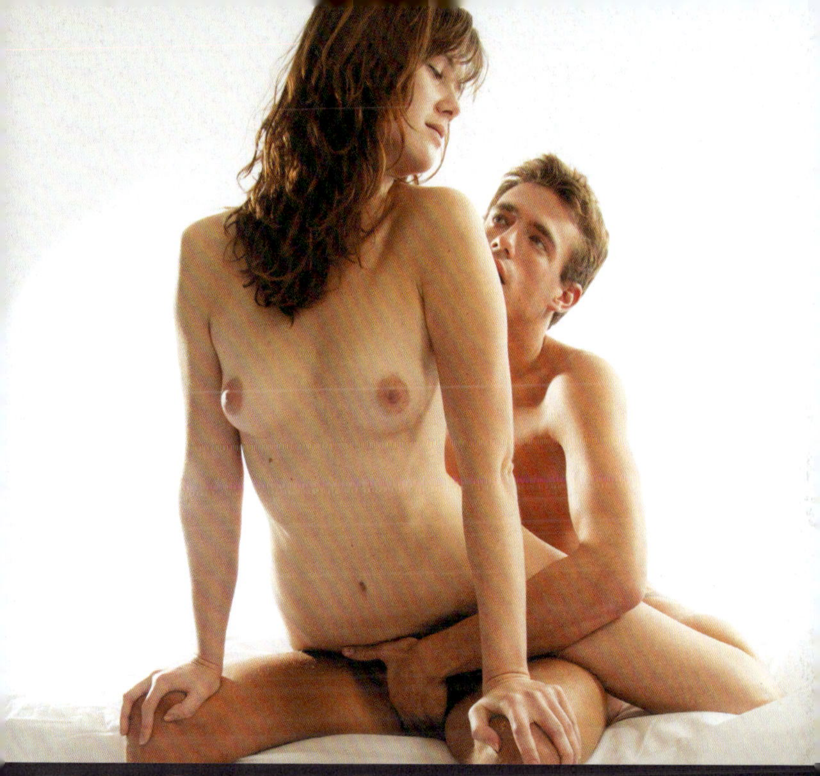

TAG 223

DIE SCHLANGE

Er sitzt auf der Bettkante, sie lässt sich rücklings auf seinen Schoß gleiten. Sie stützt sich mit den Händen auf seinen Knien ab, geht ins Hohlkreuz und verschränkt die Beine hinter seinem Rücken.

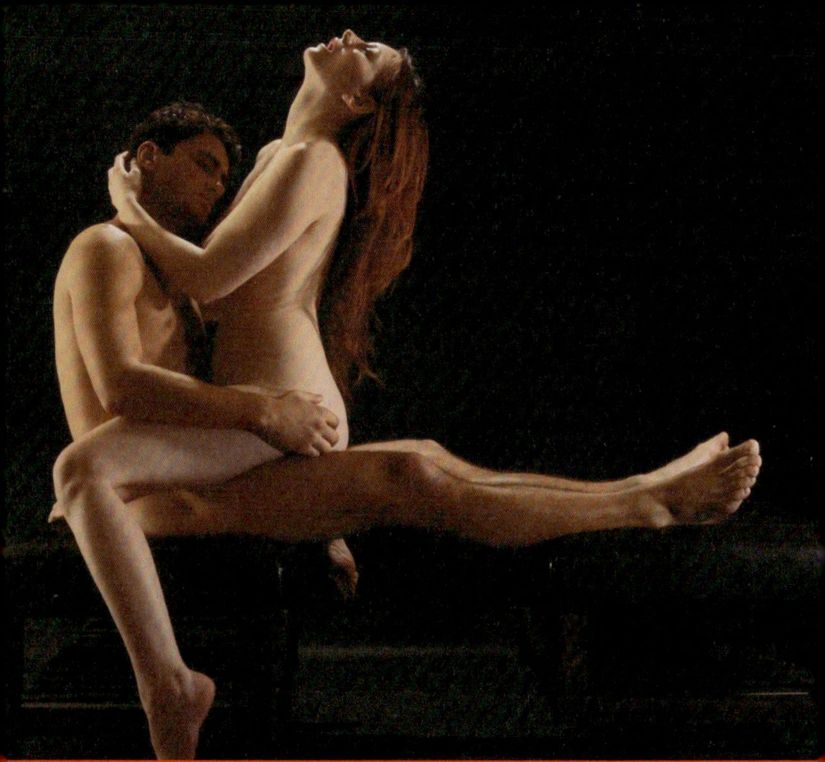

TAG 224

ÜBERBRÜCKUNG

Er sitzt auf einem Hocker und legt die Füße auf einem zweiten Hocker ab. Sie setzt sich rittlings auf ihn und lässt in tief eindringen. Mit den Händen kann er ihre Pobacken umfassen und liebkosen.

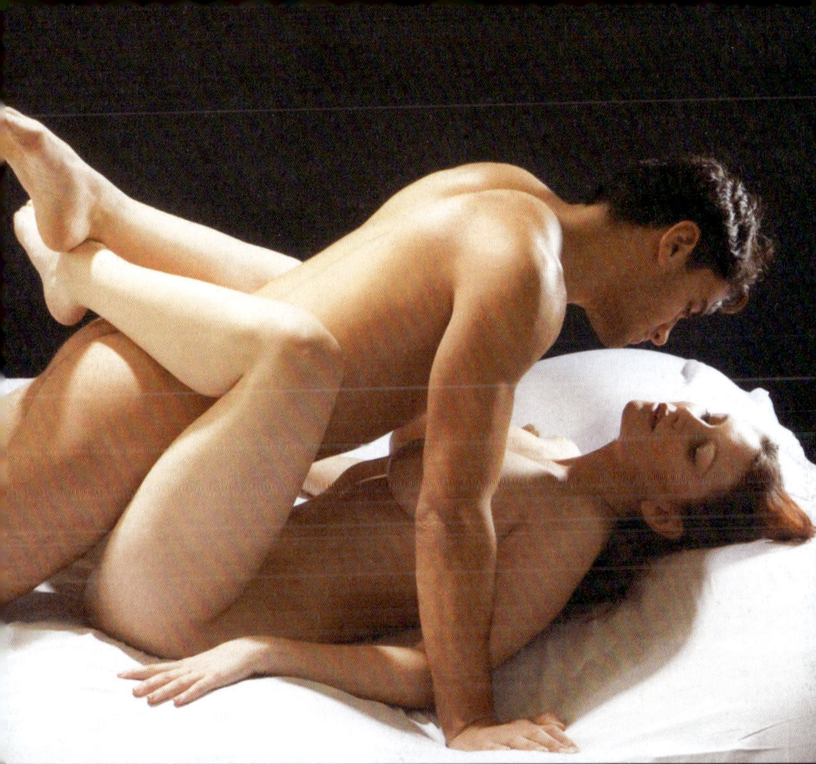

TAG 225

SEI UMSCHLUNGEN

In dieser Variante der klassichen Missionarsstellung hebt sie die Beine an und verschränkt sie hinter seinem Rücken. So kann er besonders tief in sie eindringen.

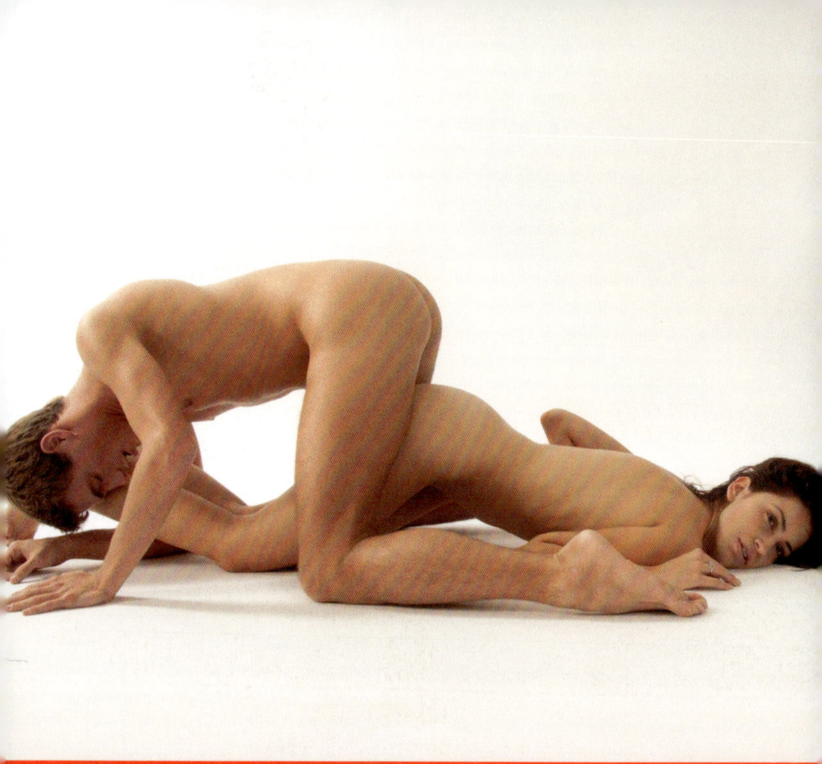

TAG 226

BERG UND TAL

Sie legt sich auf den Bauch und hebt den Po an. Er geht so in den Vierfüßlerstand, dass er von hinten-oben in sie eindringen kann. Die Winkel, die ihre Körper dabei bilden, sind das reinste Kunstwerk.

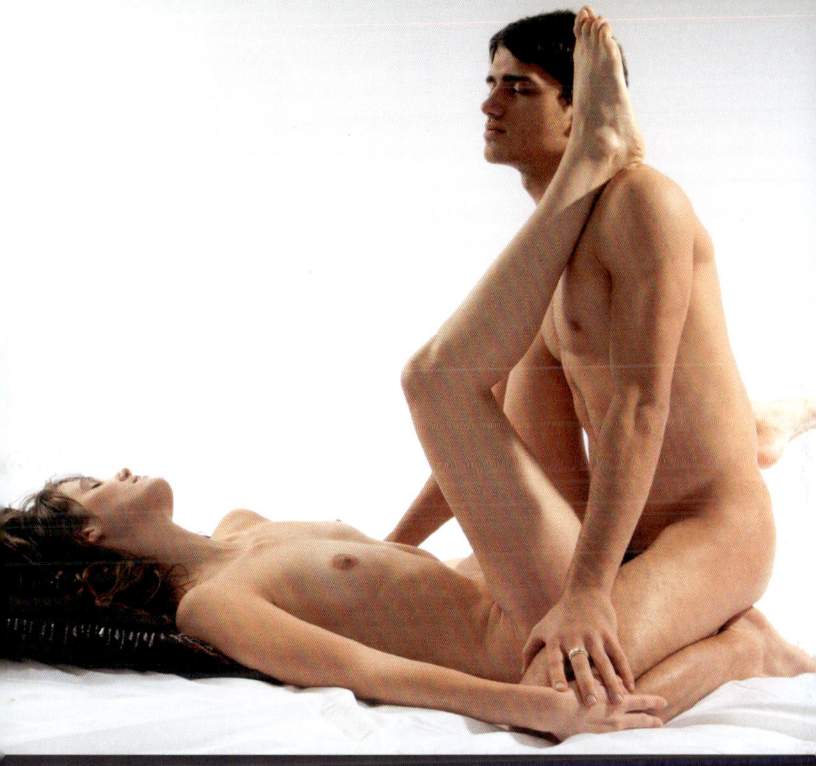

TAG 227

EROTISCHES WORKOUT

Sie liegt auf dem Rücken und legt ihrem Partner abwechselnd das rechte und das linke Bein auf die Schulter. Er kniet vor ihrem Schoß und dringt so in sie ein. Nicht wundern, wenn man dabei aus der Puste kommt!

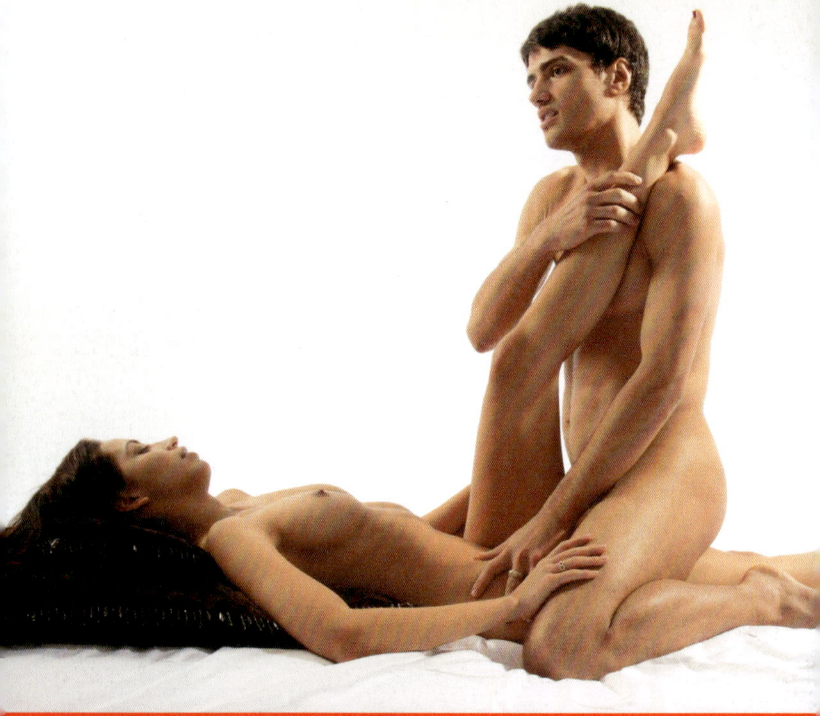

TAG 228

SANFTHEIT SIEGT

Sie liegt auf dem Rücken. Ein Bein ist zwischen seinen Beinen ausgestreckt, das andere legt sie quer über die Brust ihres Partners. Er hält sanft ihren Unterschenkel, während er ebenso sanfte Stöße ausführt.

TAG 229

ALLES IM GRIFF

Er liegt auf dem Rücken. Mit einer Hand hält er sich am Bettrand fest, mit der anderen Hand umfasst er den Schenkel seiner Partnerin. Sie geht auf seinem Schoß in die Hocke und hebt eines seiner Beine an. So kommen sie beide sicher schnell von null auf hundert.

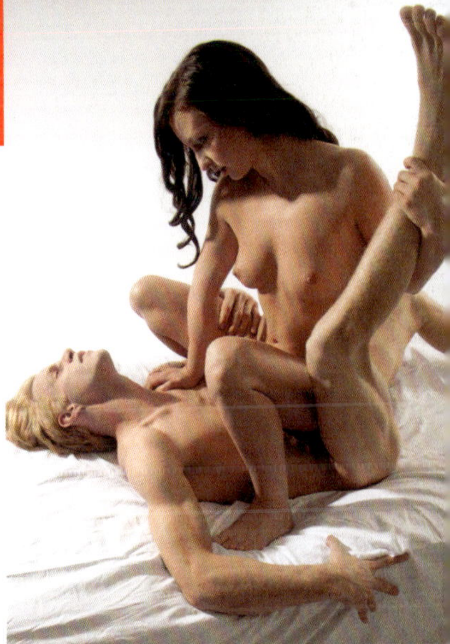

TAG 230

TRIUMPHBOGEN

Sie geht aus der Rückenlage mit geöffneten Beinen in die Brücke. Er kniet zwischen ihren Beinen und dringt in sie ein, während sie mit den Händen seine Oberschenkel fasst.

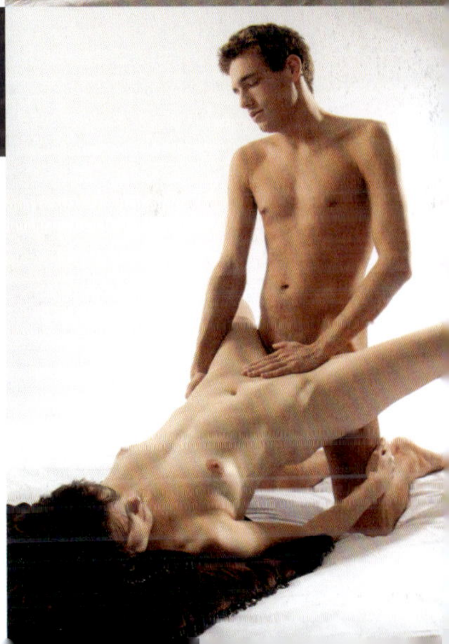

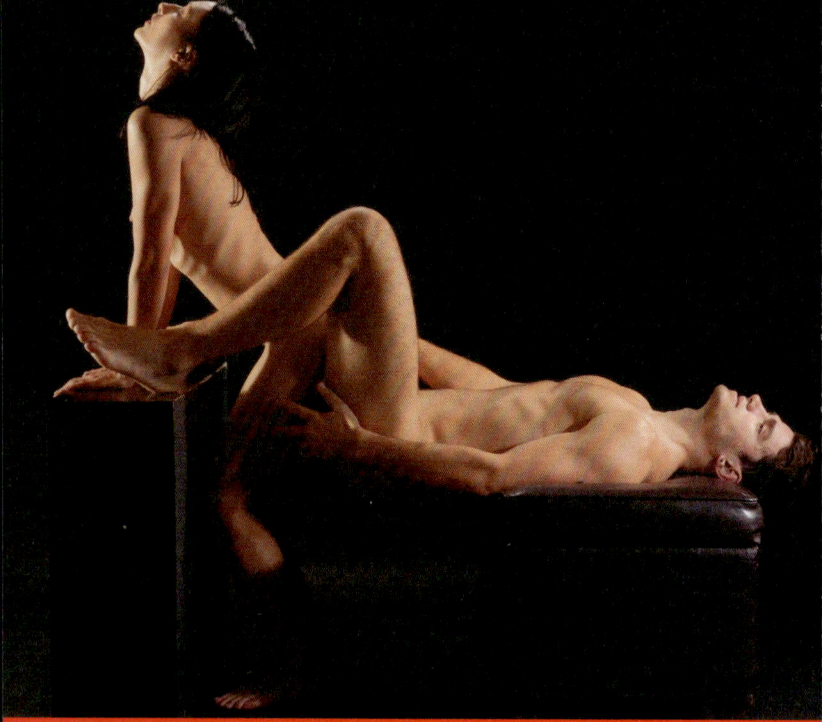

TAG 231

TOTAL ANAL

Er liegt mit Kopf und Schultern auf einem Hocker, öffnet die Beine und stellt die Füße auf einem höheren Möbelstück ab. Sie stellt sich rücklings zwischen seine Beine und schiebt ihren mit Gleitmittel vorbereiteten Po auf seinen Penis.

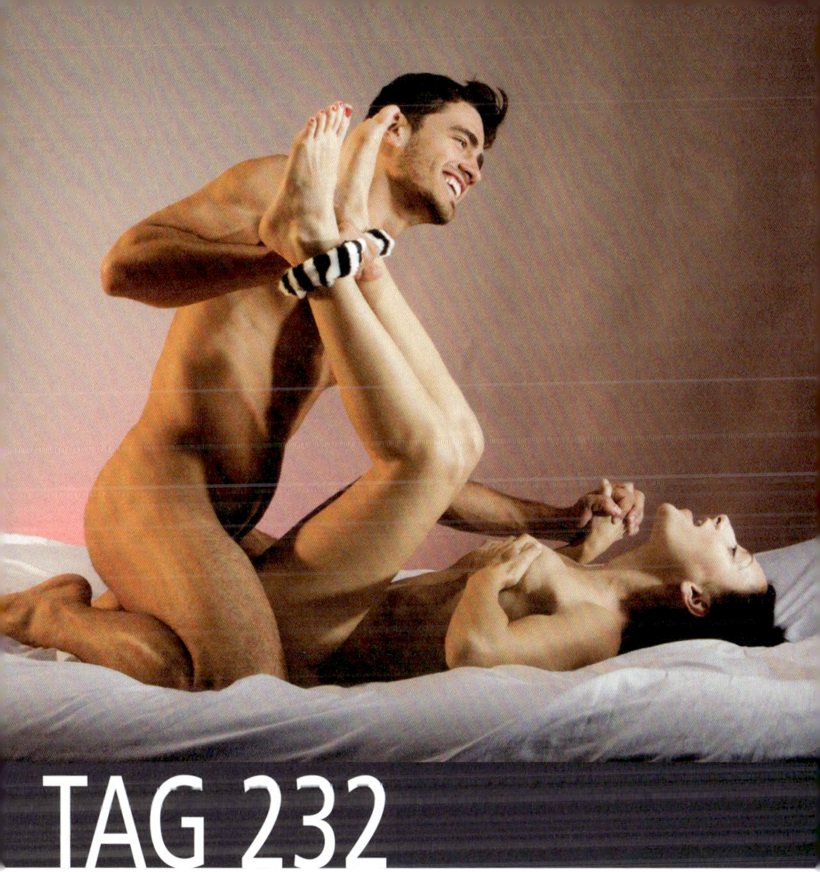

TAG 232

AM RUDER

Sie liegt auf dem Rücken, ihre Fußgelenke sind mit Handschellen gefesselt. Er dringt im Knien in sie ein und lenkt mithilfe der Handschellen ihre Beine und Hüften in alle möglichen Richtungen.

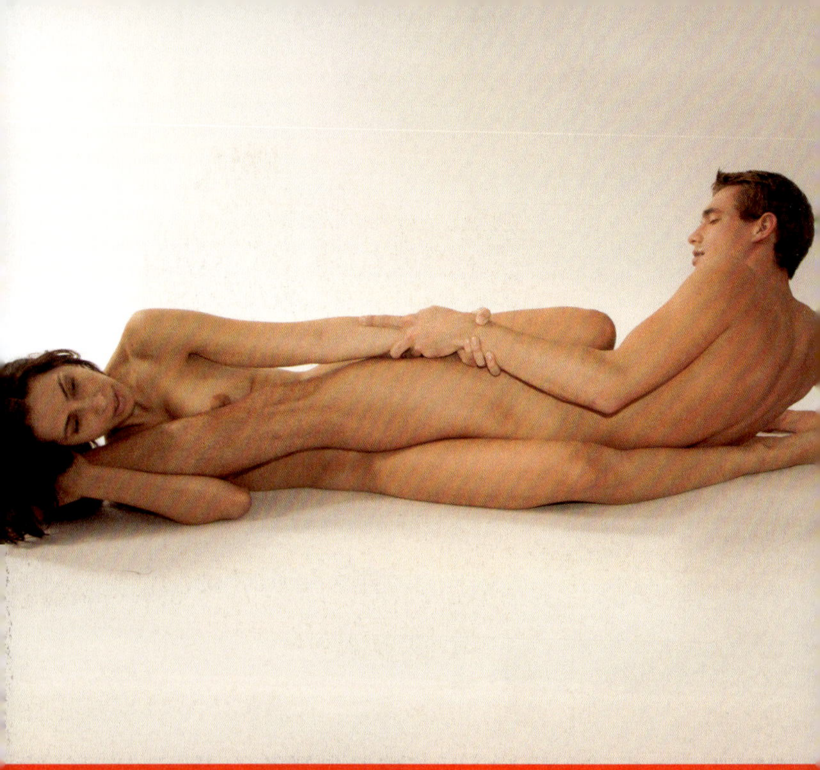

TAG 233

CHINESISCHE RINGE

Diese Stellung ist gar nicht so kompliziert, wie sie aussieht. Die beiden liegen einander gegenüber auf der Seite; sie haben die Beine ausgestreckt und ineinander verschränkt. Wenn sich ihre Genitalien in der Mitte treffen, können sich die Liebenden an den Händen fassen und vor und zurück ziehen.

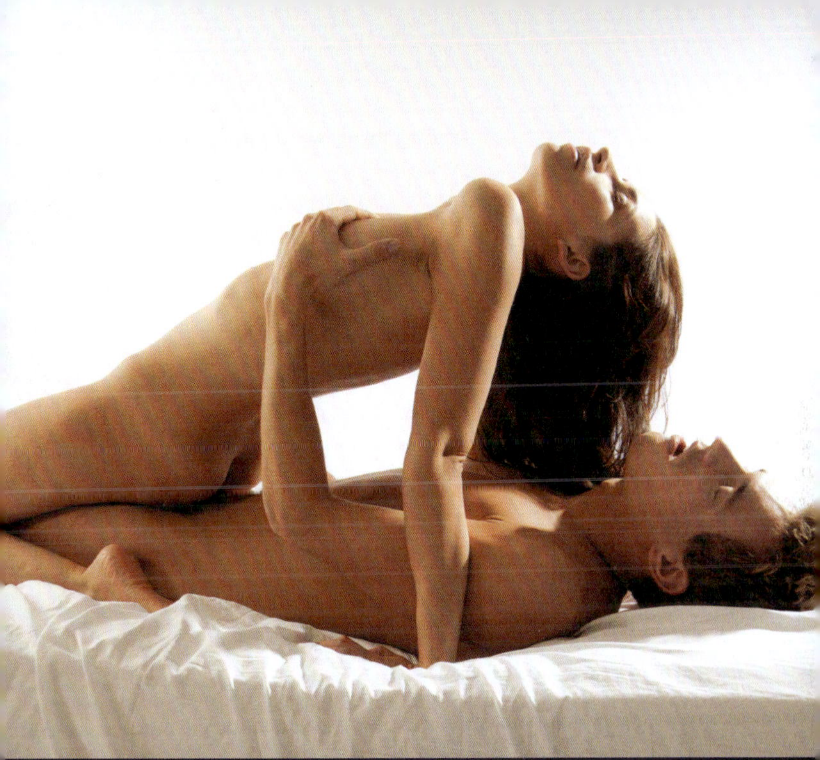

TAG 234

SCHÖNER RÜCKEN …

Er liegt ausgestreckt auf dem Rücken, während sie sich rücklings auf seinen Penis setzt, nach hinten beugt und sich mit den Händen neben seinen Armen abstützt. Er hat die Hände frei, um Brüste und Klitoris zu verwöhnen.

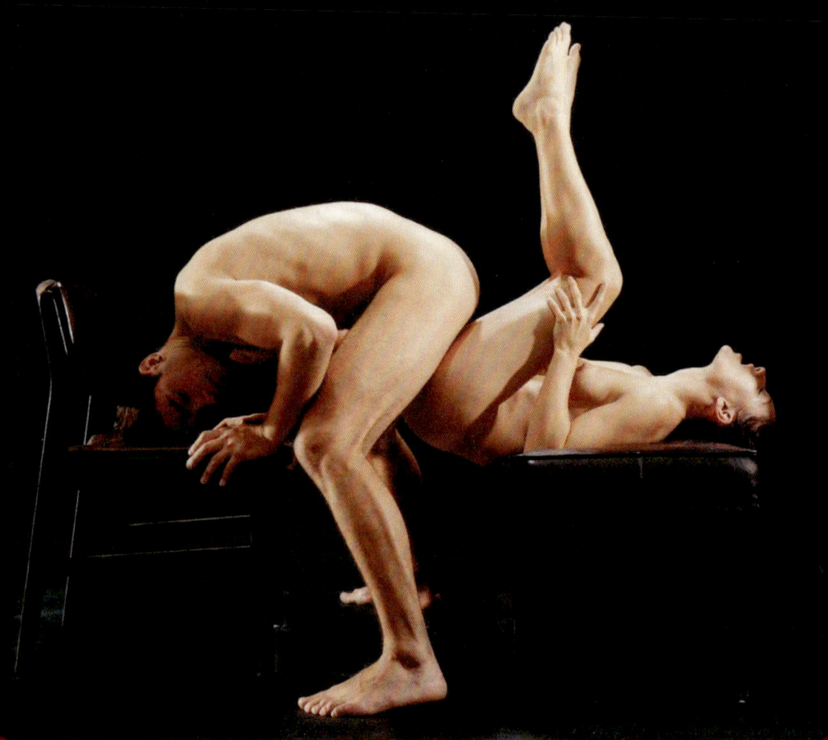

TAG 235

ZWISCHEN DEN STÜHLEN

Sie liegt mit Kopf und Oberkörper auf einem Hocker und hebt die Beine an, er wendet ihr den Rücken zu, stellt sich so vor ihren Schoß, dass er von hinten-oben in sie eindringen kann, und legt den Kopf auf einem zweiten Hocker oder Stuhl ab. Wenn man den Dreh raus hat, macht die Stellung viel Spaß!

TAG 236

SIE NIMMT IHN

Er sitzt auf einem Stuhl; ein Fuß steht auf dem Boden, der andere auf der Stuhlkante. Sie nimmt das Bein mit Bodenkontakt zwischen ihre Beine und lässt sich stehend auf seinem Penis nieder.

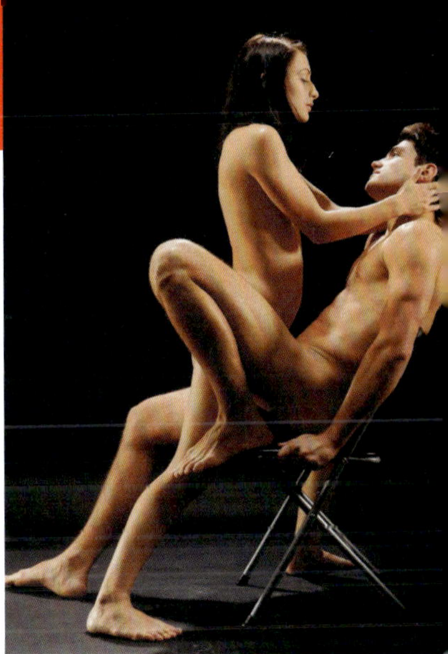

TAG 237

DAS STATIV

Sie beugt sich mit weit gegrätschten Beinen nach vorn und stützt sich mit den Händen auf dem Boden ab. Er steht mit ebenfalls weit gegrätschten Beinen und leicht gebeugten Knien hinter ihr und dringt von hinten in sie ein.

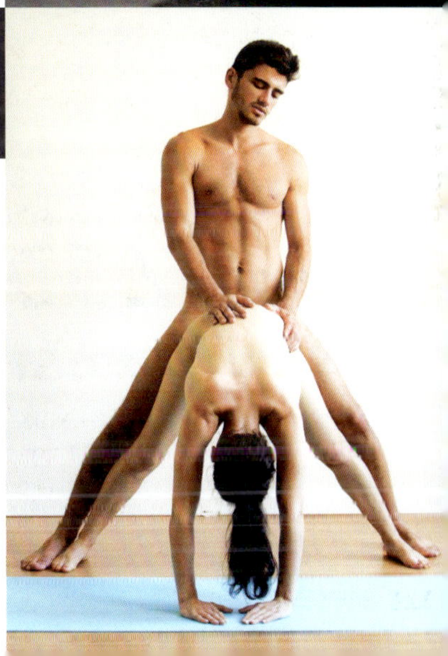

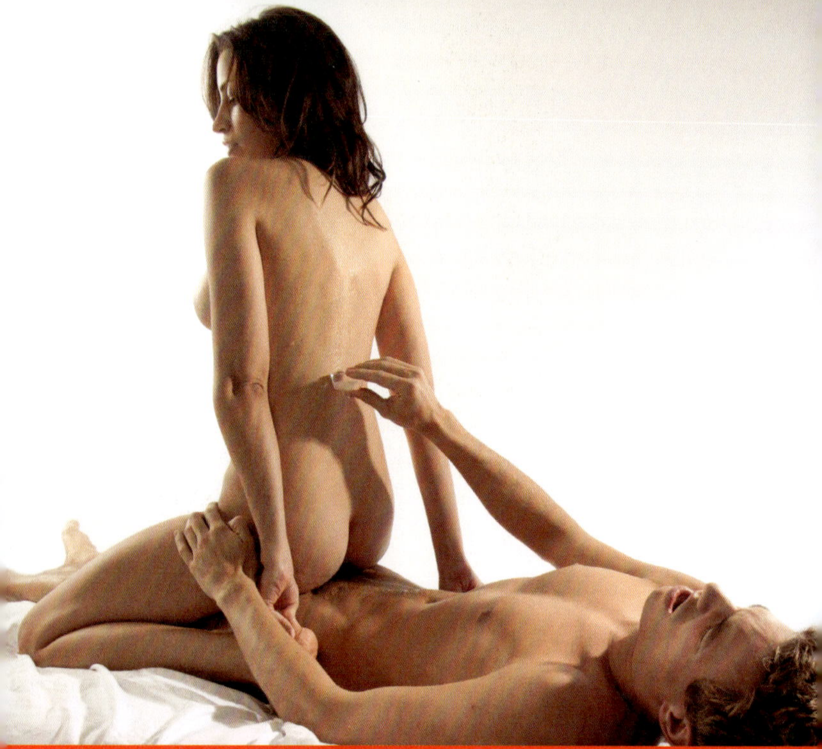

TAG 238

DIE KALTE SCHULTER

Er liegt mit ausgestreckten Beinen auf dem Rücken, seine Partnerin wendet ihm den Rücken zu und setzt sich rittlings auf seinen Schoß. Er dringt tief in sie ein und fährt mit einem Eiswürfel ihren Rücken entlang. Bei der Hitze, die zwischen den beiden aufkommt, wird das Eis wohl bald geschmolzen sein.

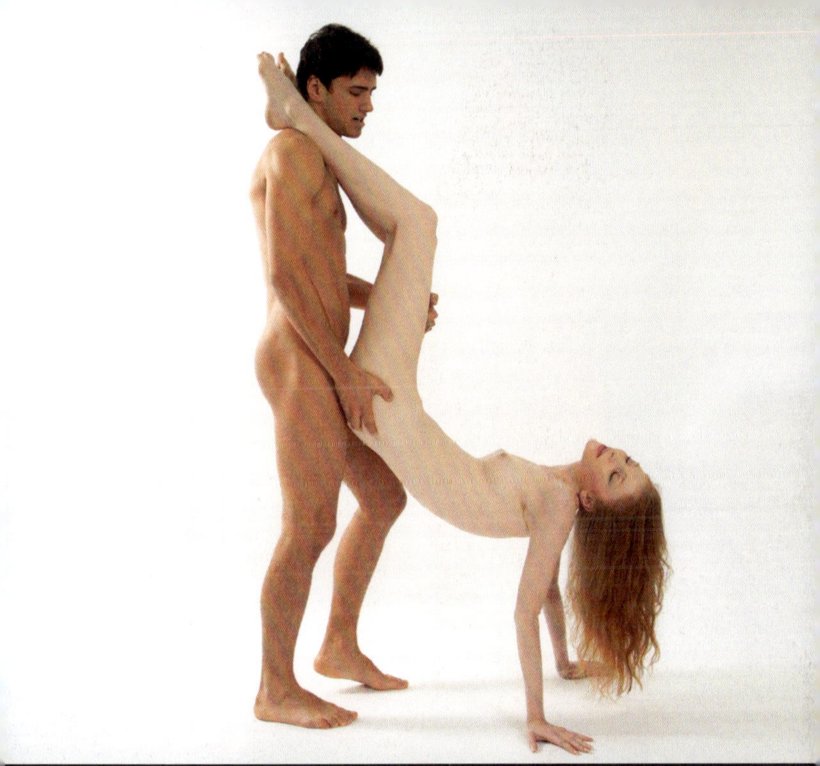

TAG 239

OBJEKT DER BEGIERDE

Sie schlingt die Beine um die Hüften ihres stehenden Partners und beugt sich dann nach hinten, bis sie mit den Händen den Boden berührt. Er stützt sie an Po und Oberschenkel. Während er in sie eindringt, verschränkt sie ihre Füße in seinem Nacken.

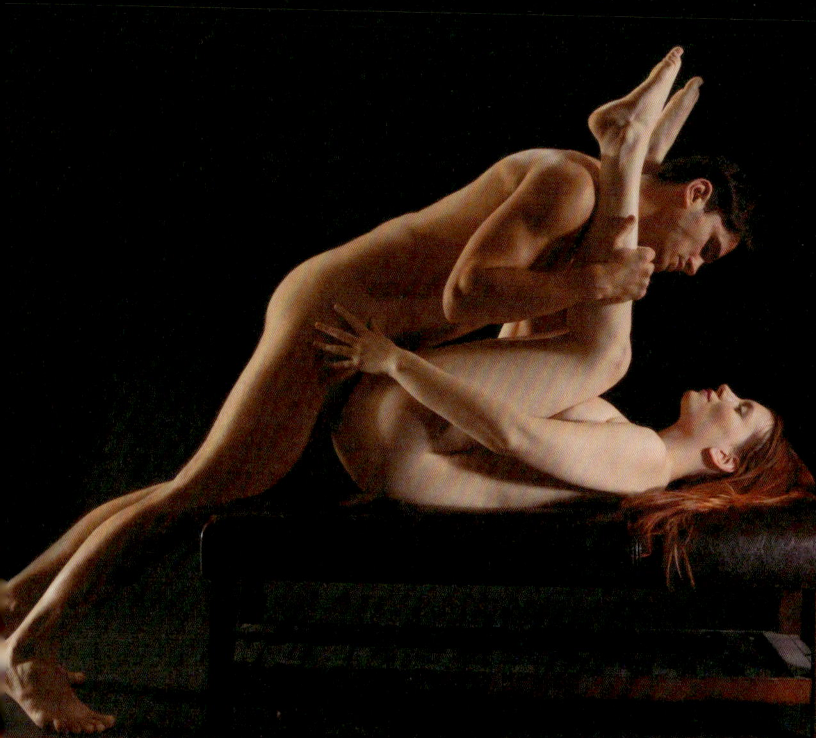

TAG 240

GANZKÖRPERBERÜHRUNG

Sie liegt in Rückenlage auf einer gepolsterten Bank und zieht ihre Knie bei geöffneten Beinen zur Brust. Ihr Partner liegt schräg über ihr und dringt von oben in sie ein. So können sie sich gegenseitig fast überall streicheln.

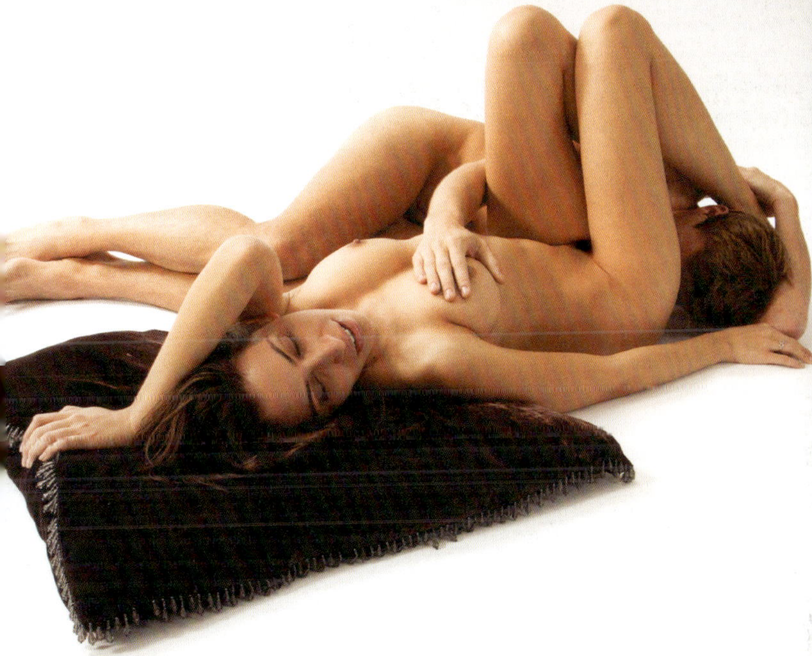

TAG 241

GANZ MEINERSEITES

Sie liegt mit angewinkelten Beinen auf dem Rücken, er liegt neben ihr auf der Seite und schlüpft mit dem Kopf unter ihre Beine, damit er sie oral verwöhnen kann. Sie kann sich revanchieren, indem sie seinen Penis streichelt.

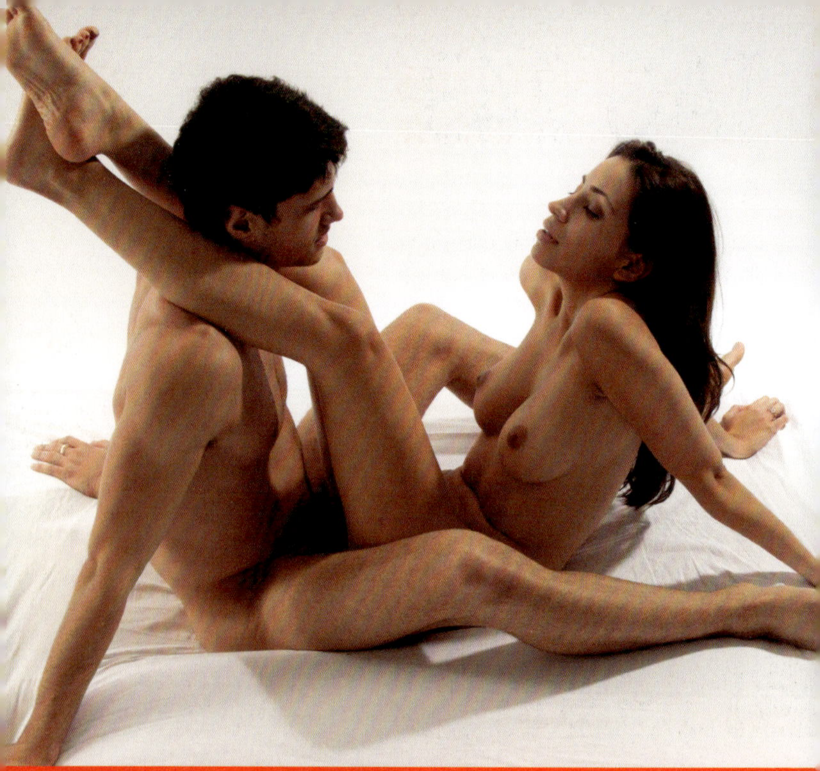

TAG 242

DER SCHRAUBSTOCK

Er sitzt mit weit geöffneten und leicht angewinkelten Beinen auf dem Bett und stützt sich auf den Händen ab. Sie setzt sich in seinen Schoß und verschränkt die Beine hinter seinem Kopf.

TAG 243

ATEMLOS

Diese Stellung beginnt damit, dass sie auf seinem Schoß sitzt. Dann lehnen sich beide so langsam zurück, dass sie den Kontakt nicht verlieren. Hier gibt es kaum Action, dafür aber jede Menge Energie und Konzentration auf den Augenblick.

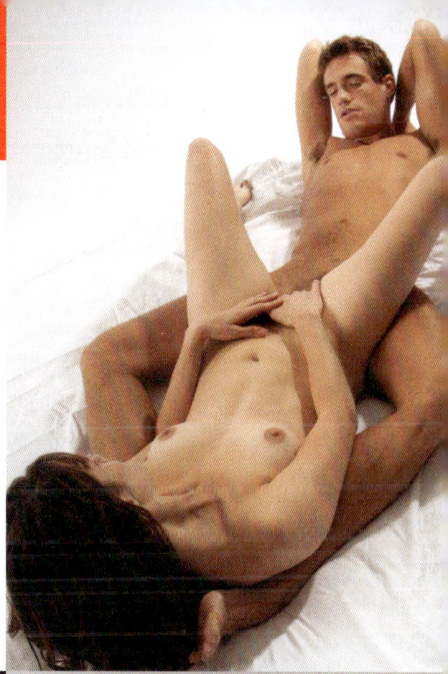

TAG 244

SIT-IN

Er liegt entspannt auf dem Rücken. Sie wendet ihm den Rücken zu, setzt sich auf seinen Schoß und geht in den Schneidersitz. Die Partner können sich an den Händen halten. In dieser Stellung kann man gut den G-Punkt aufspuren.

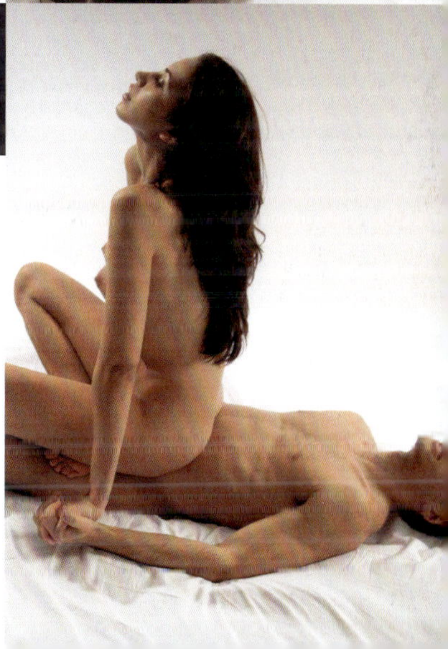

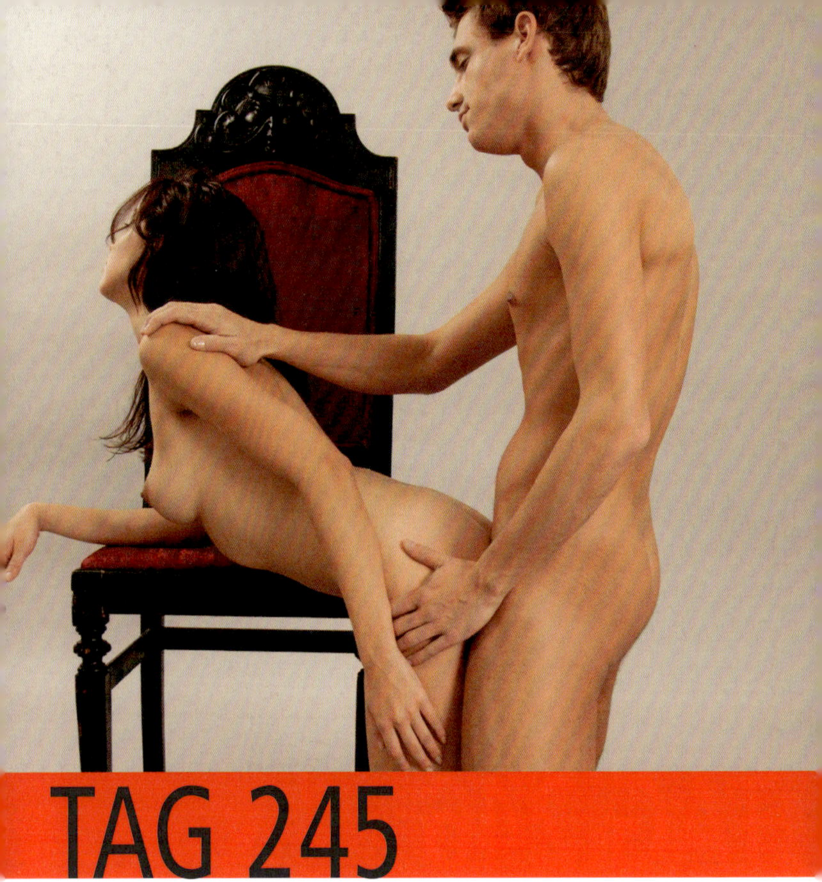

TAG 245

EIN WILLKOMMENER GAST

Sie kniet sich vor einen Stuhl und legt den Oberkörper auf dem Stuhl ab. Ihr Partner dringt von hinten in sie ein und hat die Hände frei, um ihre Hüften näher an sein Becken zu dirigieren.

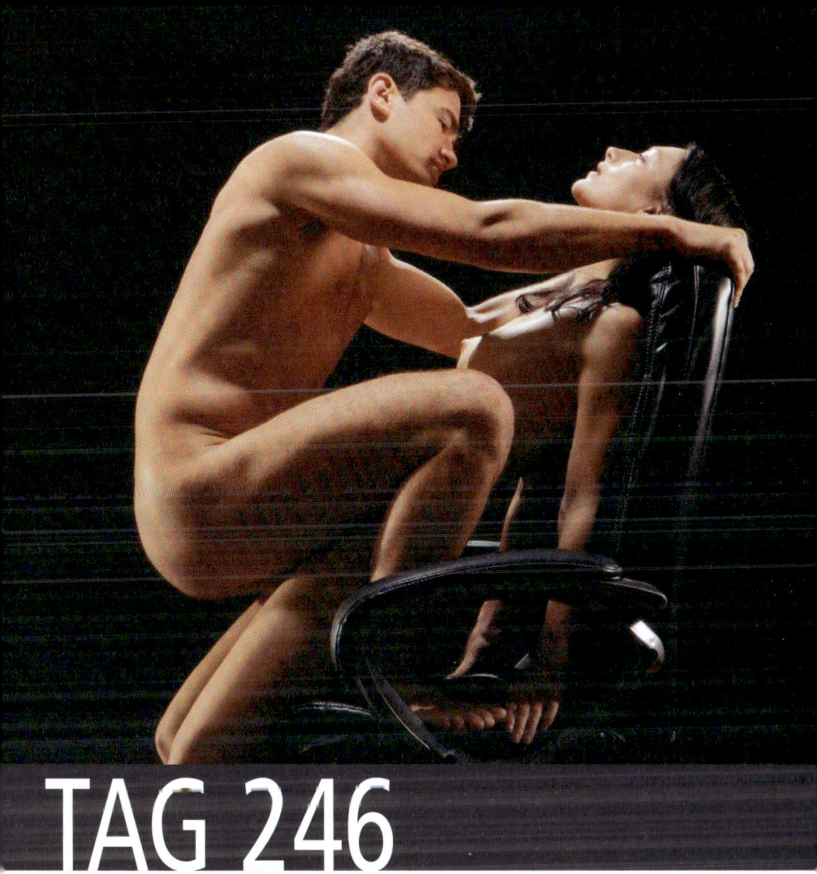

TAG 246

WIE EIN BOCK

Sie sitzt ganz vorn auf dem Sesselrand, stellt ihre Füße auf dem Boden auf und stützt sich mit den Händen auf dem Sessel ab. Er bespringt sie im wahrsten Sinne des Wortes und dringt in sie ein. In dieser Position wird ihre Klitoris besonders stark stimuliert.

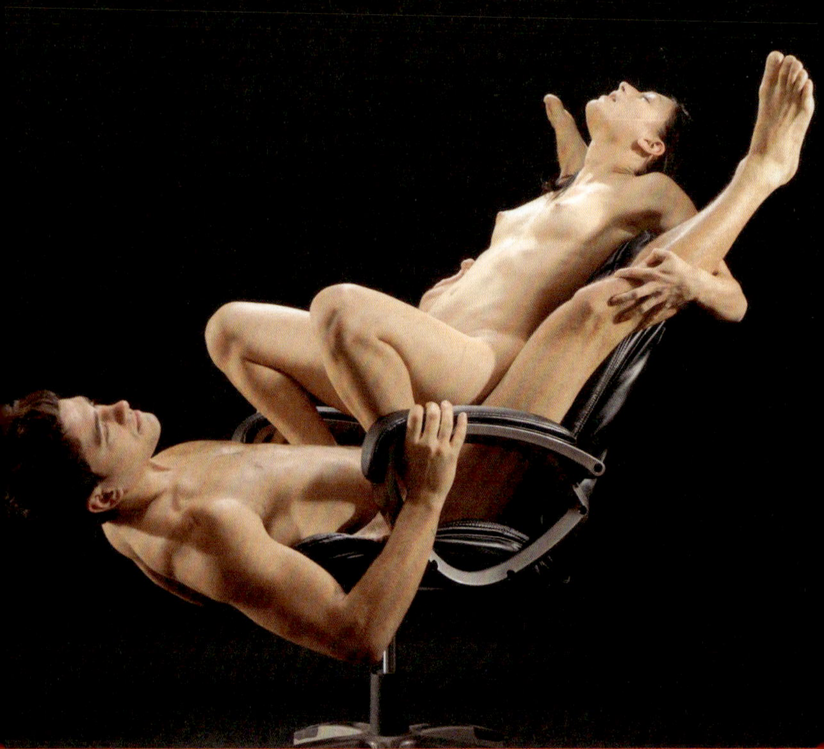

TAG 247

WAGHALSIG

Hier stehen die Partner buchstäblich Kopf. Er setzt sich umgekehrt in einen Sessel und beugt sich weit nach hinten. Seine Partnerin klettert zwischen seinen geöffneten Beinen auf seinen Schoß und lehnt sich ebenfalls weit zurück.

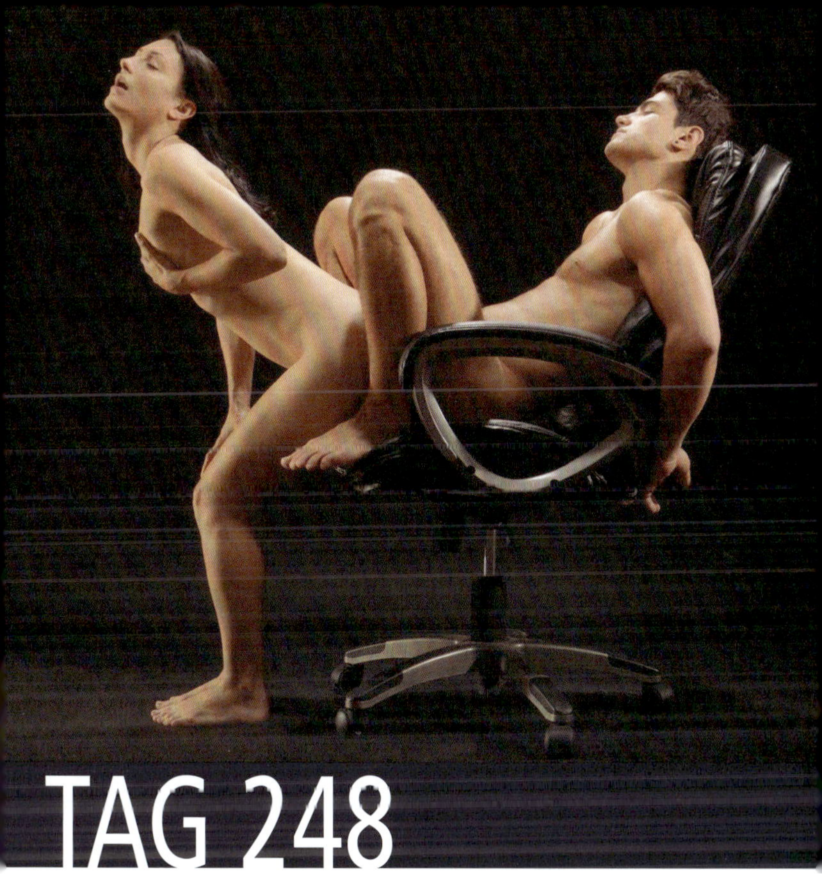

TAG 248

SETZ DICH, SCHATZ

Er sitzt in einem Sessel und hat die Füße auf dem Sesselrand aufgestellt. Die Arme hat er hinter der Rückenlehne verschränkt. Er hebt sein Becken ein wenig an, damit seine Partnerin seinen erigierten Penis erreicht. Wie tief er eindringt, bestimmt sie durch das Beugen der Knie.

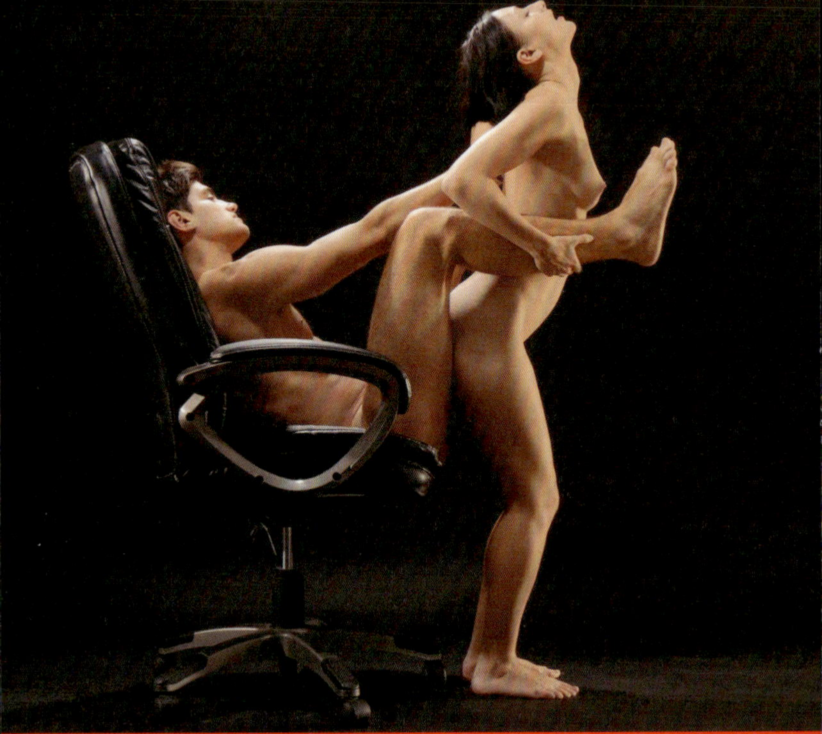

TAG 249

AM RAND DES ABGRUNDS

Er setzt sich in einen Sessel und rutscht mit dem Po an den Sesselrand. Dann hebt er die angewinkelten und geöffneten Beine an. Seine Partnerin bereitet ihren Anus mit Gleitmittel vor und setzt sich rücklings auf seinen Penis. Zur Stabilisierung der Position hält sie seine Waden.

TAG 250

ALL YOU CAN EAT

Er liegt in Rückenlage auf dem Bett, mit dem Kopf an der Bettkante. Sie setzt sich auf sein Gesicht und lässt sich oral verwöhnen. Er hat natürlich auch die Hände frei …

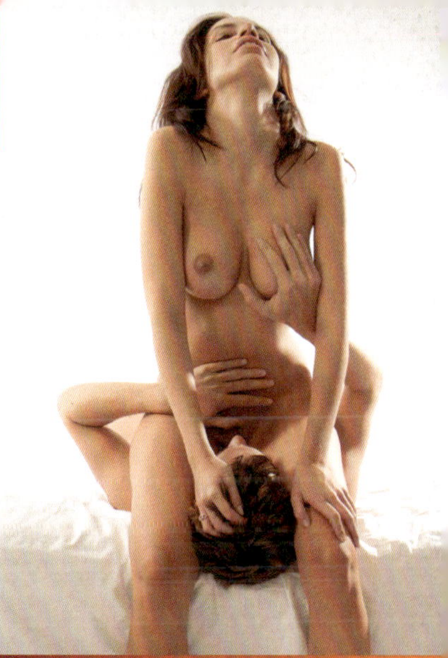

TAG 251

RITTERLICH

Er lehnt sich an eine Wand, während sie in seine Arme springt und ihre Beine um seine Oberschenkel schlingt. Er trägt ihr ganzes Gewicht, sie bewegt sich dafür auf seinem Penis auf und ab. In dieser Position kann er sie auch durchs Zimmer tragen.

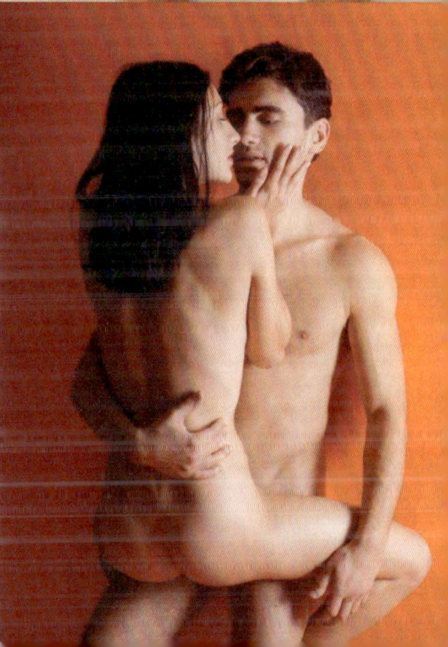

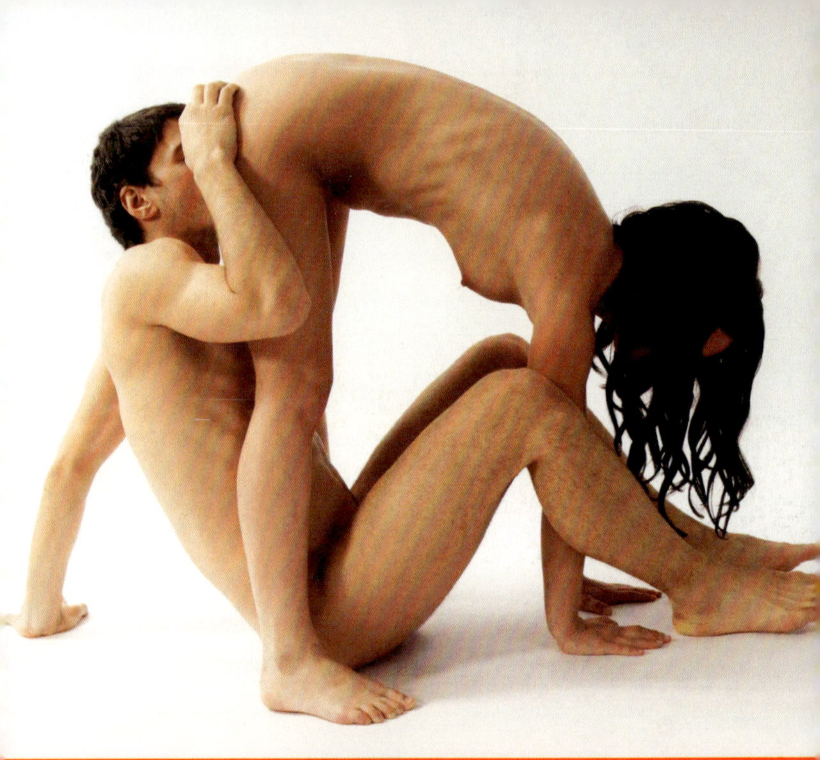

TAG 252

YIN UND YANG

Sie lehnt sich aus dem Stand nach vorn, bis ihre Handflächen den Boden berühren. Ihr Partner setzt sich zwischen ihre Beine und stellt seine Füße vor ihren Händen auf. In dieser Position kann er Vagina und Anus mit Händen und Mund stimulieren.

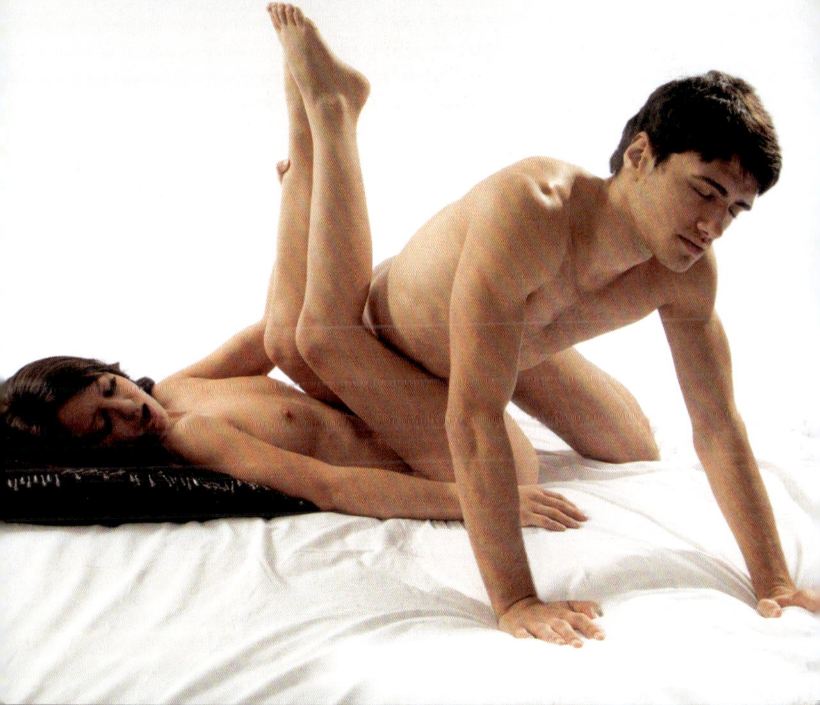

TAG 253

BODY SURFING

Sie liegt auf dem Rücken und zieht die Knie zur Brust. Er legt sich im rechten Winkel mit gespreizten Beinen in Bauchlage auf sie, sodass er von oben in sie eindringen kann. Dabei stützt er sich auf seine Arme. Nun können sich die beiden von einer Welle der Ekstase fortspülen lassen.

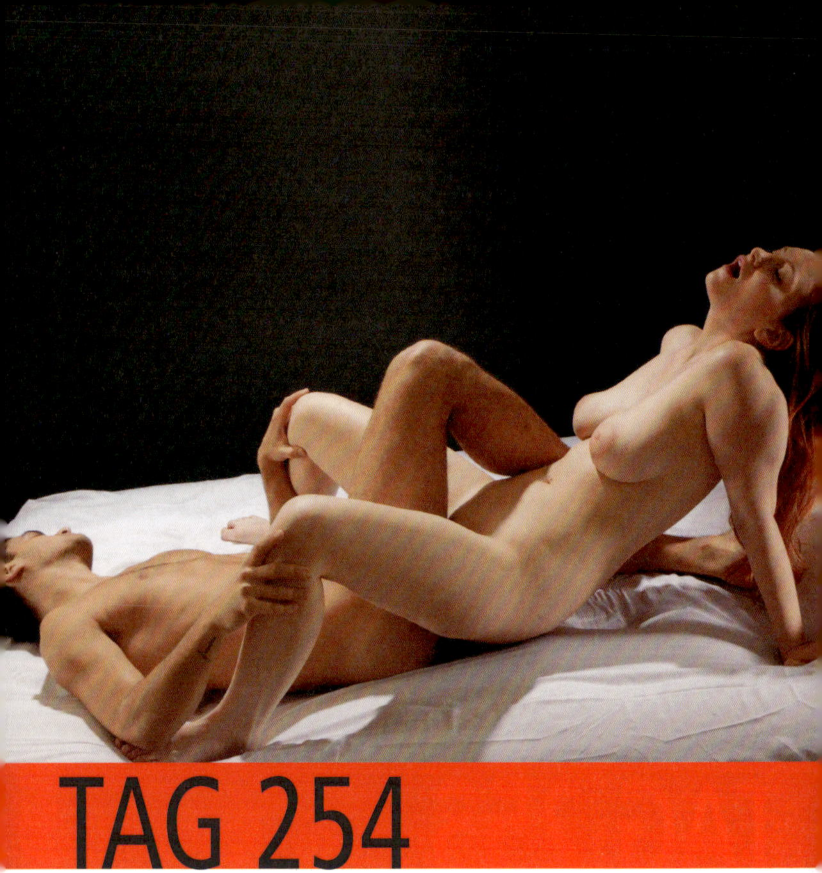

TAG 254

AUFREIBEND

Er liegt mit angezogenen Knien und geöffneten Beinen auf dem Rücken. Sie schlüpft so in seinen Schoß, dass er in sie eindringen kann und sich eines seiner Beine zwischen ihren Schenkeln befindet. Wenn die beiden Beine und Hüften bewegen, ergibt sich eine fantastische Reibung.

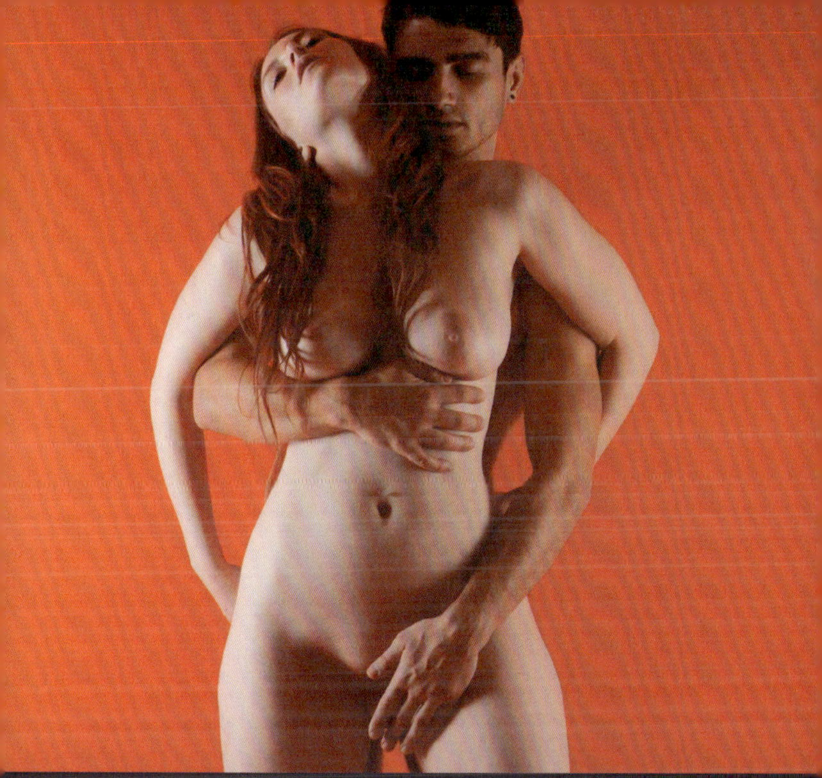

TAG 255

LEHN DICH AN

Er lehnt sich rücklings an eine Wand, seine Beine sind leicht geöffnet. Seine Partnerin wendet ihm den Rücken zu und lehnt sich mit weiter geöffneten Beinen an ihn. So kann er von hinten in sie eindringen und ihren Hals küssen, während sie seinen Po streicheln kann.

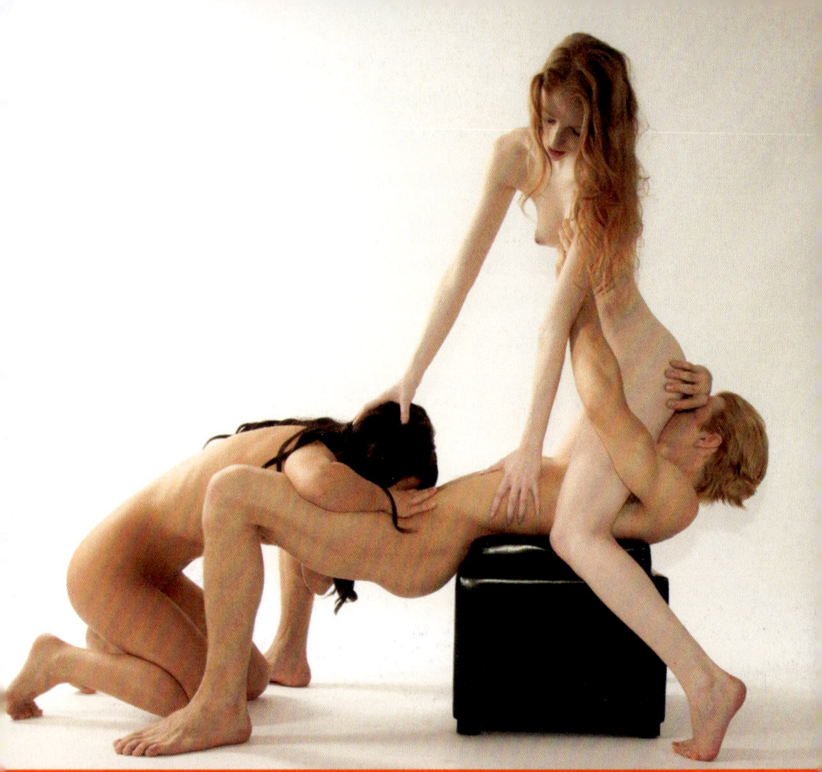

TAG 256

TISCH FÜR DREI

Er legt sich mit dem Rücken auf einen Hocker und stellt die Füße auf dem Boden auf. Seine Partnerin stellt sich mit gespreizten Beinen über sein Gesicht und lässt sich mit Cunnilingus verwöhnen, während ihre Freundin zwischen seinen Beinen kniet und ihm einen denkwürdigen Blowjob verpasst.

TAG 257

BLINDFLUG

Sie kniet mit verbundenen Augen und auf dem Rücken gefesselten Händen vor ihm. So ist ihr Tastsinn mit Zunge und Lippen geschärft, wenn sie seinen Penis in den Mund nimmt.

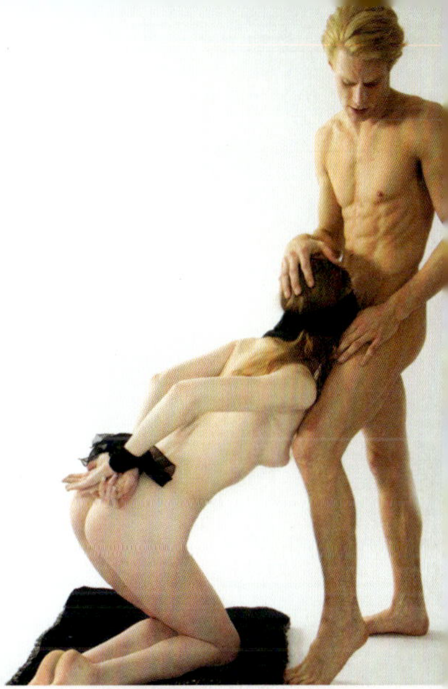

TAG 258

AUF UND AB

Die Partner knien einander gegenüber. Dann setzt sie sich mit stark angewinkelten Beinen auf seinen Schoß, sodass er in sie eindringen und sie sich mithilfe seiner Arme und Beine auf und ab bewegen kann.

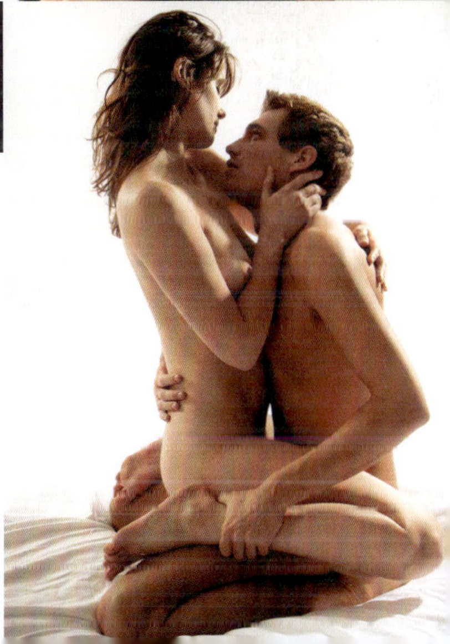

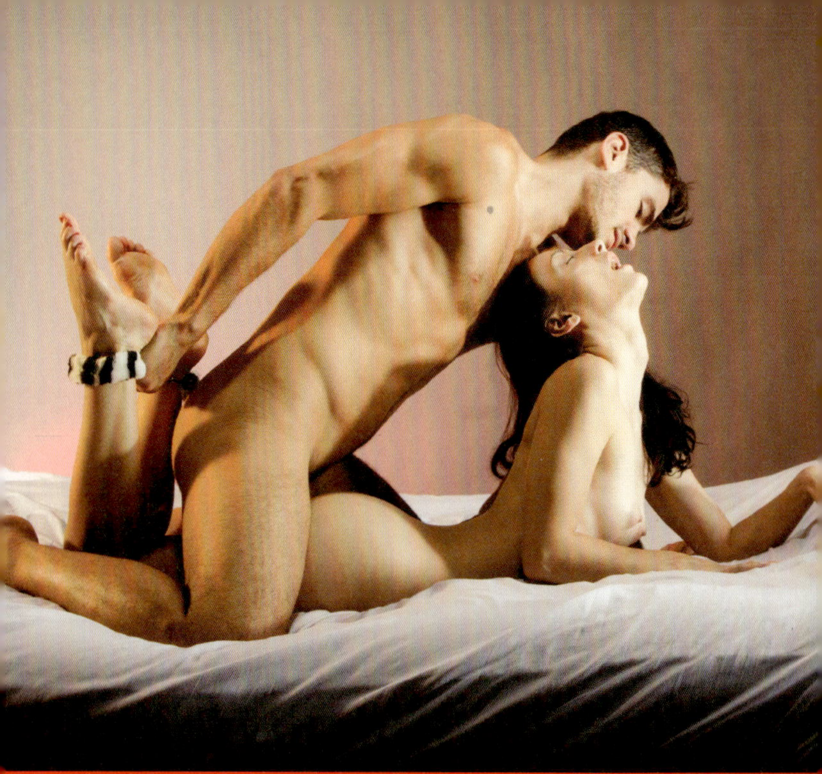

TAG 259

ERWARTUNGSVOLL

Sie liegt auf dem Bauch, ihre Fußgelenke sind mit Handschellen gefesselt. Er kniet über ihr und dringt von hinten in sie ein, wobei er sanft ihre Füße zu sich heranzieht. In Erwartung seiner Berührung und seines Kusses streckt sie sich ihm entgegen.

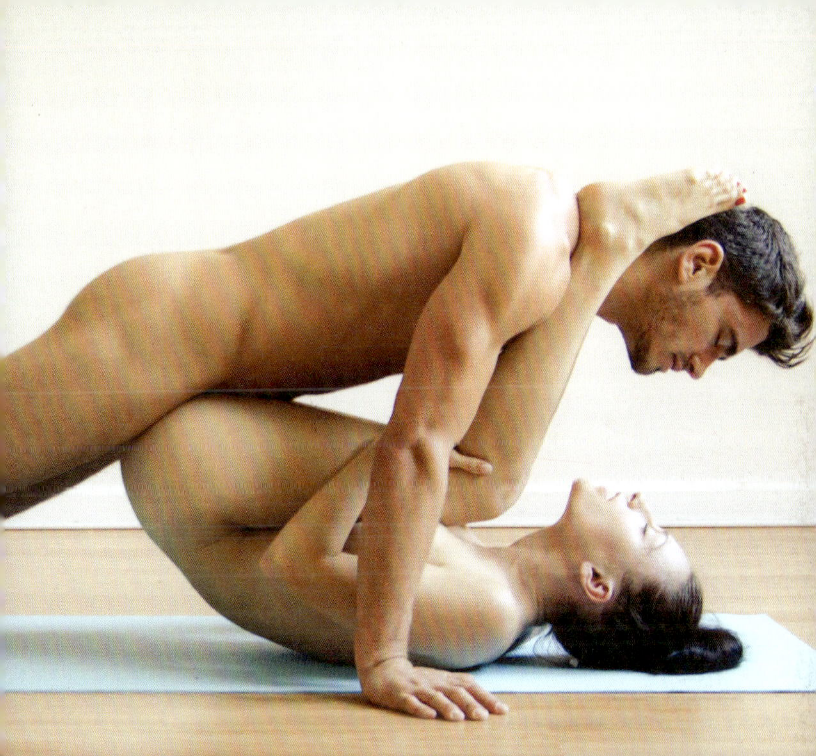

TAG 260

DIE SCHAUKEL

Sie liegt rücklings auf einer Yogamatte und zieht die Knie zur Brust. Ihr Partner liegt über ihr, stützt sich mit den Armen auf dem Boden ab und dringt von oben in sie ein. Sie umfasst die Rückseite ihrer Knie und führt leichte Schaukelbewegungen aus.

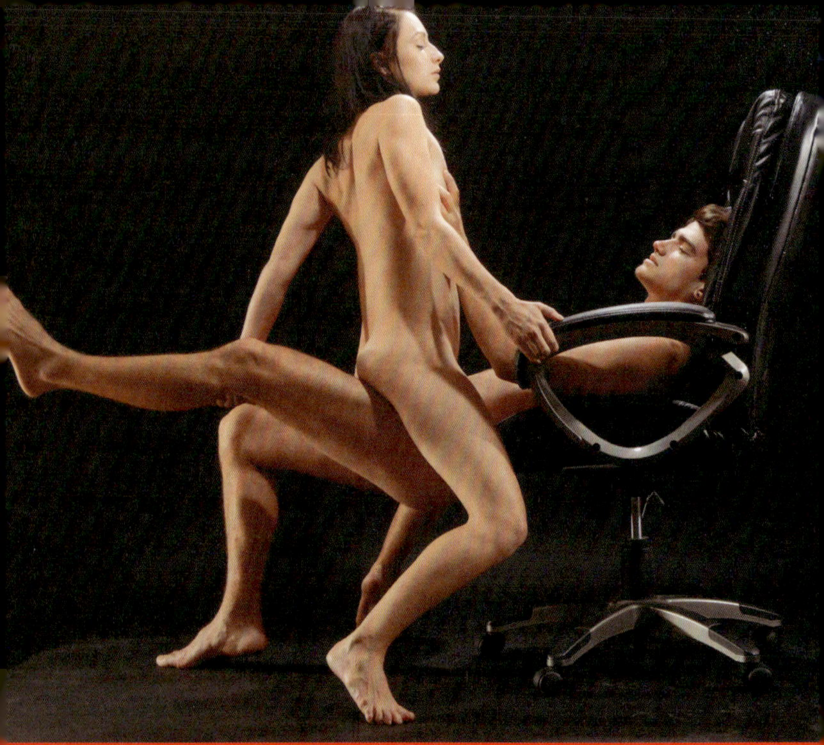

TAG 261

IN DER LUFT

Er legt sich mit dem Oberkörper in einen Sessel, streckt ein Bein geradeaus und stellt das andere auf dem Boden ab. Seine Partnerin stellt sich zwischen seine Beine und führt seinen Penis in ihre Vagina ein. Er hat die Hände frei, um Brüste und Klitoris zu stimulieren.

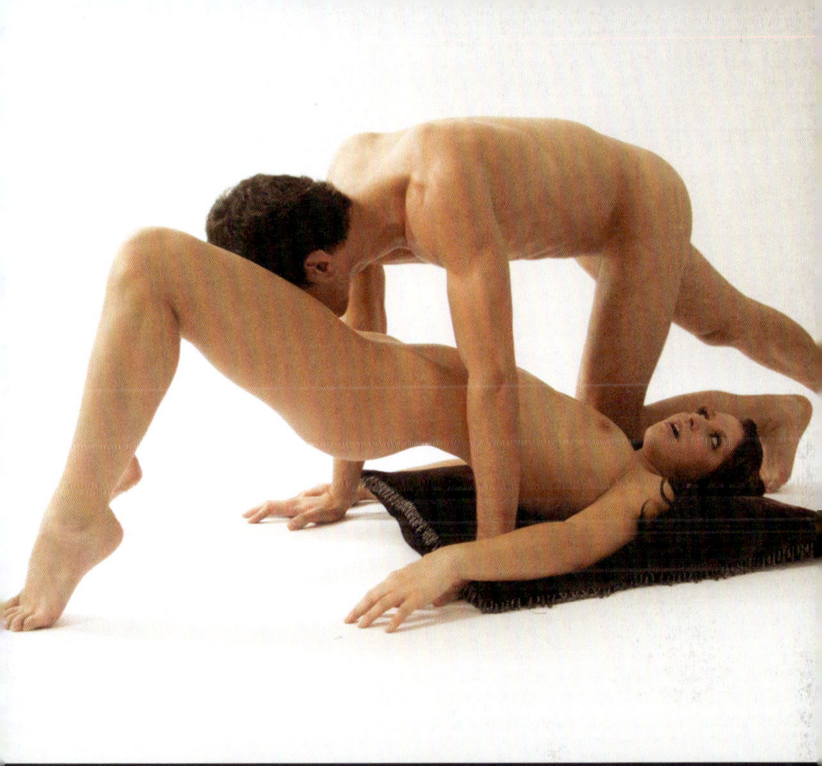

TAG 262

SONNENAUFGANG

Sie stellt in Rückenlage Zehen- und Fingerspitzen auf und hebt das Becken an. Ihr Partner geht so über ihr in den Vierfüßlerstand, dass er mit dem Mund ihre Vagina verwöhnen kann. Dabei streckt er ein Bein nach hinten aus.

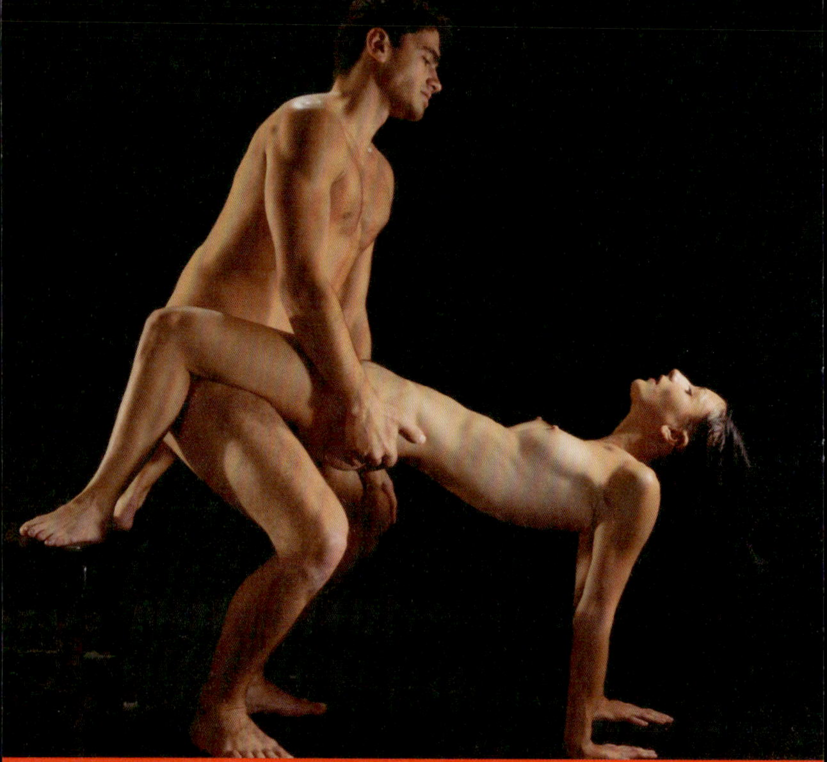

TAG 263

HAPPY END

Diese Stellung beginnt damit, dass sie im Schoß ihres stehenden Partners »sitzt« und sich dann nach hinten lehnt, bis ihre Hände den Boden berühren. Die Füße stellt sie auf einem Tisch hinter ihm ab. So hat sie genug Stabilität, um seinen Stößen standzuhalten.

TAG 264

ÜBERSTUNDEN

Nach einem langen Tag im Büro freut man sich umso mehr auf den Feierabend. Der beginnt, indem sie sich halb auf ein Aktenschränkchen setzt, auf dem sie ihren Fuß seitlich abstellt. Er steht zwischen ihren Beinen und dringt in sie ein, wobei er sie im unteren Rücken stützt.

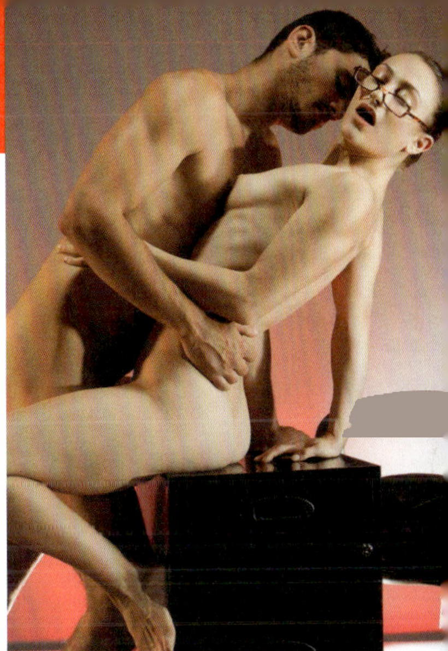

TAG 265

ABWÄRTS

Sie sitzt mit geöffneten Beinen bequem in einem Sessel, während er so in ihrem Schoß liegt, dass seine Unterschenkel an ihren Schultern ruhen und er sich mit den Unterarmen auf dem Boden abstützen kann. Sie hat die Hände frei, um Po und Hoden zu liebkosen.

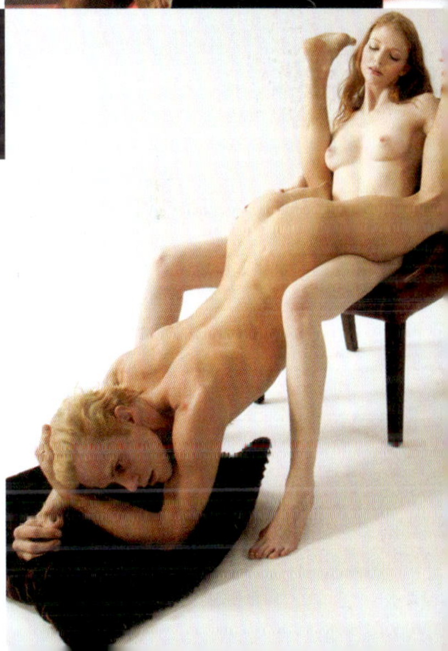

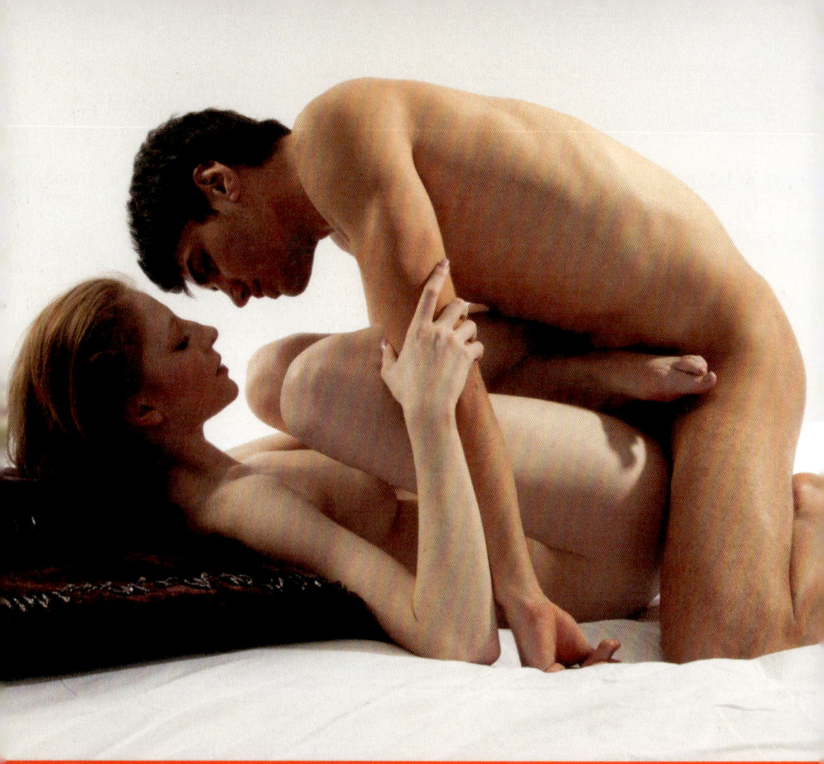

TAG 266

GUT GELANDET

Sie liegt auf dem Rücken, zieht die Knie zur Brust und legt ihre Fußgelenke über Kreuz. Kopf und Schultern werden durch ein Extrakissen gestützt. Ihr Partner dringt kniend in sie ein.

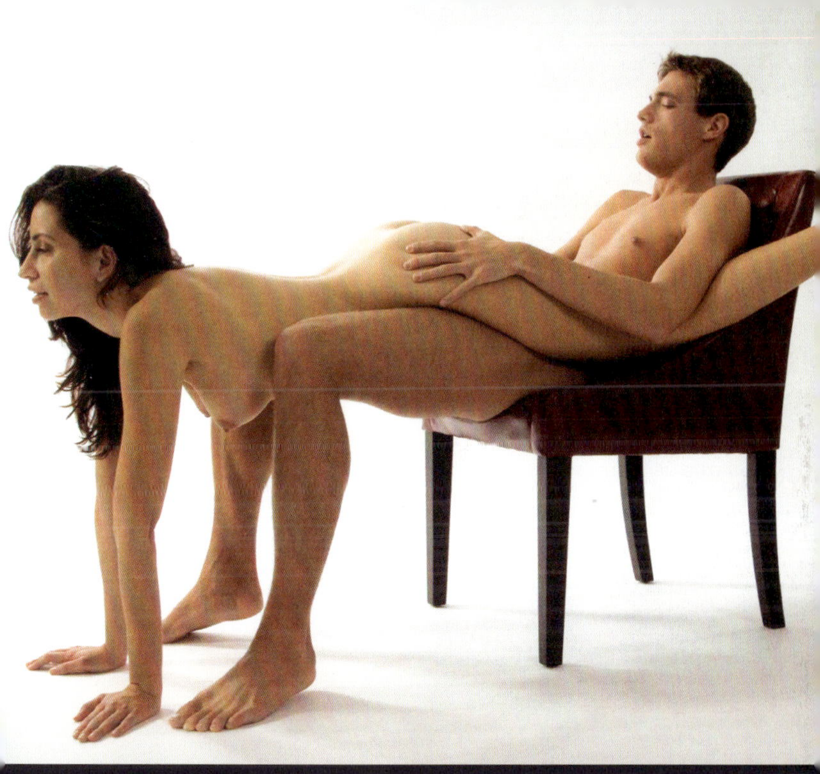

TAG 267

WAAGERECHT

Er sitzt mit geöffneten Beinen weit zurückgelehnt in einem Sessel. Sie wendet ihm den Rücken zu, setzt sich auf seinen Schoß, streckt die Beinen nach hinten aus und und stellt die Hände auf dem Boden auf.

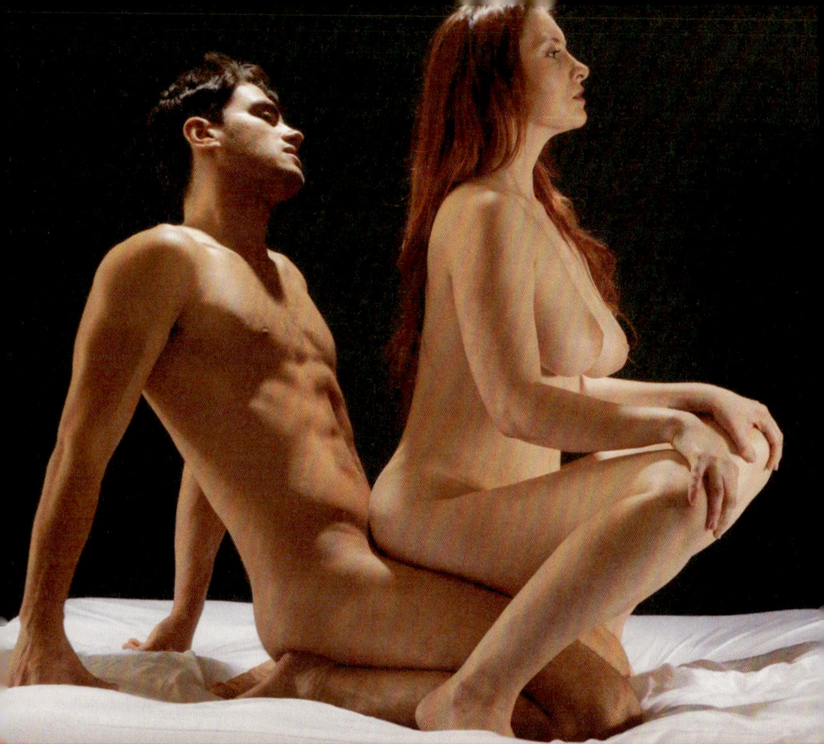

TAG 268

DIE SCHAULUSTIGEN

Er begibt sich in den Fersensitz und stützt sich hinten mit den Händen ab. Sie wendet ihm den Rücken zu und hockt sich auf seinen erigierten Penis. So verstellt sie ihm die Sicht, was ihn aber kaum stören dürfte.

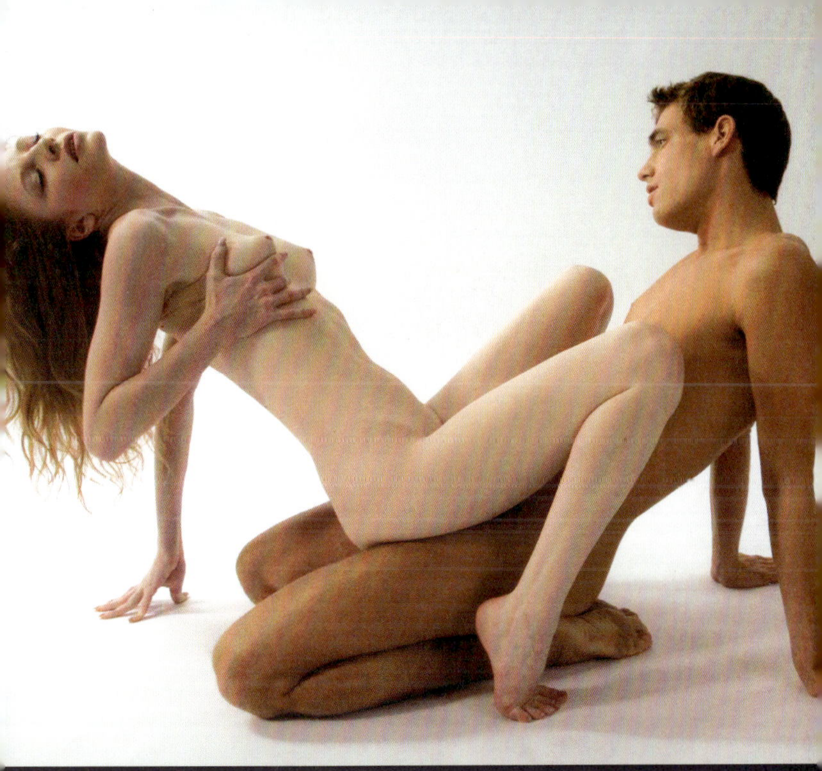

TAG 269

BODENÜBUNG

Er lehnt sich im Fersensitz weit nach hinten, während sie sich auf seinen Schoß setzt und ebenfalls weit nach hinten lehnt. So haben beide ausreichend Bewegungsspielraum zum Stoßen und Hüpfen.

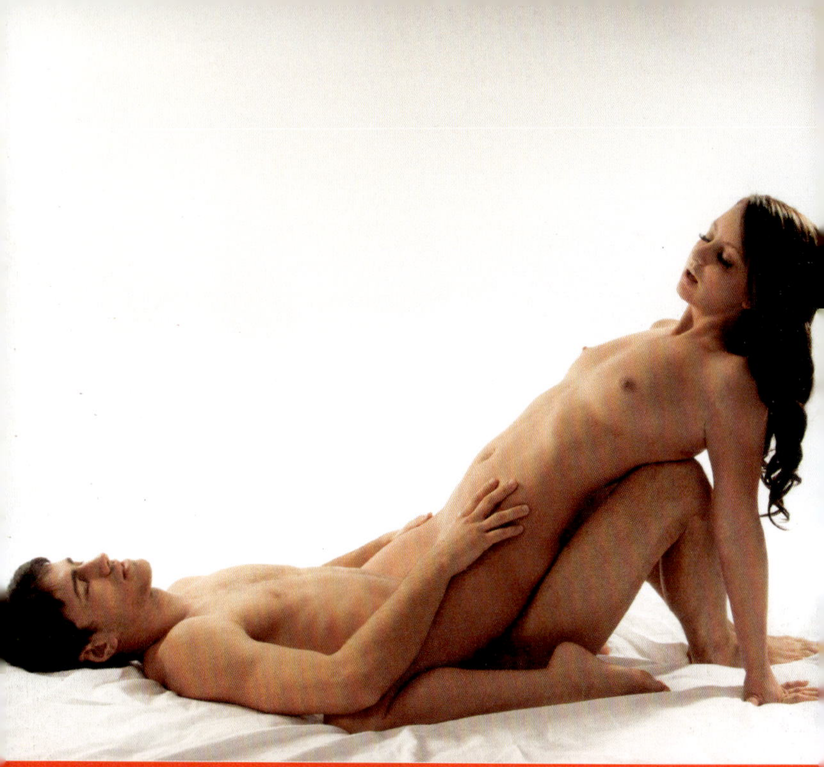

TAG 270

HEISSE SCHRÄGLAGE

Er liegt mit aufgestellten Beinen auf dem Rücken. Sie sitzt rittlings auf ihm und lehnt sich zurück, bis ihre Schulterblätter auf seinen Knien ruhen. Wenn sie sich mit den Händen abstützt, kann sie sich nach Herzenslust bewegen.

TAG 271

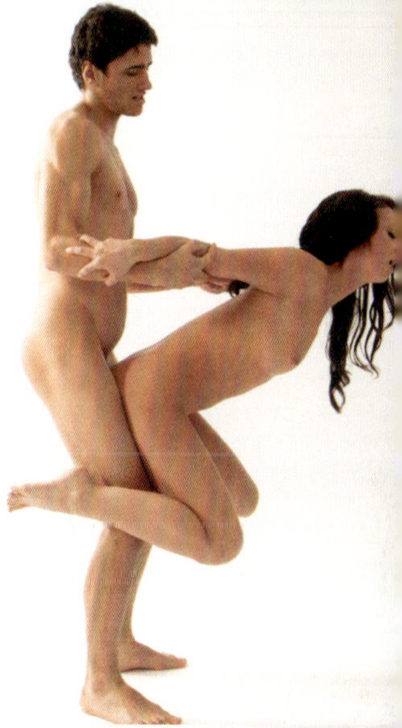

FÜR FORT-GESCHRITTENE

Die Stellung beginnt ganz einfach im Sitzen. Nachdem sie sich auf seinem Schoß niedergelassen hat, steht er auf und hält sie an den Unterarmen fest. Sie umklammert mit den Beinen seine Knie. Die Position erfordert viel Kraft, Geschick und Vertrauen.

TAG 272

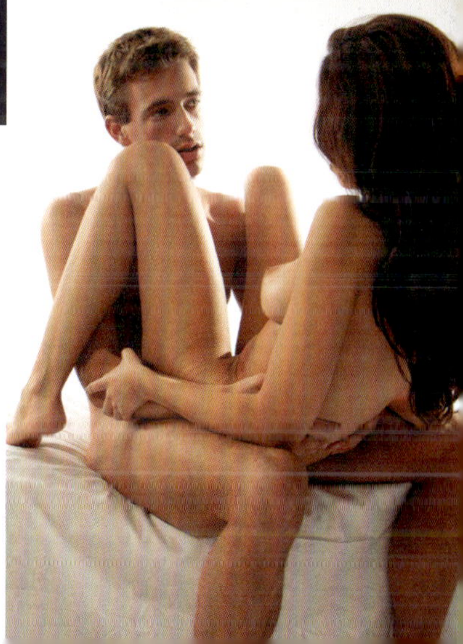

LUSTVOLLE SITZPOSITION

Er sitzt mit geöffneten Beinen auf der Bettkante. Sie klettert auf seinen Schoß, lehnt sich weit zurück und stellt die Fußspitzen neben seinen Hüften auf. So wird ihre Klitoris wunderbar stimuliert.

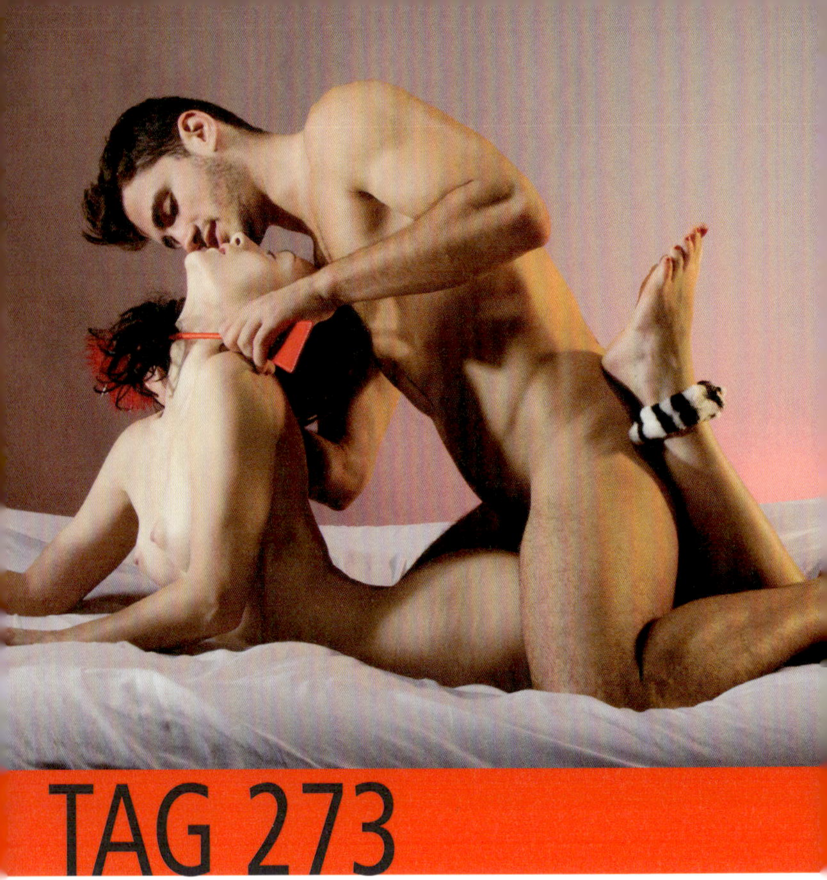

TAG 273

DRACULAS KUSS

Sie liegt auf dem Bauch, ihre Fußgelenke sind mit Handschellen gefesselt. Er kniet über ihr und dringt von hinten in sie ein. Mit einer Spielzeuggerte zwingt er ihren Kopf nach oben, damit er ihren Hals küssen kann.

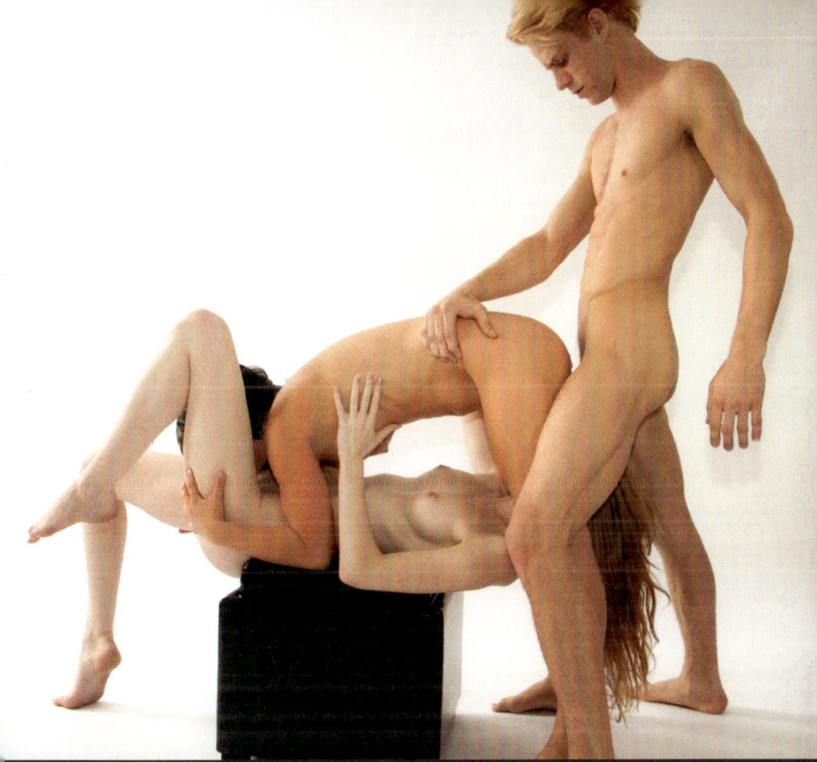

TAG 274

DIE SKULPTUR

Sie liegt rücklings auf einem Hocker und hebt ein Bein an. Ihre Freundin lehnt in der 69er-Stellung über ihr, sodass er von hinten in sie eindringen kann. Die Dame auf dem Hocker hat die Wahl, wen sie oral befriedigen möchte …

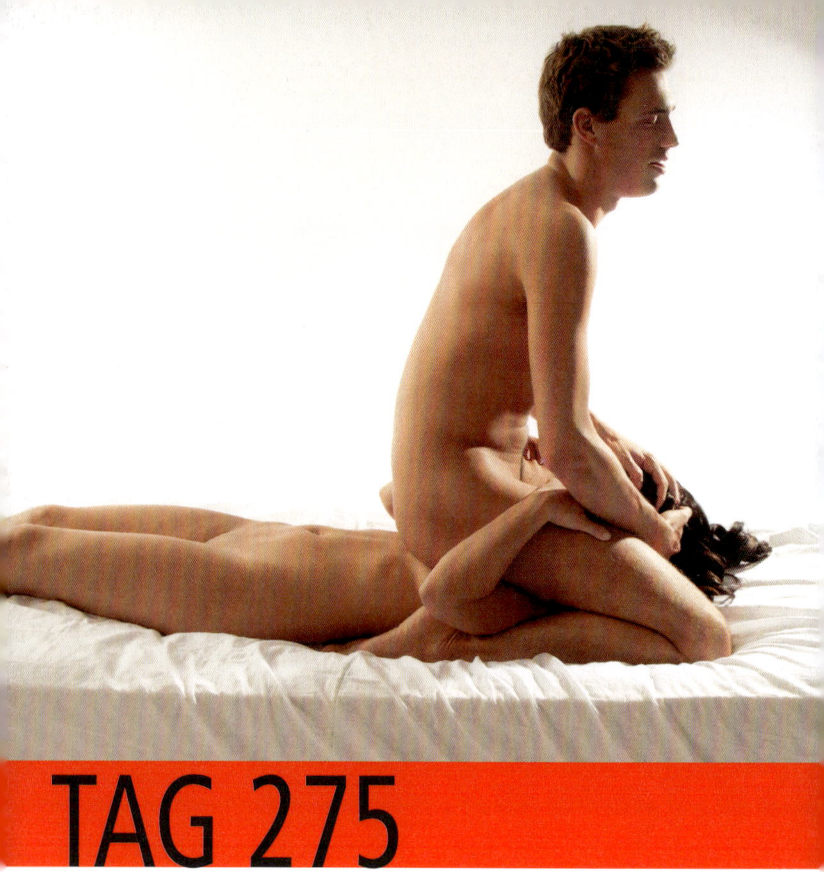

TAG 275

BALLSPIEL

Sie liegt mit ausgestreckten Beinen auf dem Rücken, er kniet rittlings über ihrem Gesicht. So kann sie seine Hoden mit dem Mund verwöhnen und gleichzeitig seinen Penis mit der Hand.

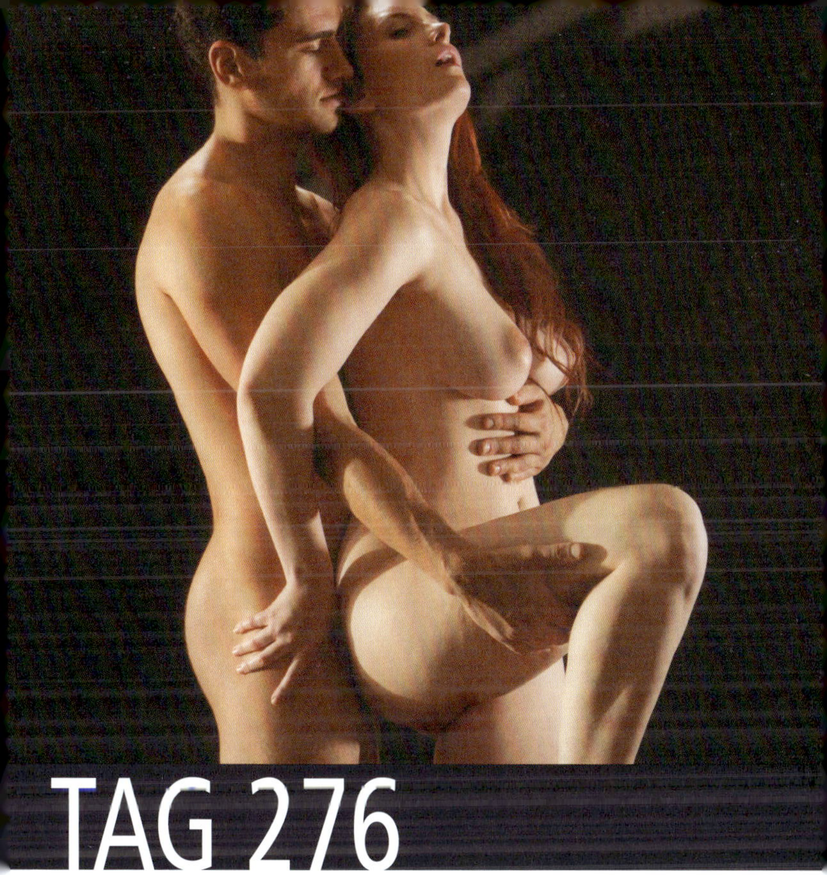

TAG 276

FRÜHLINGSDUETT

Sie steht vor ihrem Partner und hebt ein Bein an, das er mit der Hand festhält. Dann dringt er von hinten in sie ein. Sie kann nach hinten greifen und seine Hoden oder seinen Po streicheln.

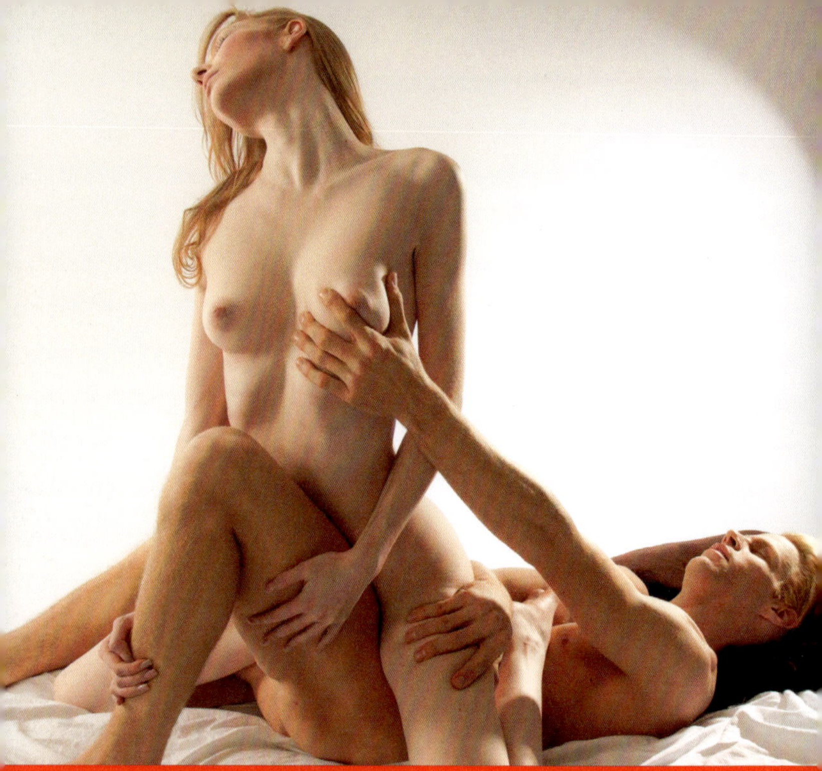

TAG 277

REIBEPFOSTEN

Er liegt auf dem Rücken, ein Bein ist aufgestellt, das andere seitlich abgelegt. Sie setzt sich rittlings auf das aufgestellte Bein; so kann er in sie eindringen und sie ihre Klitoris an seinem Schenkel reiben.

TAG 278

DIE SCHUBKARRE

Sie legt ihre Beine auf einen Stuhl und stützt sich mit den Händen auf dem Boden ab. Ihr Partner stellt sich mit leicht gebeugten Beinen über ihren Po und dringt von hinten-oben in sie ein. Dabei hält er sie an den Hüften fest.

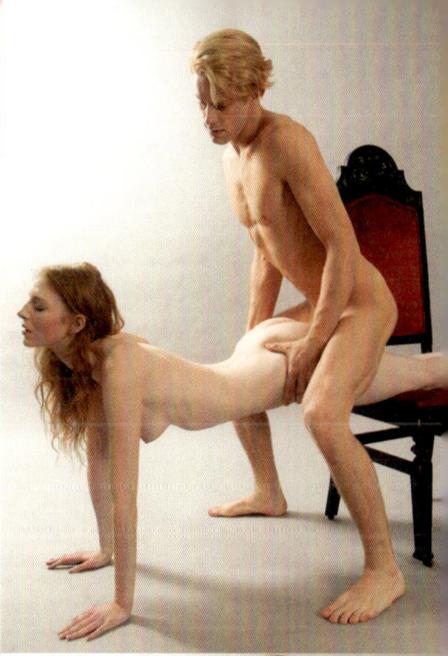

TAG 279

DEN PO VERSOHLEN I

Sie sitzt auf einem Stuhl, während sich ihr gehorsamer Partner auf ihre Oberschenkel legt und ihr seinen Po präsentiert. So kann sie ihn als Vorspiel für weitere Genüsse erst einmal für seine Unartigkeiten bestrafen.

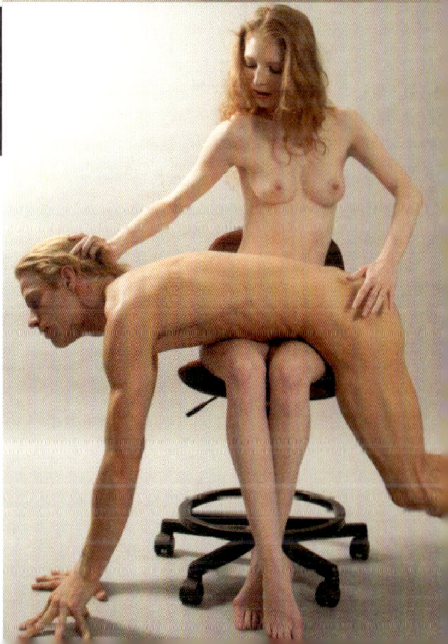

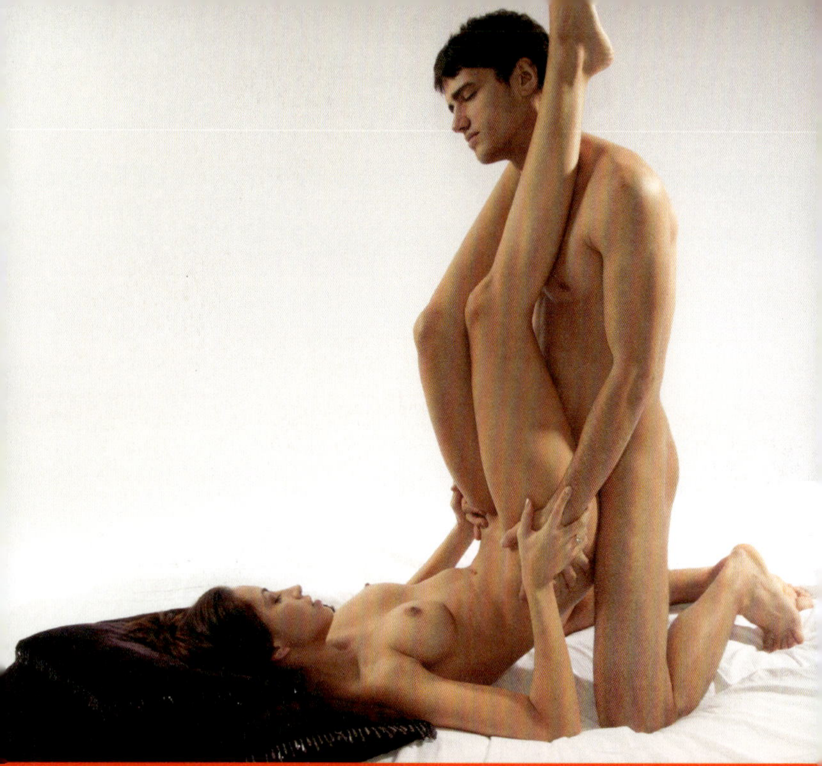

TAG 280

IM SCHULTERSTAND

Sie geht aus der Rückenlage in den Schulterstand und schlingt ihre Beine um seinen Hals. Er dringt aus einer knienden Position in sie ein und stützt dabei ihr Becken.

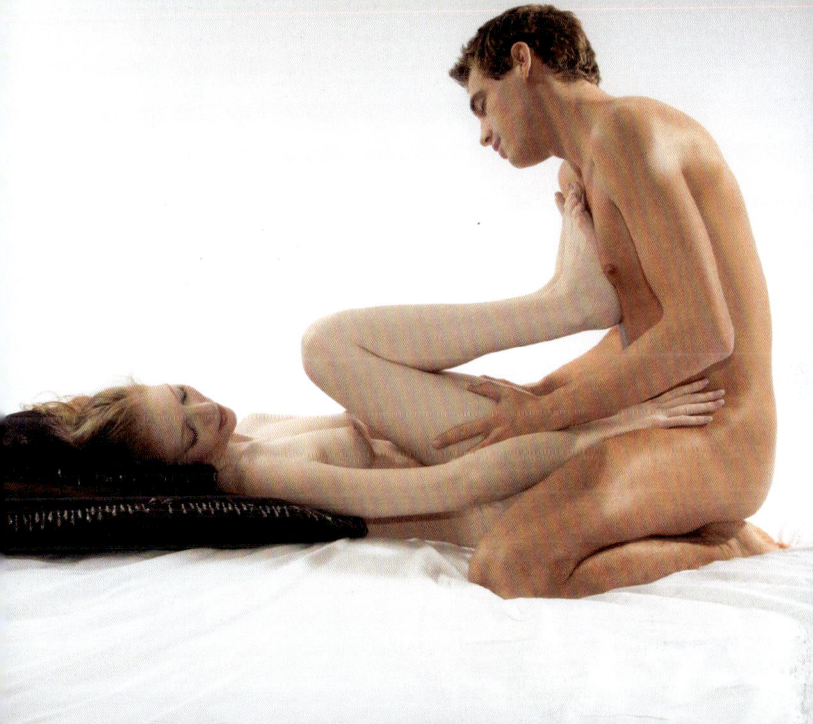

TAG 281

DRÜCKEN UND SCHIEBEN

Sie liegt entspannt auf dem Rücken und zieht die Knie zur Brust. Er sitzt im Fersensitz vor ihr, hält ihre Oberschenkel und dringt so in sie ein. Bei jedem seiner Stöße kann sie sich leicht mit den Füßen gegen seine Brust stemmen.

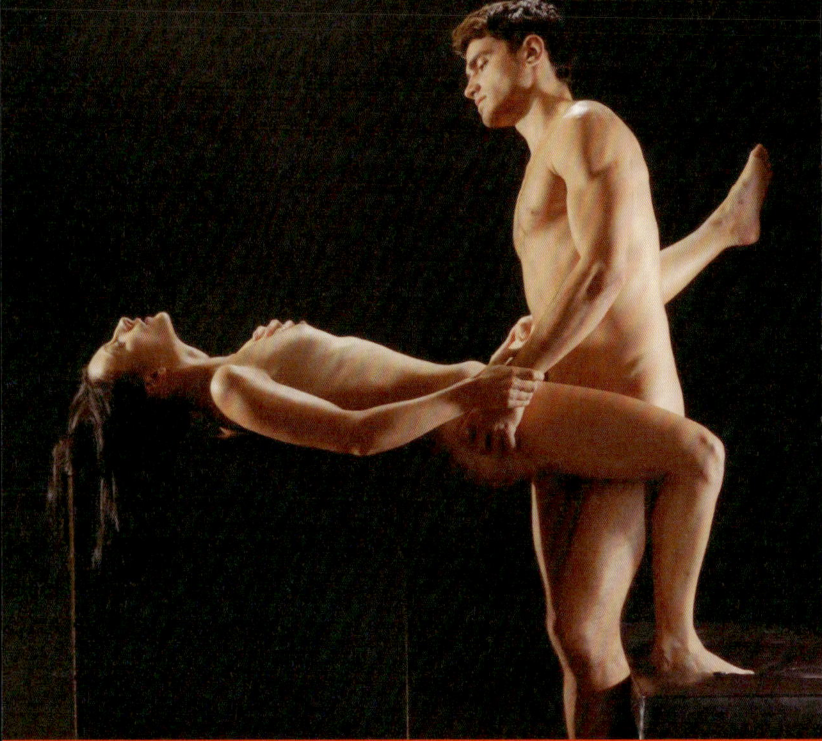

TAG 282

ANDOCKEN

Sie liegt mit Oberkörper und Kopf auf einem Tisch und stellt einen Fuß auf einem niedrigeren Hocker ab. Ihr anderes Bein ist gestreckt in der Luft. So kann er zwischen ihren Beinen stehend sehr tief in sie eindringen und wunderbar ihre Klitoris stimulieren.

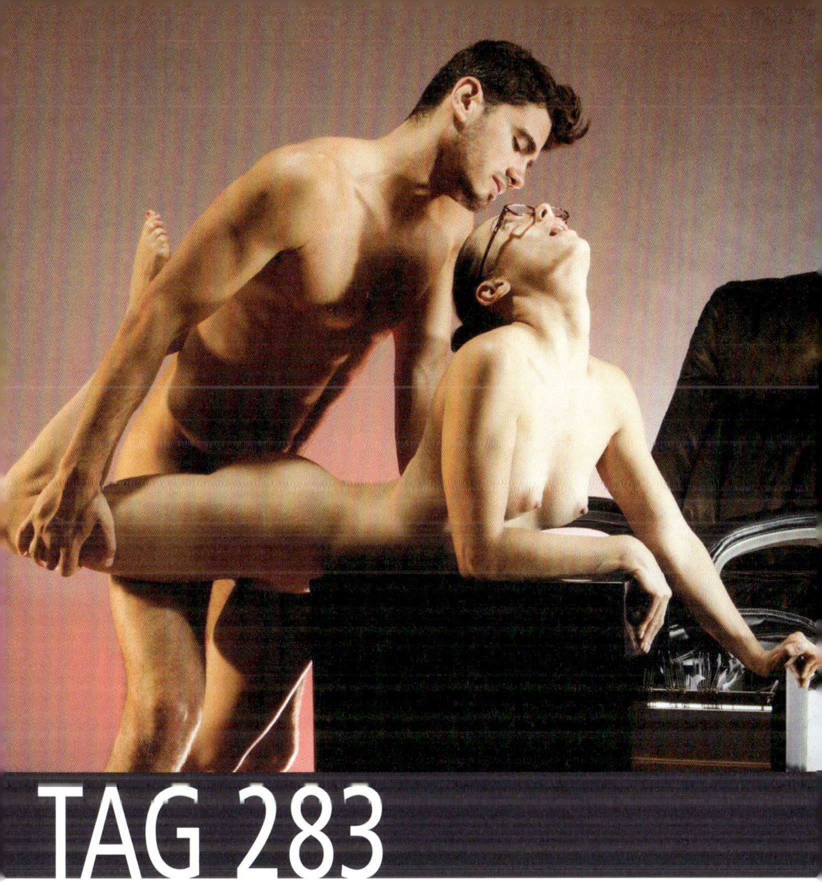

TAG 283

GLANZ IM BÜROALLTAG

Sie legt sich bäuchlings auf einen Aktenschrank und stützt sich mit den Händen ab. Er steht hinter ihr zwischen ihren Beinen und kann so von hinten in sie eindringen, während er elegant eines ihrer Beine anhebt.

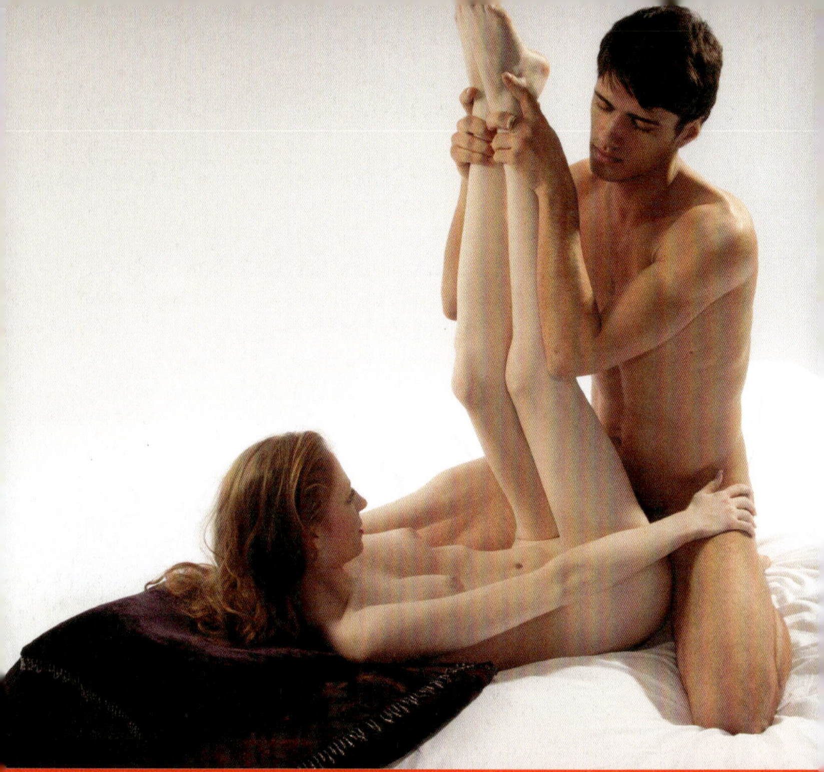

TAG 284

NEUE LUSTGEFÜHLE

Sie hebt in Rückenlage die Beine an. Er fasst sie an den Fußgelenken und dringt in kniender Position in sie ein. Wenn er ihre Beine bewegt, verändert er den Eindringwinkel und erzeugt ganz neue Lustgefühle.

TAG 285

VERSPIELTES KÄTZCHEN

Er lehnt sich aus einer knienden Position heraus weit zurück und stützt sich auf den Händen ab. Sie setzt sich rittlings auf seinen Schoß und verteilt dabei ihr Körpergewicht auf ihre Fußballen. Dann kann sie ihn schnurrend wie ein Kätzchen umgarnen – oder ihm die Krallen zeigen.

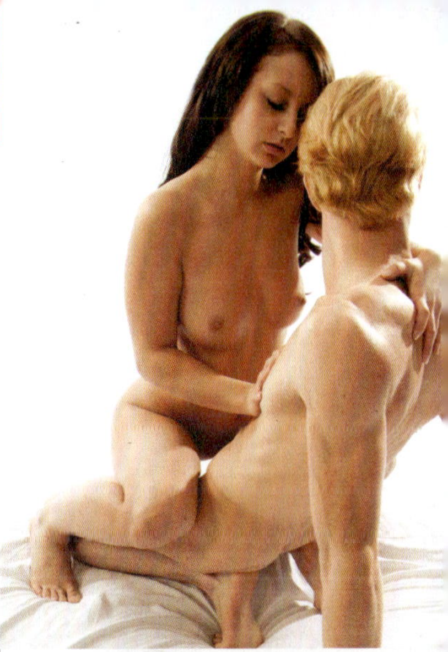

TAG 286

KOMM ZU PAPA

Er begibt sich in den Fersensitz, während sie sich mit weit gespreizten Beinen rittlings auf ihn setzt. Diese Stellung bietet viel Raum zum Streicheln, Küssen und Liebkosen.

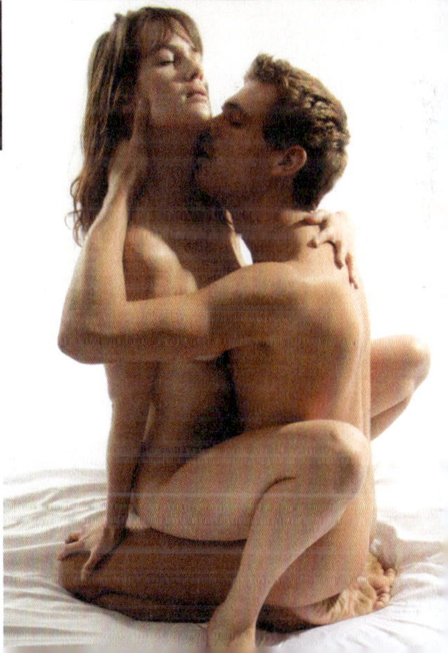

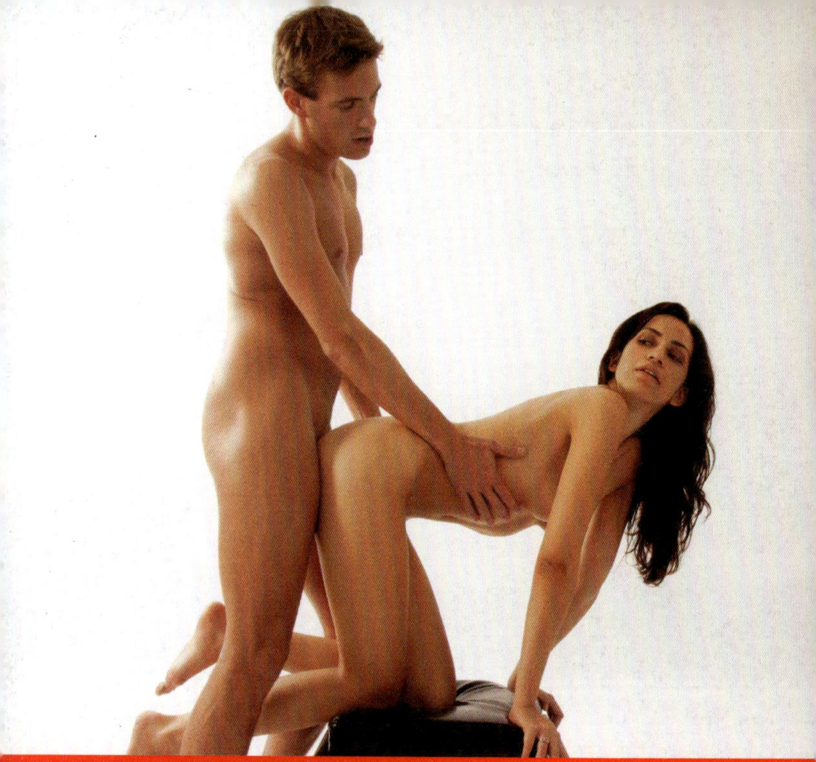

TAG 287

A TERGO

Sie geht auf einem Hocker in den Vierfüßlerstand, er dringt von hinten im Stehen in sie ein. Er hat die Hände frei und kann Brüste und Klitoris stimulieren.

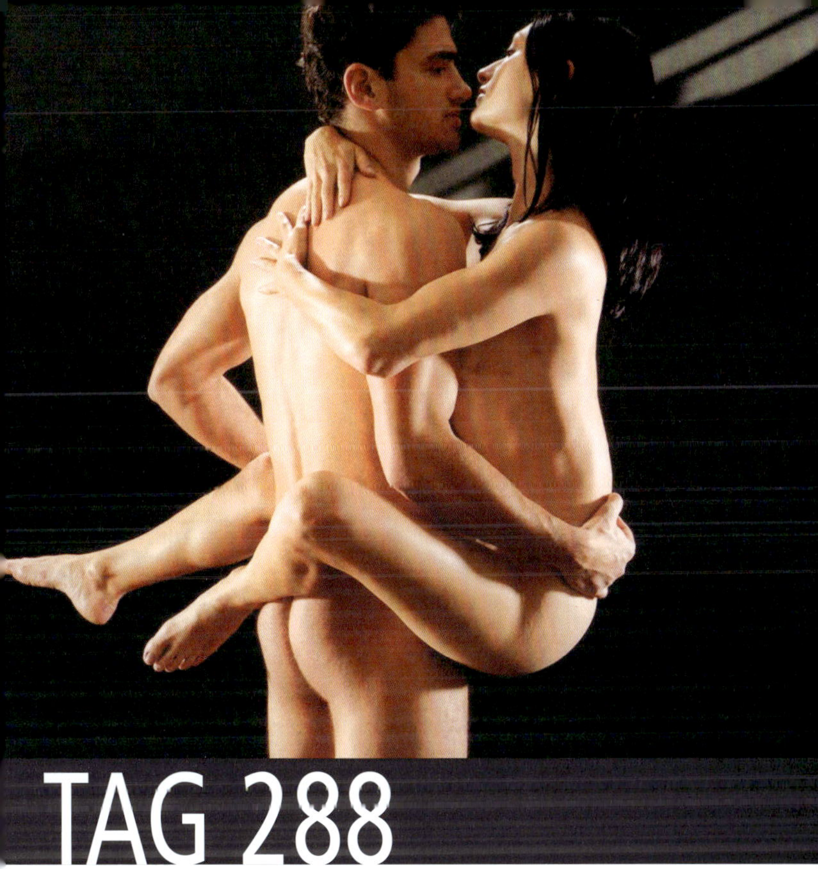

TAG 288

GLÜCKLICH VEREINT

Die beiden Partner stehen einander gegenüber. Dann schlingt sie ihre Arme um seinen Oberkörper, er hebt sie hoch und dringt in sie ein. Mit dem Bein, das sie um seinen Po gelegt hat, kann sie ihn näher zu sich heranziehen.

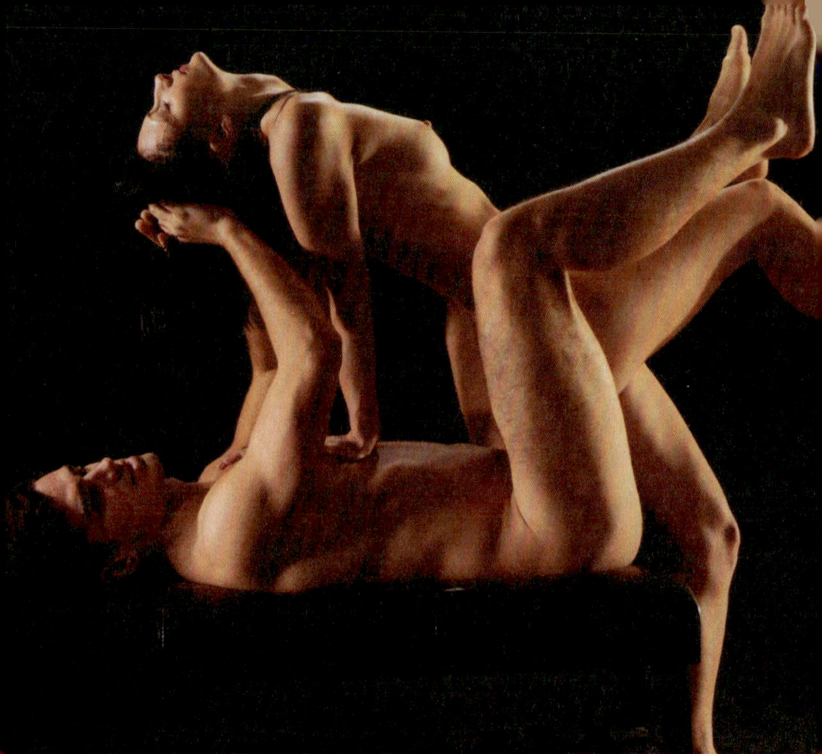

TAG 289

AUF DEM HÖHEPUNKT

Er legt sich rücklings auf eine gepolsterte Bank und hebt die geöffneten Beine an. Sie wendet ihm den Rücken zu und lässt sich zwischen seinen Beinen auf seinem Penis nieder, wobei sie sich auf seiner Brust abstützt und ein Bein anhebt.

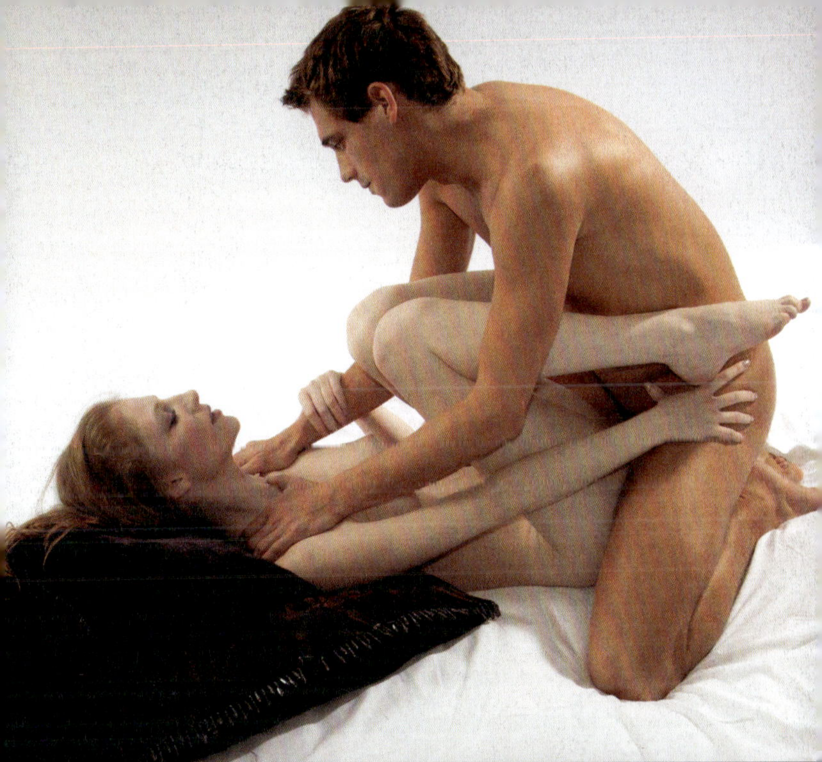

TAG 290

INNERE SCHÖNHEIT

Sie liegt auf dem Rücken, zieht die Knie zur Brust und legt ihre Füße an der Hüfte ihres Partners ab. So kann er in kniender Position sehr tief in sie eindringen, was beiden unglaubliche Lust bereitet.

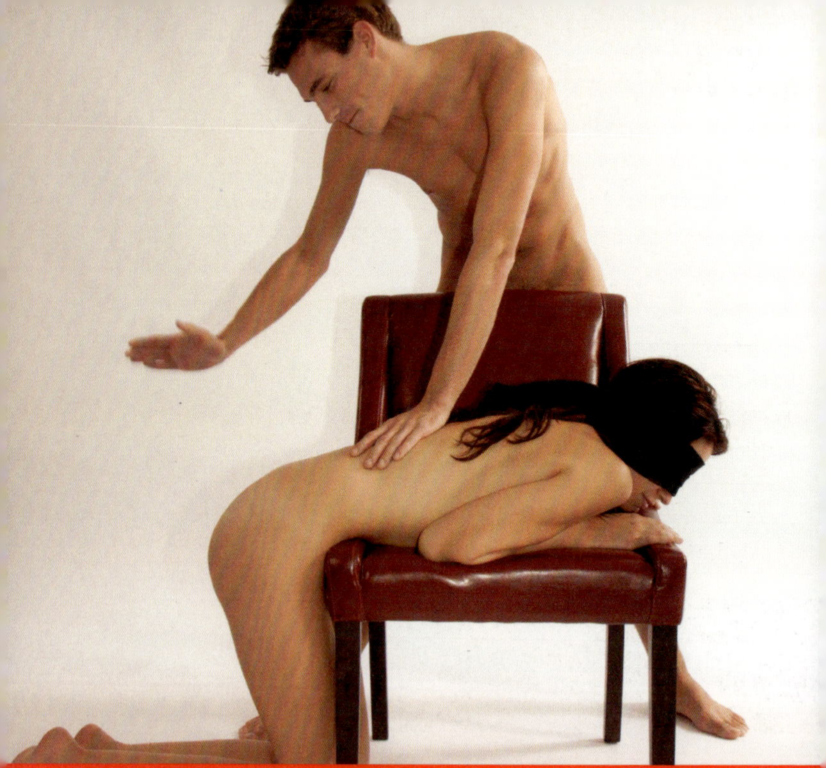

TAG 291

DEN PO VERSOHLEN II

Sie legt mit verbundenen Augen den Oberkörper auf einem Sessel ab, während ihr Partner hinter dem Sessel steht, eine Hand zärtlich auf ihren Rücken legt und ihr mit der anderen Hand Klapse auf den Po gibt. Sieht sie ein, dass sie unartig war, verwöhnt er sie mit der Hand.

TAG 292

ALLE HÄNDE VOLL ZU TUN

Die beiden Partner stehen im Kniestand mit gespreizten Beinen hintereinander, er hinter ihr. Während er von hinten in sie eindringt, kann er ihren Hals küssen und mit der Hand Brüste und Klitoris streicheln.

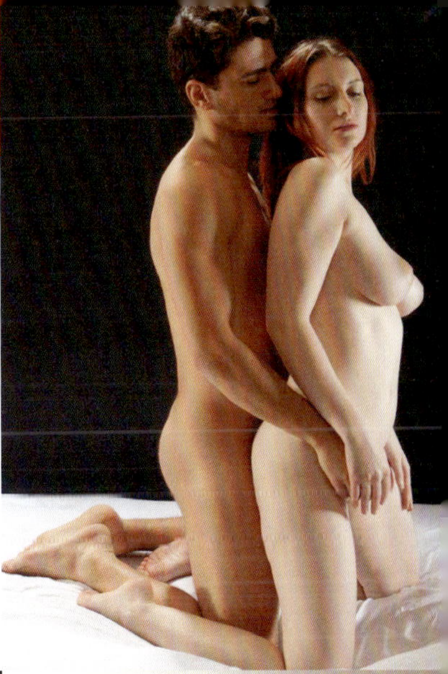

TAG 293

DER PFLUG

Sie stützt sich mit den Unterarmen auf einem Stuhl ab, während er ihre Beine anhebt und von hinten in sie eindringt. Zur Stabilisation verschränkt sie ihre Beine hinter seinem Rücken.

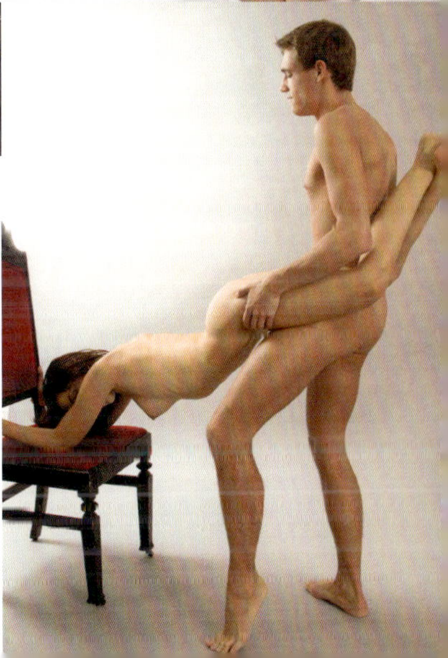

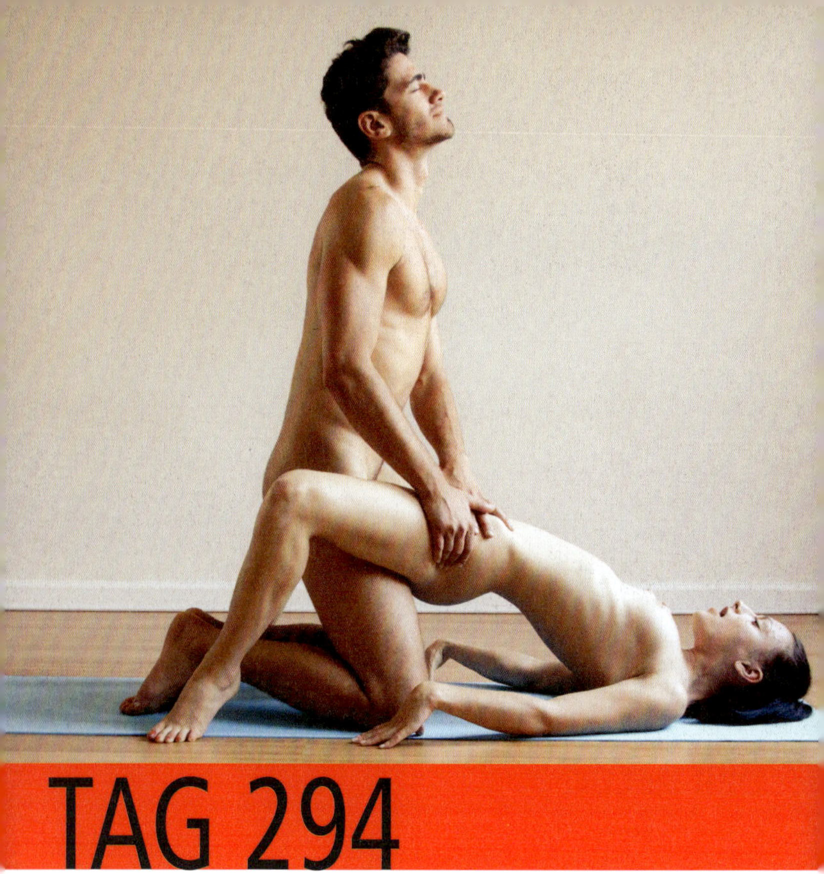

TAG 294

AUF UND DAVON

Sie liegt auf dem Rücken, stellt Zehen- und Fingerspitzen auf und hebt das Becken an. Er kniet zwischen ihren Beinen und dringt so in sie ein. Dabei hält er ihr Becken fest, um es noch weiter anzuheben und den Eindringwinkel zu verändern.

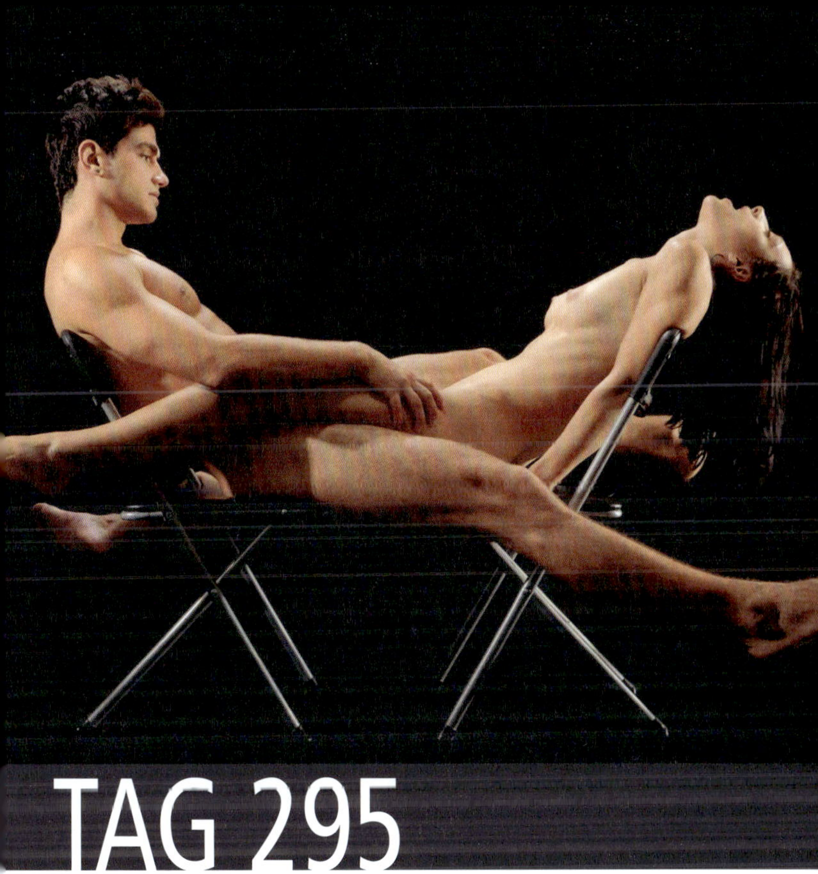

TAG 295

ABENTEUER AUF ZWEI STÜHLEN

Die beiden Partner sitzen sich auf Stühlen gegenüber. Er öffnet seine ausgestreckten Beine, damit sie zwischen diese gleiten und er in ihren Anus eindringen kann. Die Partner können den Abstand zwischen sich ganz nach Belieben verändern.

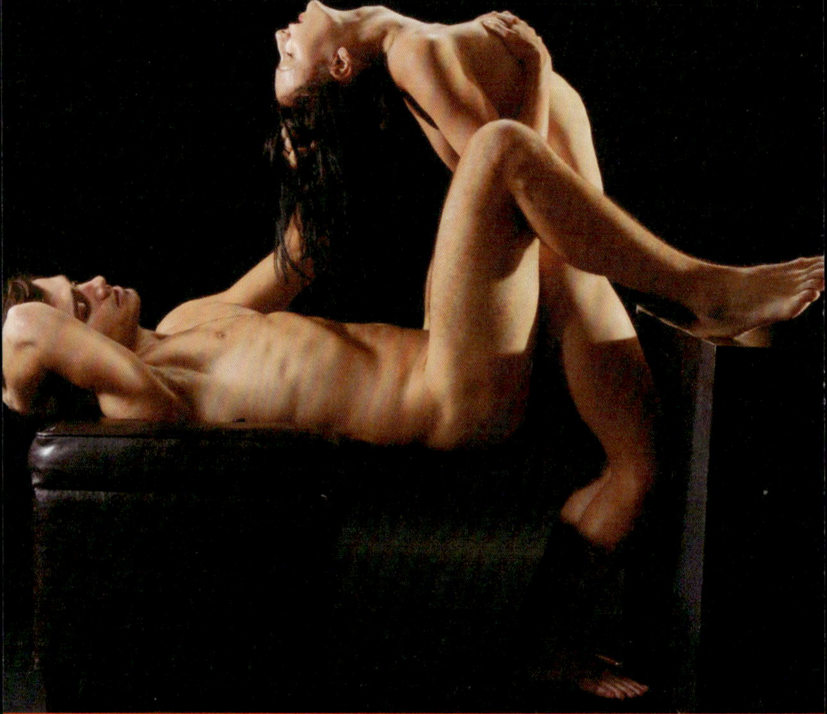

TAG 296

BEIM FRISEUR

Sollte ihr Haar für diese Stellung nicht lang genug sein, kann sie auch eine Perücke verwenden. Er liegt mit Kopf und Oberkörper auf einem Hocker und stellt seine Füße etwas erhöht auf. Sie stellt sich rücklings zwischen seine Beine, lässt sich auf seinem Penis nieder und streichelt mit den Haaren seine Brust.

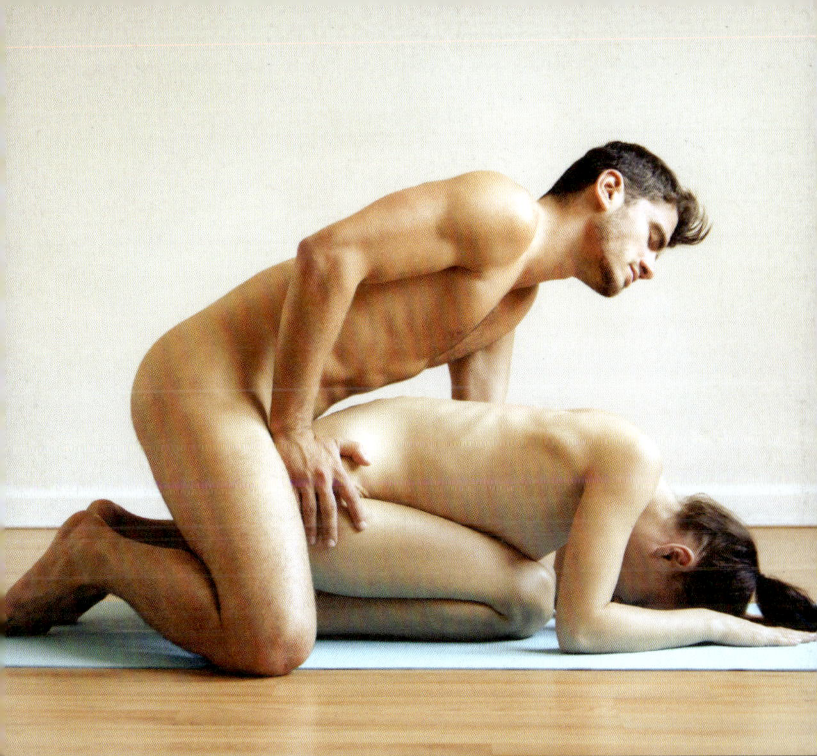

TAG 297

DEMUTSHALTUNG

Sie nimmt die Yogaposition des Kindes ein, indem sie im Fersensitz Stirn und Unterarme auf dem Boden ablegt. Ihr Partner kniet hinter ihr und dringt in ihren mit Gleitmittel vorbereiteten Anus ein.

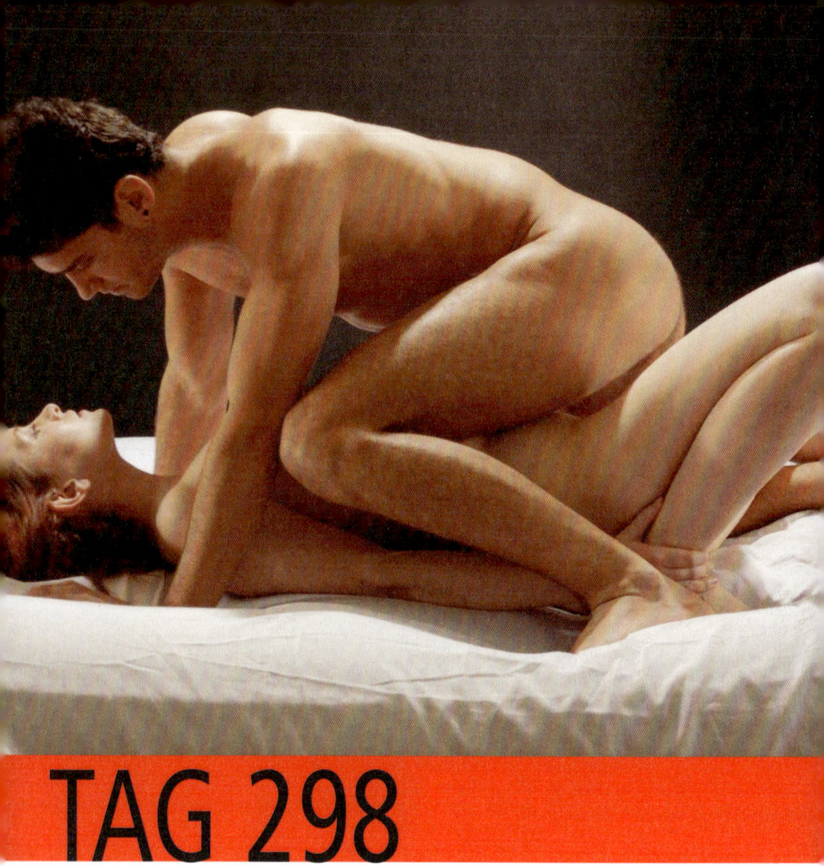

TAG 298

DRUNTER UND DRÜBER

Sie liegt auf dem Rücken und umfasst mit der Hand eines ihrer Fußgelenke. Ihr anderes Bein ist ausgestreckt. Ihr Partner hockt auf ihr und stützt sich dabei mit einem Knie sowie mit den Händen ab, während er von oben in sie eindringt. Ein einziges Drunter und Drüber!

TAG 299

DER PRESSLUFT-HAMMER

Er sitzt mit weit geöffneten Beinen auf der Bettkante. Seine Partnerin lässt sich von seinem Schoß auf den Boden gleiten, wo sie sich mit einer Hand und dem Kopf abstützt. Er hält sie an den Oberschenkeln fest, um ihre Wirbelsäule zu entlasten.

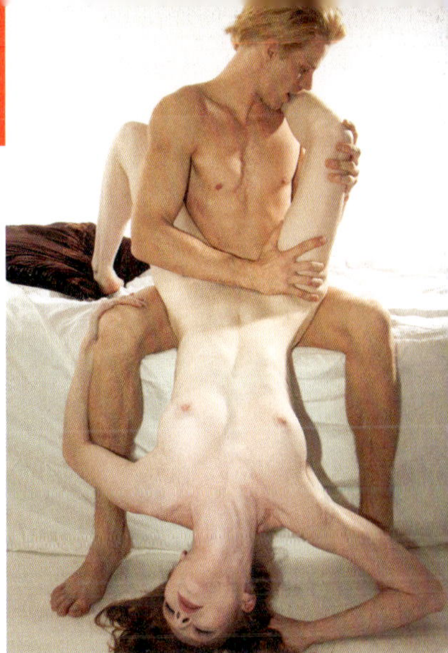

TAG 300

AUF SEINEM SCHOSS

Er setzt sich mit geöffneten Beinen auf einen Hocker, sie sitzt auf seinem Schoß und stellt die Füße hinter seinem Rücken auf dem Hocker ab. So kann sie auch bestimmen, wie tief er eindringt.

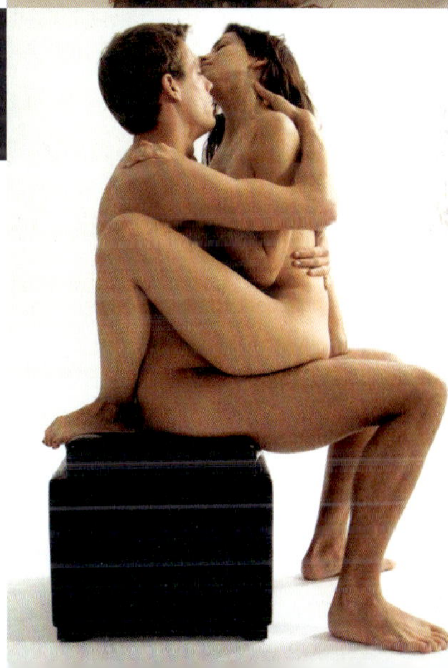

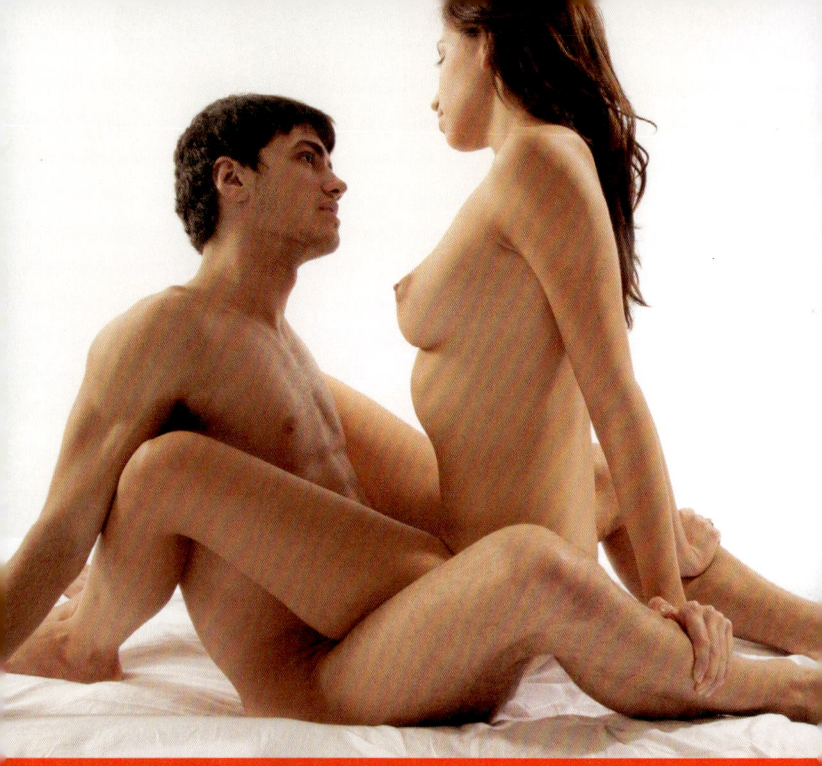

TAG 301

VOLLER HINGABE

Er setzt sich mit geöffneten und angewinkelten Beinen auf das Bett. Sie sitzt auf seinem Schoß und schlingt ihre Beine um seinen Oberkörper. In dieser Position können die Partner einander tief in die Augen blicken und sich nach Herzenslust küssen.

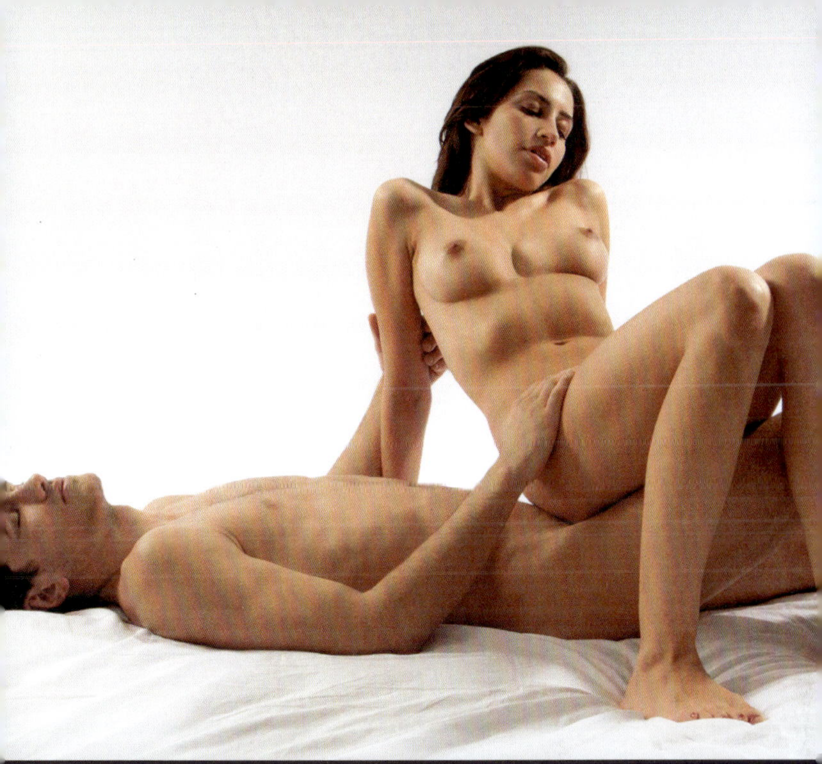

TAG 302

G-PUNKT-ROULETTE

Er liegt auf dem Rücken und hat die Beine ausgestreckt. Sie setzt sich im rechten Winkel auf seinen Schoß und kann sich in dieser Position um ganze 360 Grad drehen – um herauszufinden, wo genau der G-Punkt liegt.

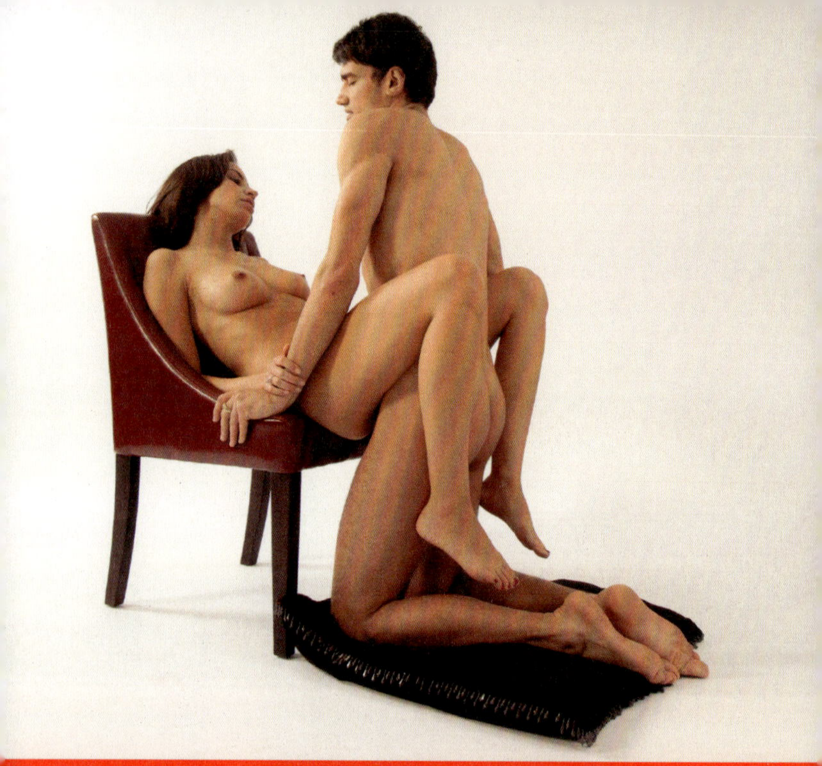

TAG 303

IMMER HÜBSCH LANGSAM

Es geht doch nichts über eine bequeme Sitzmöglichkeit! In einer solchen lehnt sie sich zurück, während ihr Partner zwischen ihren angehobenen Beinen kniet und in sie eindringt. Wenn sie mag, kann sie ihre Beine auch hinter seinem Rücken verschränken.

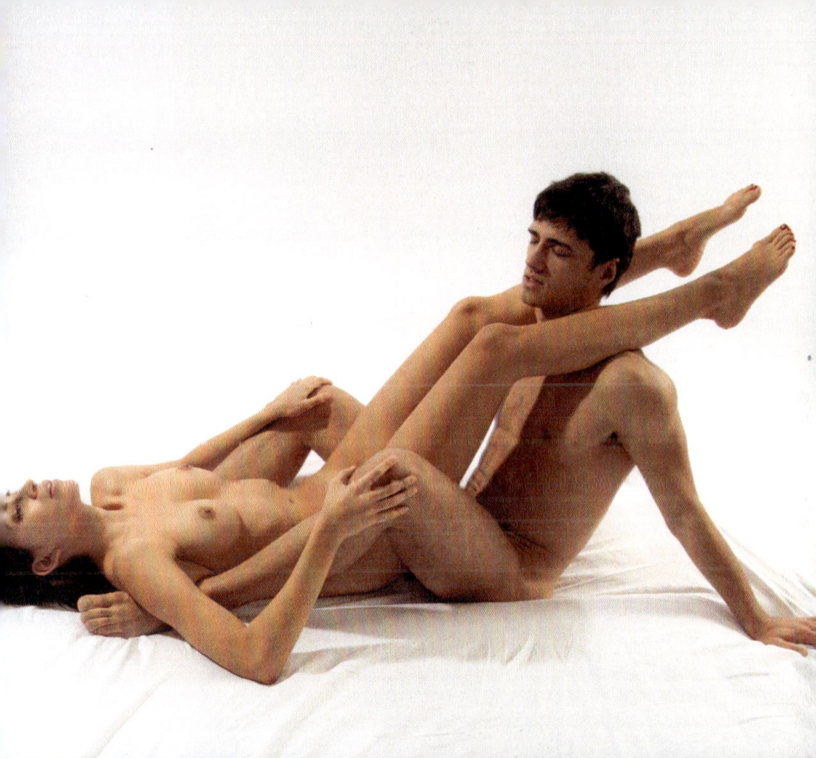

TAG 304

WIE HINGEGOSSEN

Sie sitzt zunächst auf seinem Schoß und lässt sich dann in die Rückenlage gleiten. Fast ihr gesamtes Gewicht ruht nun auf Kopf und Schultern. Anschließend legt sie ihre Waden auf den Schultern ihres Partners ab.

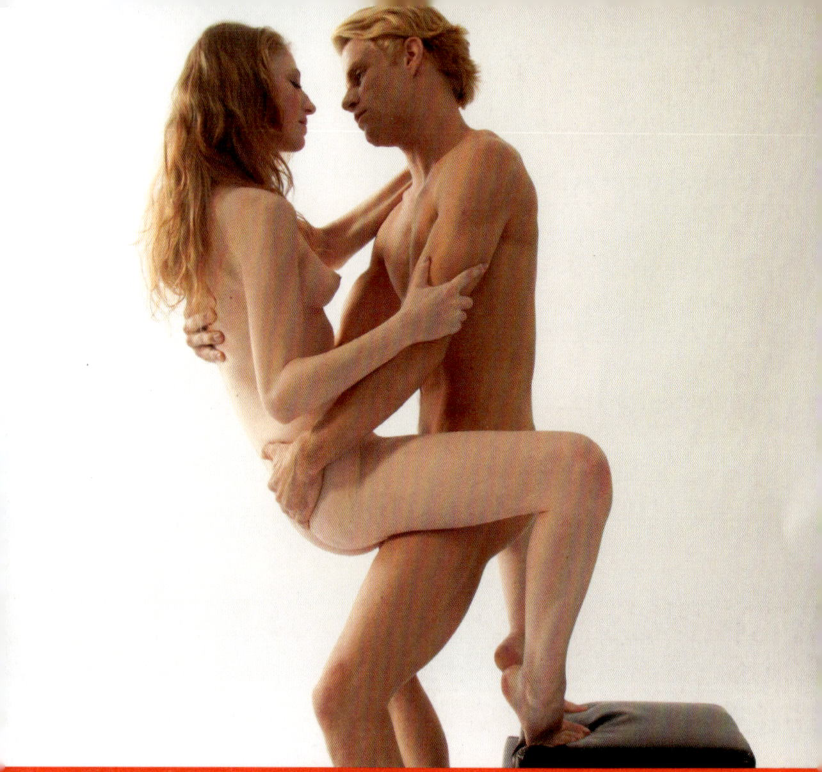

TAG 305

DIE KLETTERSTANGE

Er steht mit leicht gebeugten Knien vor einem Hocker, auf dem seine Partnerin ihre Fußballen abstellt, während sie sich auf seinem erigierten Penis niederlässt. Gibt es eine schönere Kletterstange ...?

TAG 306

WIE GESCHMIERT

Sie stützt sich mit den Händen an einer Wand ab und stellt sich auf die Fußballen. Er bereitet ihren Anus und seinen Penis mit Gleitmittel vor und dringt dann in sie ein.

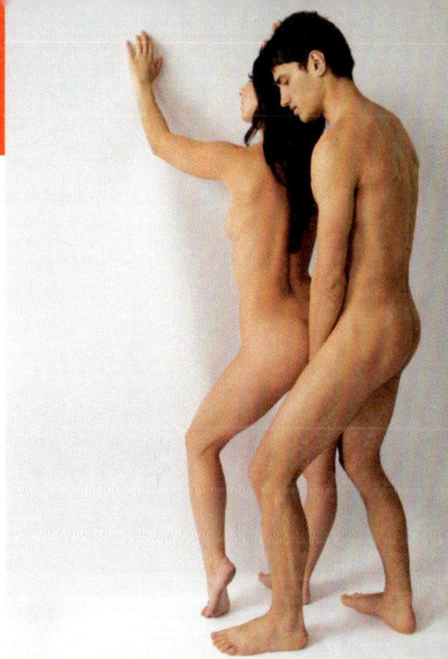

TAG 307

INTERESSANTE PERSPEKTIVE

Er sitzt mit weit geöffneten Beinen auf der Bettkante. Sie steht zwischen seinen Beinen, wendet ihm den Rücken zu und beugt sich nach vorn, bis ihre Hände seine Fußgelenke umfassen können. So kann er sie oral oder mit den Händen befriedigen.

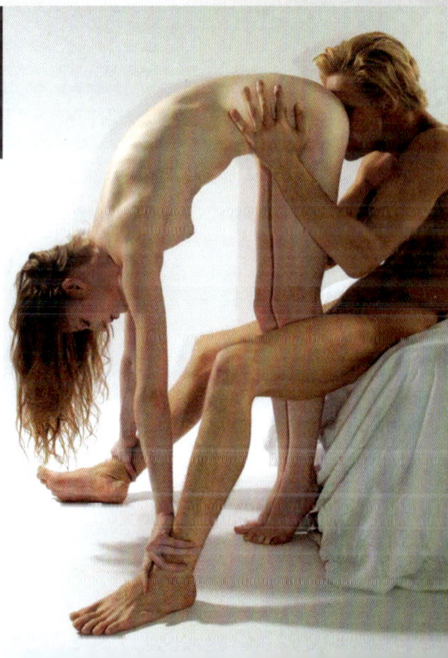

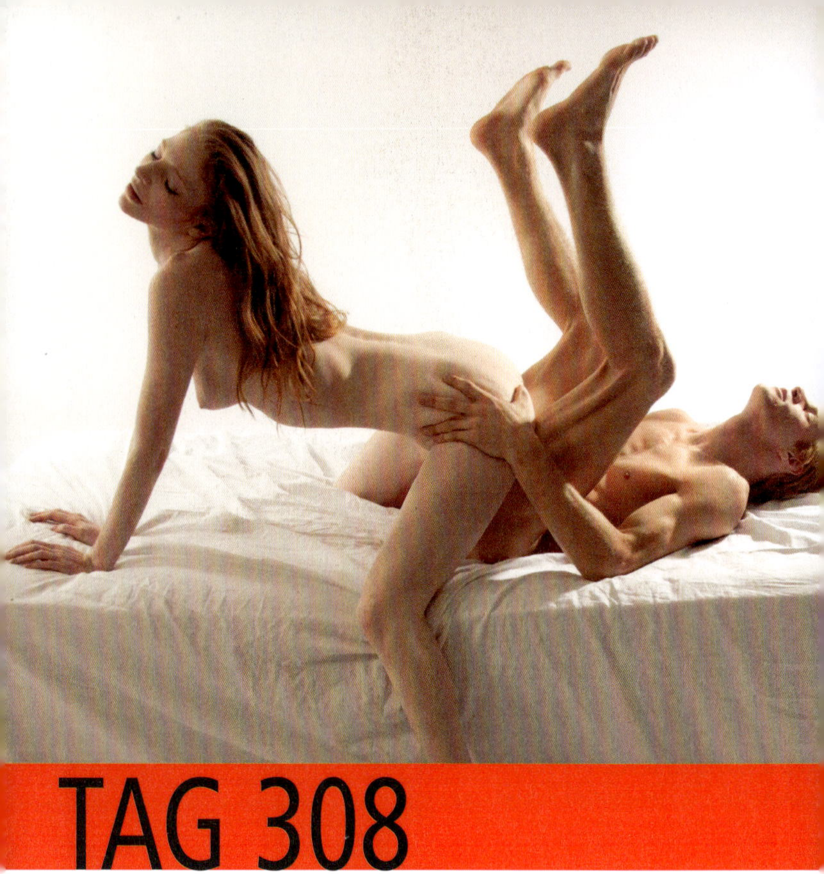

TAG 308

DIE HECKENSCHERE

Er liegt auf dem Rücken und hebt die angewinkelten Beine an. Sie hat ein Knie auf dem Bett, mit dem anderen Fuß steht sie auf dem Boden. So lässt sie sich rücklings auf seinem erigierten Penis nieder. Die Stellung eignet sich gut zur G-Punkt-Stimulierung.

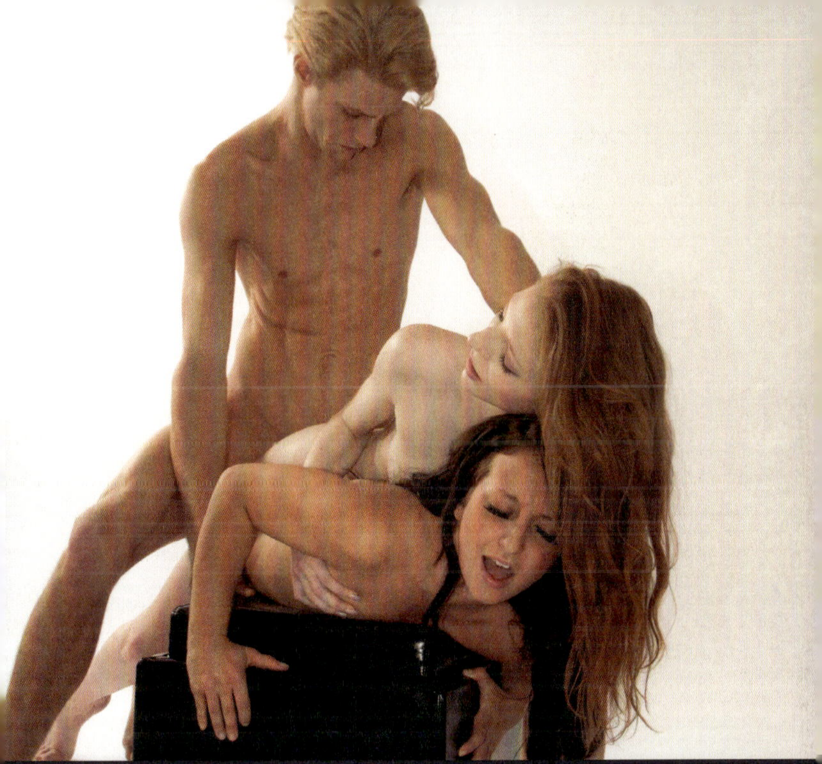

TAG 309

DAS SANDWICH

Eine Frau liegt bäuchlings auf einem Hocker, ihre Freundin legt sich bäuchlings auf sie. Er dringt abwechselnd von hinten in beide ein.

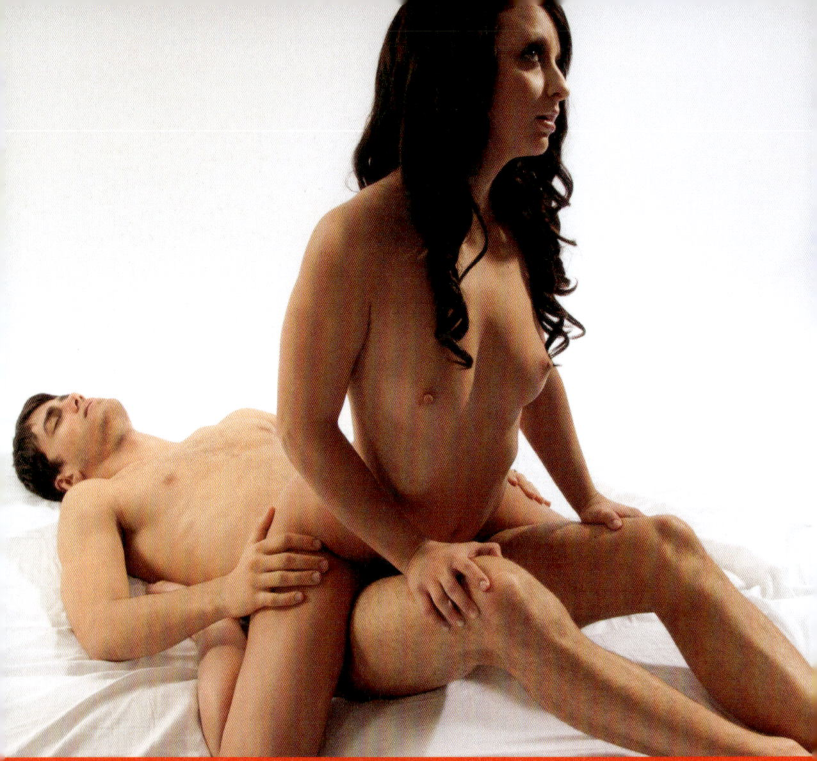

TAG 310

ABGEWANDT

Er liegt mit leicht aufgestellten Beinen auf dem Rücken. Sie wendet ihm den Rücken zu und setzt sich rittlings auf seinen Schoß. Wenn sie möchte, kann sie sich an seinen Oberschenkeln festhalten.

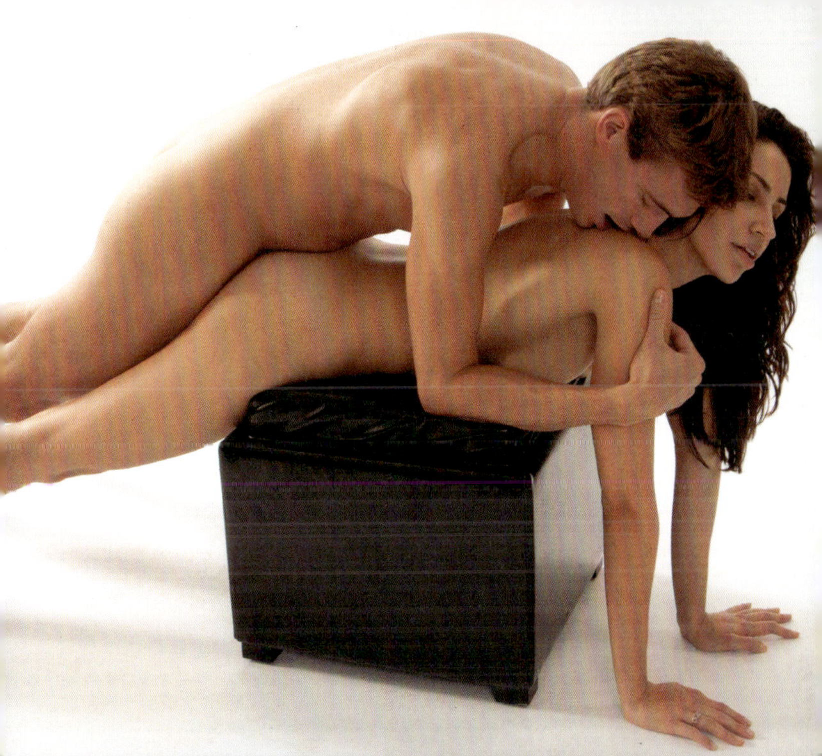

TAG 311

DIE VERSCHMELZUNG

Sie legt sich mit dem Bauch auf einen Hocker und stützt sich mit den Händen auf dem Boden ab. Ihre Beine sind nach hinten ausgestreckt. Er legt sich ausgestreckt auf sie und dringt von hinten in sie ein.

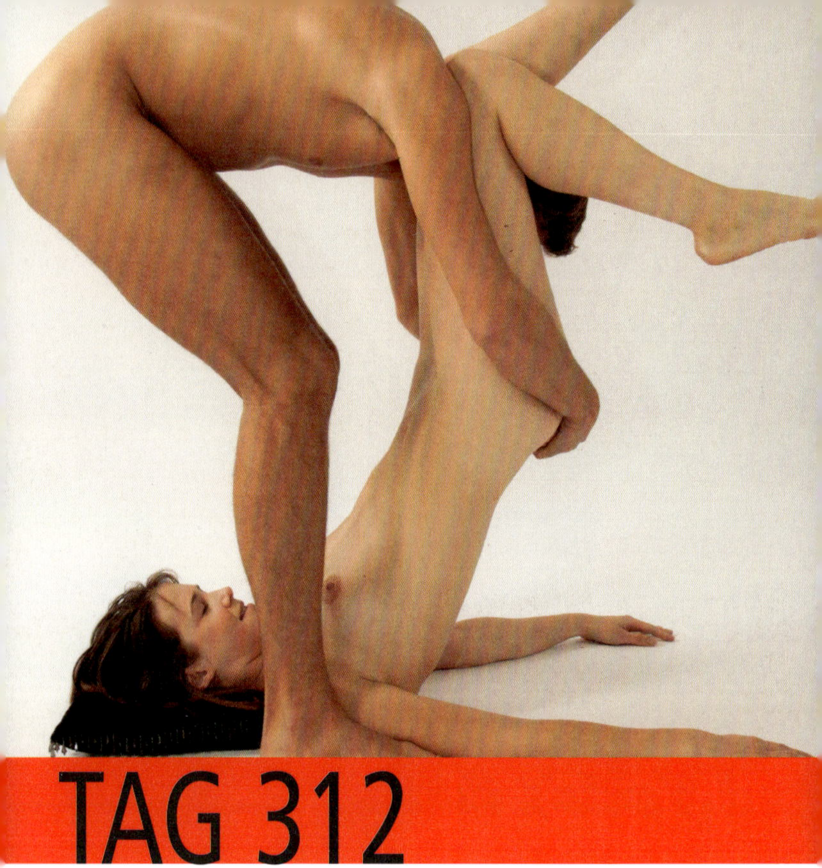

TAG 312

DER HONIGTOPF

Sie geht in den Schulterstand, während ihr Partner sich über sie stellt. Er beugt sich nach vorn zwischen ihre geöffneten Beine, stützt seine Partnerin am Po ab und kann so nach Herzenslust aus ihrem Honigtopf naschen. Haltungsnoten werden bei dieser Stellung keine vergeben.

TAG 313

IN SEINEN ARMEN

Er stellt sich mit dem Rücken vor einen Stuhl und hebt seine vor ihm stehende Partnerin hoch. Sie stützt sich mit den Fußballen auf dem Stuhl auf, er hält sie in der Taille fest. So kann er von hinten in sie eindringen.

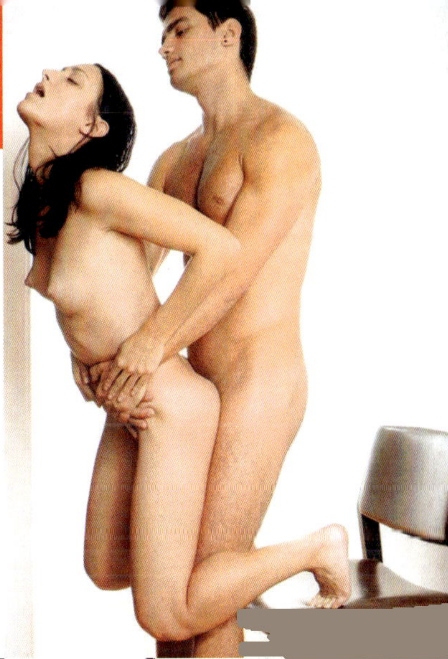

TAG 314

DER GLÖCKNER

Er lehnt mit dem Rücken an einer Wand und hält sich an einem Gürtel o. Ä. fest, den er über eine Klimmzugstange geschlungen hat. Sie setzt sich so auf ihn, dass er von hinten eindringen kann, und hält sich an einem zweiten Gürtel fest. Bestimmt hören die beiden schon bald die Glocken läuten.

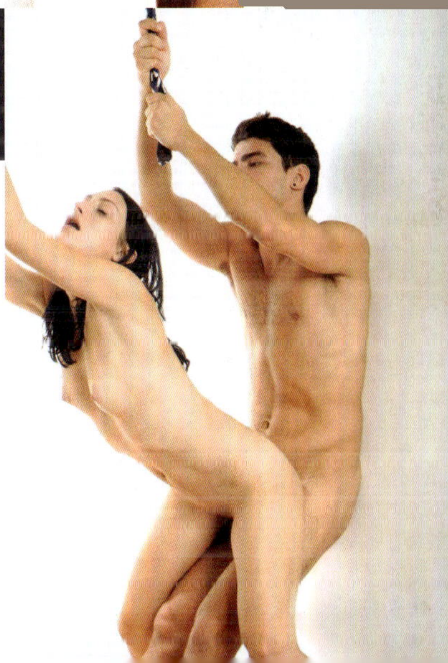

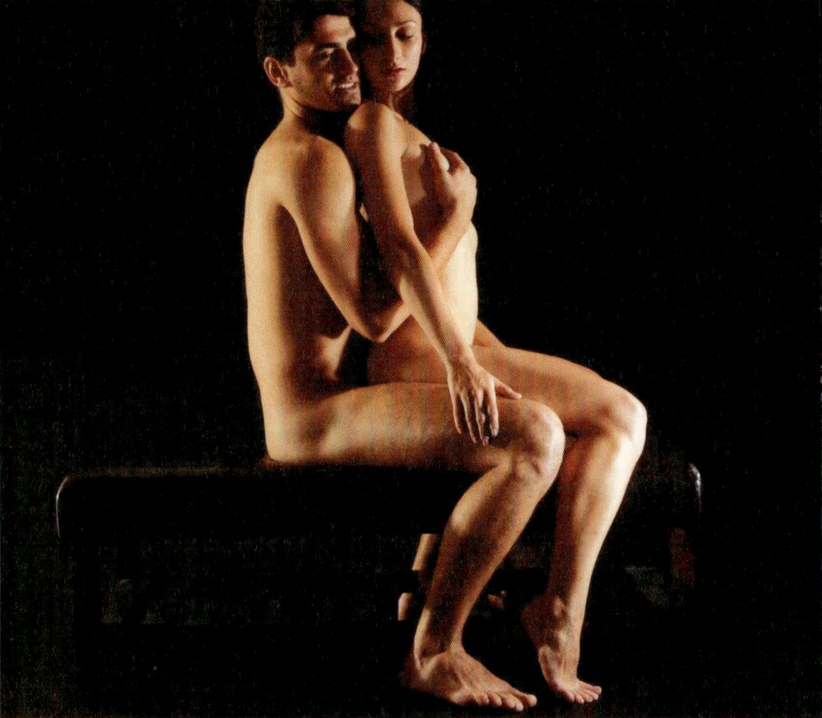

TAG 315

IST HIER NOCH FREI?

Er setzt sich rittlings auf eine Bank, sie setzt sich in fast identischer Position auf seinen erigierten Penis. In dieser Stellung haben beide die Hände frei und können sich gegenseitig streicheln. Er kommt so auch leicht an ihre Klitoris und ihre Brüste heran.

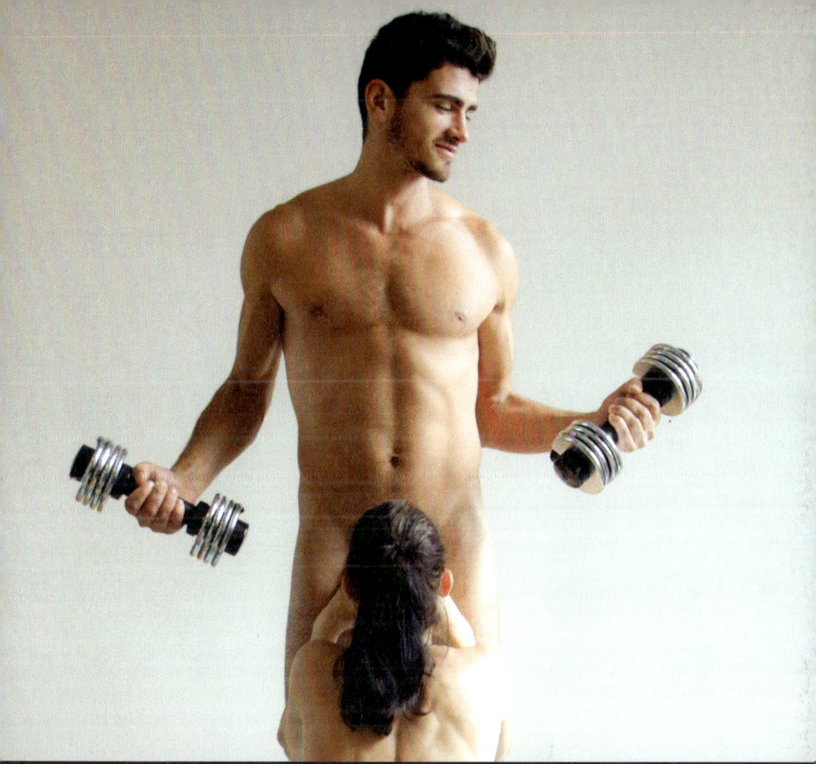

TAG 316

SPORTSFREUND

Er stellt sich aufrecht hin und trainiert mit zwei Hanteln seinen Bizeps. Sie kniet vor ihm und ergreift die Gelegenheit sowie seinen Lieblingsmuskel in den unteren Gefilden beim Schopfe und absolviert ihr ganz persönliches orales Workout.

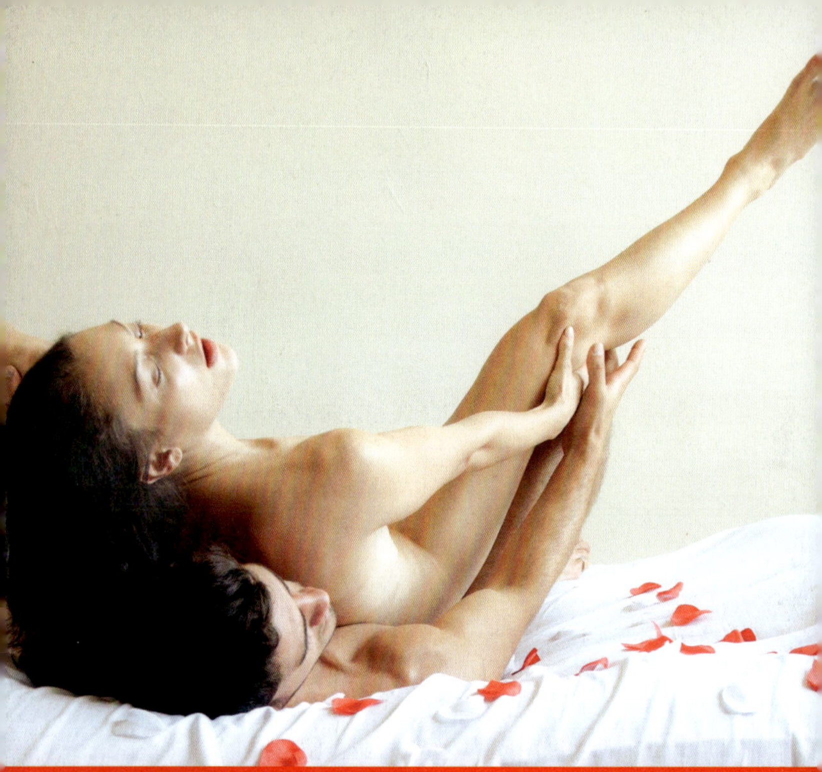

TAG 317

IM ROSENGARTEN

Gemeinsam streut das Paar Rosenblütenblätter auf das Bett, dann legt er sich mit geöffneten und angewinkelten Beinen auf den Rücken. Sie bereitet ihren Anus mit Gleitmittel vor und lässt sich rücklings auf seinem Penis nieder. Mit weit gespreizten Beinen erwartet sie seine Stöße.

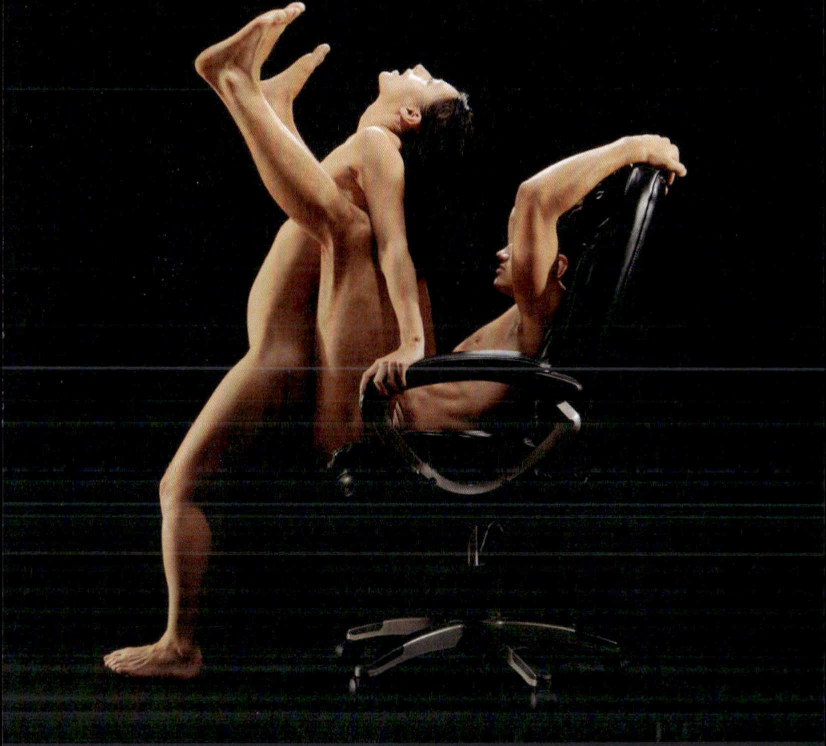

TAG 318

SCHARFE KURVEN

Er setzt sich tief in einen Sessel und bildet mit Armen und Beinen ein U. Sie steht mit dem Rücken zu seinem Gesicht zwischen seinen Beinen und lässt sich auf seinem Penis nieder. So hat sie die volle Kontrolle über Tempo und Eindringtiefe.

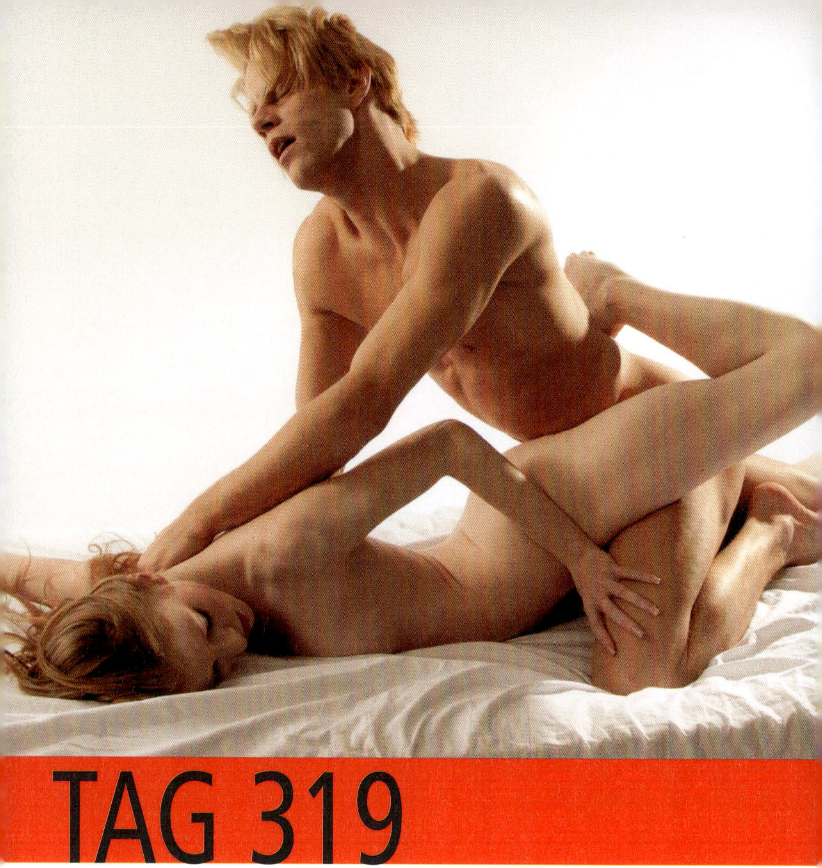

TAG 319

EKSTASE PUR

Sie liegt auf dem Bauch und lässt ihren Partner zwischen ihre Beine, wo er von hinten in kniender Position in sie eindringt. Sie legt eine Ferse auf seinem unteren Rücken ab, sodass er noch tiefer in sie eindringen kann. Eine wunderbare Stellung mit viel Körperkontakt!

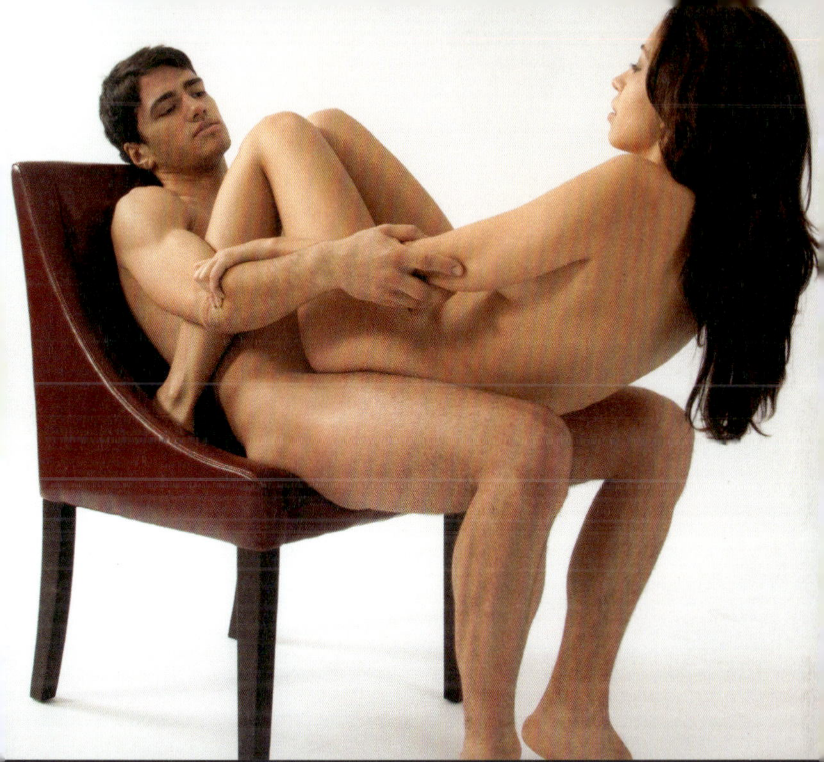

TAG 320

LIEBESTAUZIEHEN

Er setzt sich in einen Sessel und rutscht mit dem Po an den Sesselrand. Sie setzt sich auf seinen Schoß und stellt die Füße neben seinem Oberkörper auf. Während er in sie eindringt, halten sich die beiden in einem lustvollen Tauziehen an den Unterarmen fest.

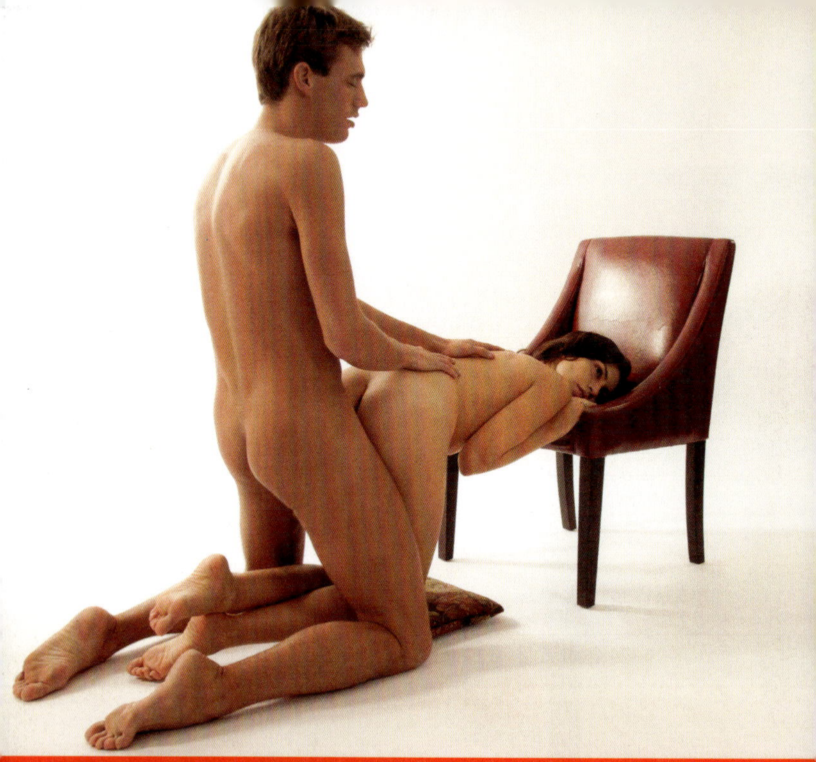

TAG 321

VON HINTEN MIT SESSEL

Bei dieser Variante der klassischen Stellung von hinten kommt ein gepolsterter Stuhl oder ein Sessel zum Einsatz. Sie kniet vor dem Sessel und legt ihren Kopf darauf ab. Er dringt im Knien von hinten in sie ein. Ein Kissen empfiehlt sich.

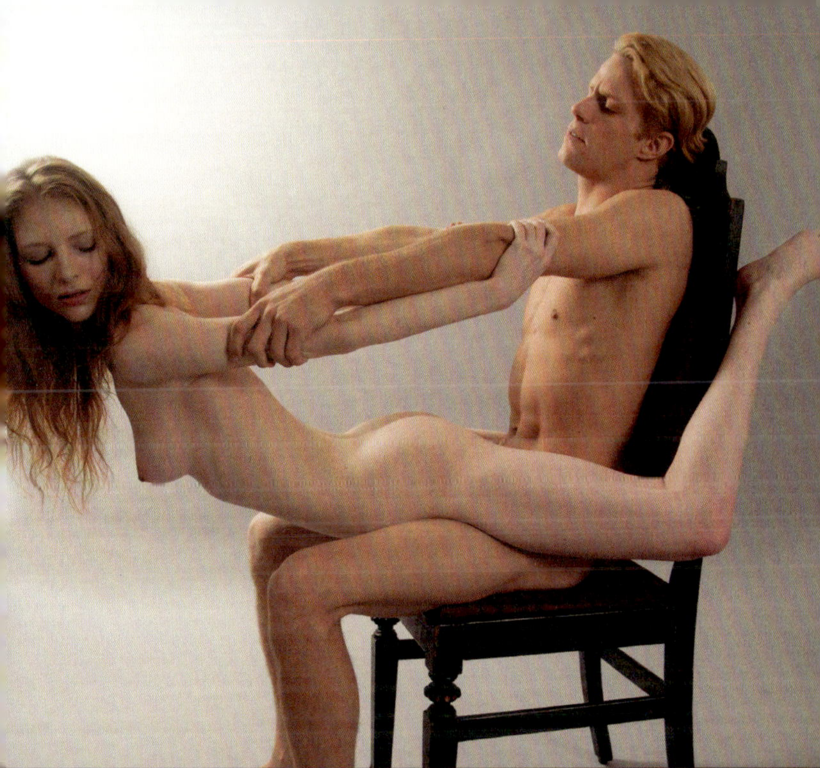

TAG 322

SEX VERLEIHT FLÜGEL

Er sitzt auf einem Stuhl, sie setzt sich rücklings auf seinen Penis. Während sie sich nach vorn fallen lässt und die Beine nach hinten anhebt, halten sich die Partner an den Oberarmen fest. Ready for take-off?

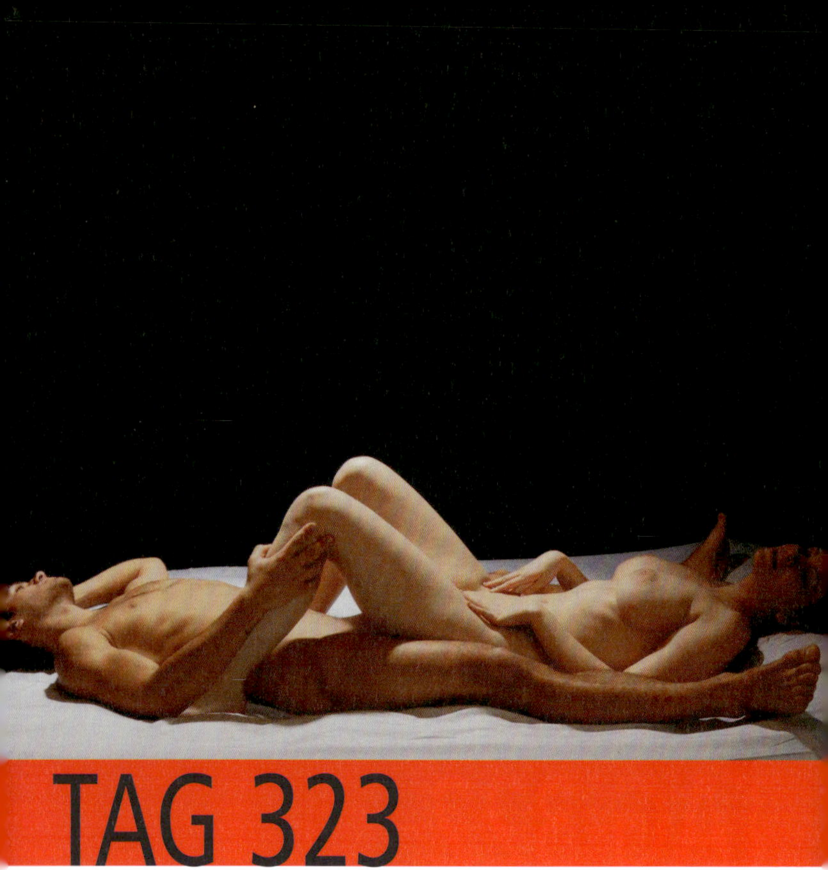

TAG 323

NICHTS FÜR KITZLIGE

Er legt sich mit geöffneten Beinen ausgestreckt auf den Rücken, sie legt sich zwischen seine Beine und stellt ihre neben seinem Oberkörper auf. So kann er in sie eindringen, und sie können sich gegenseitig Beine und Füße streicheln.

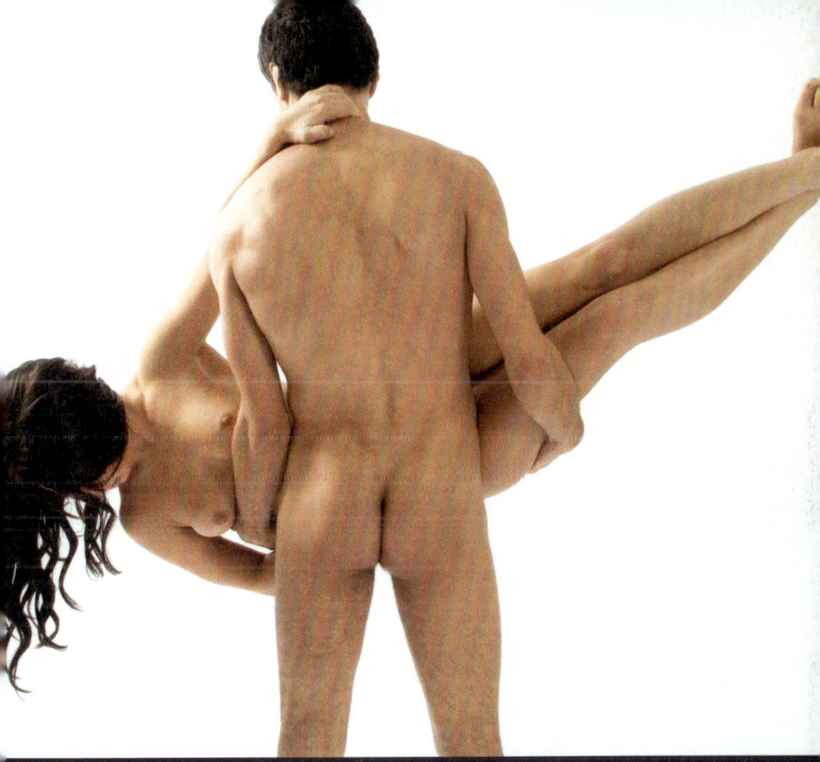

TAG 324

AUSGELASSEN

Er trägt seine Partnerin auf Händen, während sie sich mit einer Hand in seinem Nacken festhält. So kann er von der Seite in sie eindringen, und sie kann mit ihrer freien Hand seinen Penis streicheln.

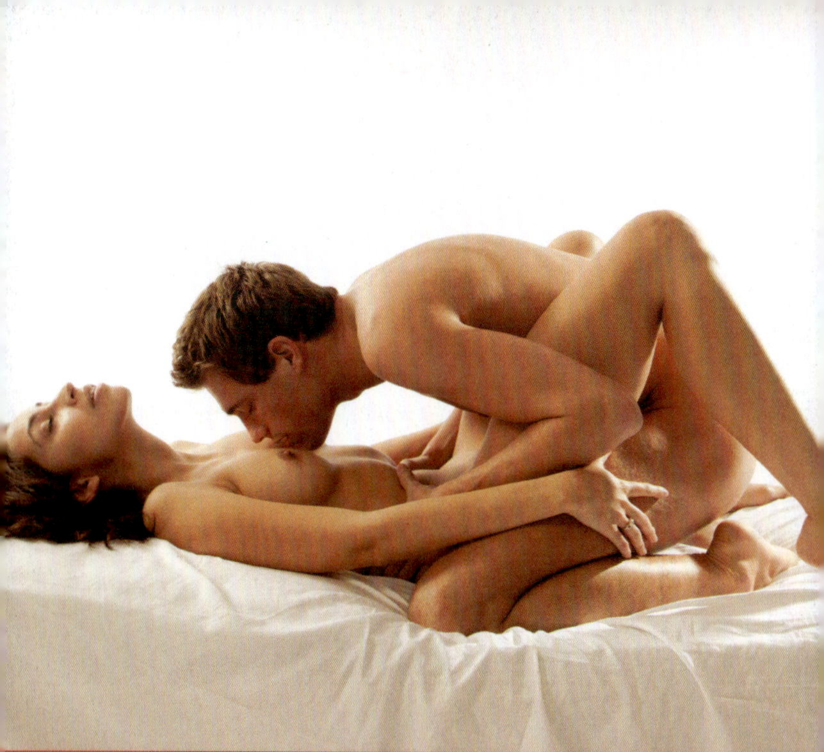

TAG 325

FEUCHTE KÜSSE

Sie liegt auf dem Rücken und spreizt die Beine, während er im Knien in sie eindringt. Er setzt noch einen drauf, indem er sich nach vorn beugt und sie mit langen, feuchten Küssen auf Brüste und Bauch verwöhnt.

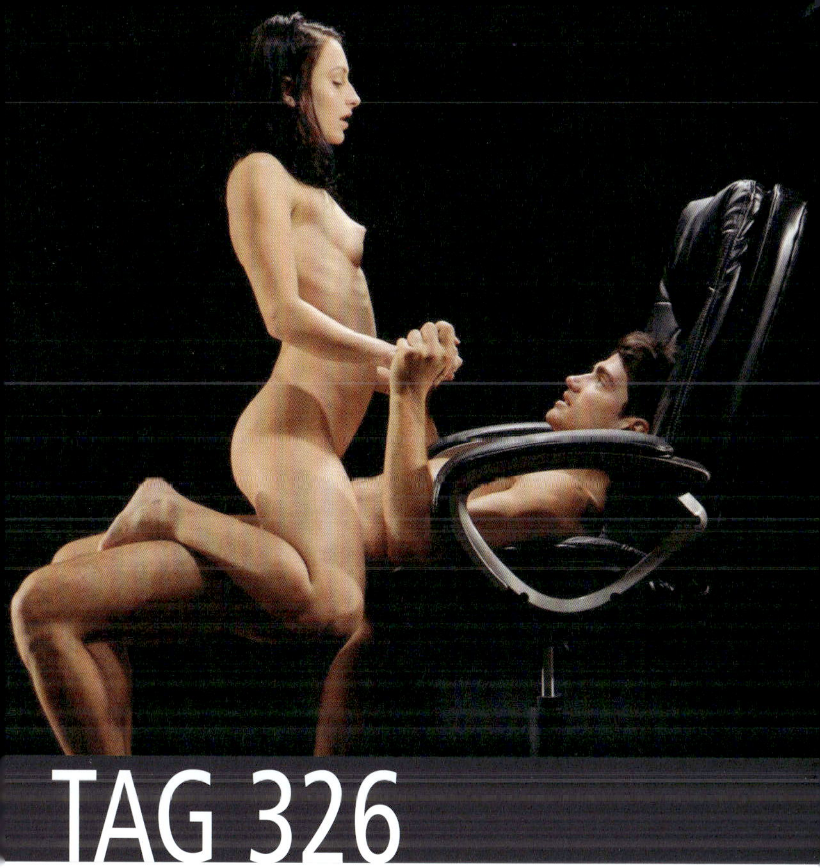

TAG 326

OBENAUF

Er liegt mit Kopf und Schultern in einem Sessel und hat die Beine auf dem Boden aufgestellt. Sie lässt sich auf seinem Penis nieder und streichelt mit ihrem Fußrücken die Innenseite seines Oberschenkels.

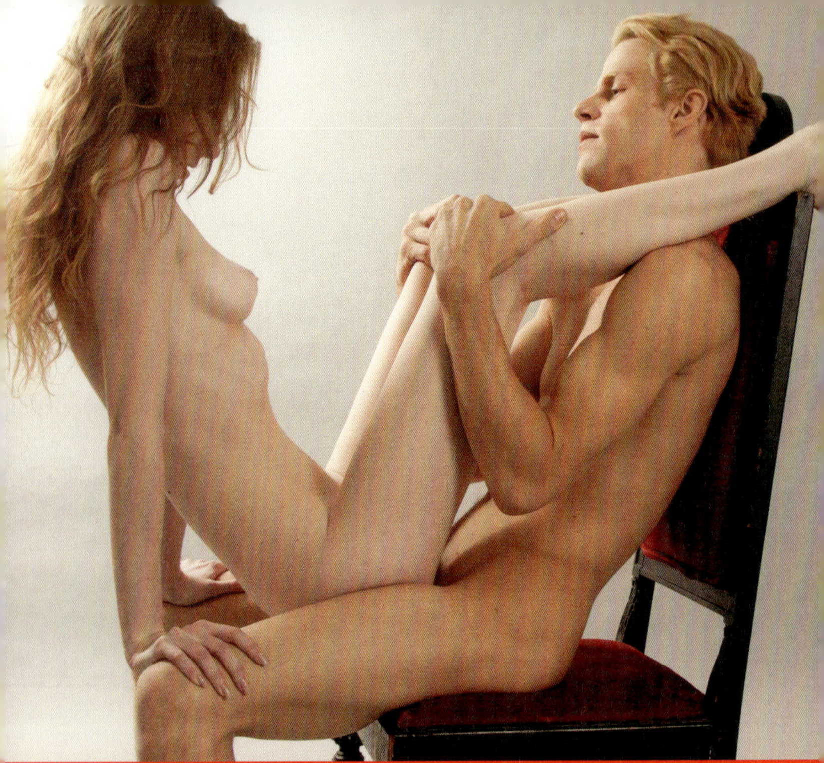

TAG 327

AUF UND ZU

Er setzt sich mit bequem geöffneten Beinen auf einen Stuhl. Sie bereitet ihren Anus mit Gleitmittel vor, nimmt auf seinem Schoß Platz und legt ihm die Beine über die Schultern. Wenn er ihre Beine schließt oder öffnet, verändert er den Eindringwinkel.

TAG 328

DIE KLETTER-PFLANZE

Sie liegt auf dem Rücken und zieht ein Knie zur Brust, während ihr Partner ihr anderes Bein anhebt. Dann dringt er kniend in sie ein. So kann sie bei den Stößen mit ihren Füßen an seiner Brust entlangfahren.

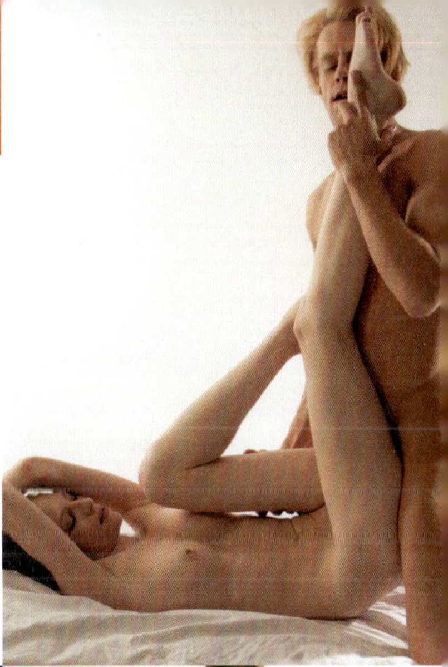

TAG 329

DER LIEBES-SKLAVE

Er kniet mit verbundenen Augen und hinter dem Rücken gefesselten Händen vor seiner Partnerin, während sie seinen Mund an die richtige Stelle dirigiert. Als ihr folgsamer Liebessklave tut er alles, was sie will.

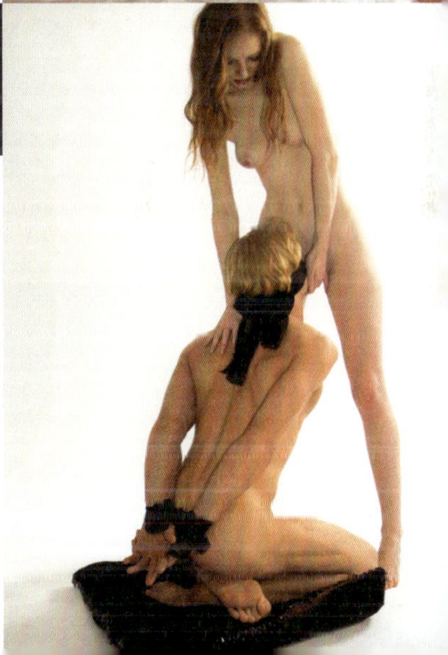

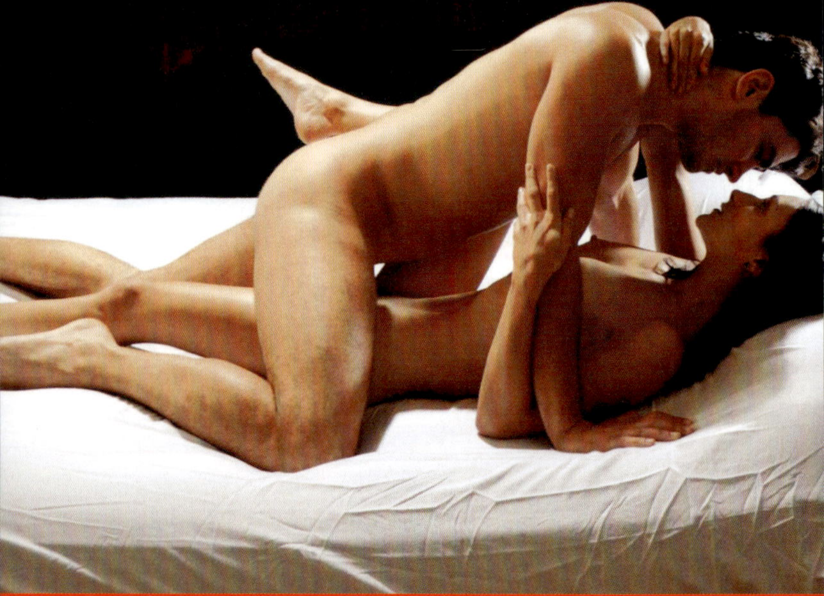

TAG 330

DIE LUSTGRÄTSCHE

Sie liegt auf dem Rücken, ein Bein ist ausgestreckt, das andere seitlich angewinkelt. Er kniet rittlings über ihrem ausgestreckten Bein und dringt in ihre Vagina ein.

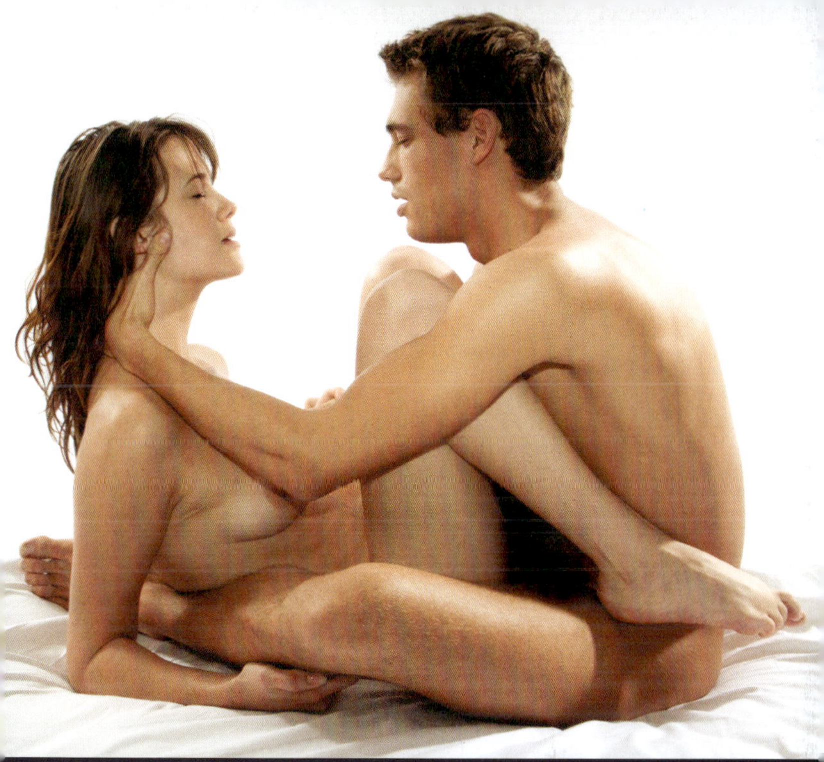

TAG 331

GEBORGEN

Er sitzt mit weit geöffneten Beinen auf dem Bett. Sie rutscht mit ihrem Schoß nah an seinen heran, stützt sich auf den Ellbogen auf und lehnt ihre Schienbeine an seine Brust. Er hält sie noch zärtlich im Arm, damit sie sich in seinem Schoß ganz geborgen fühlen kann.

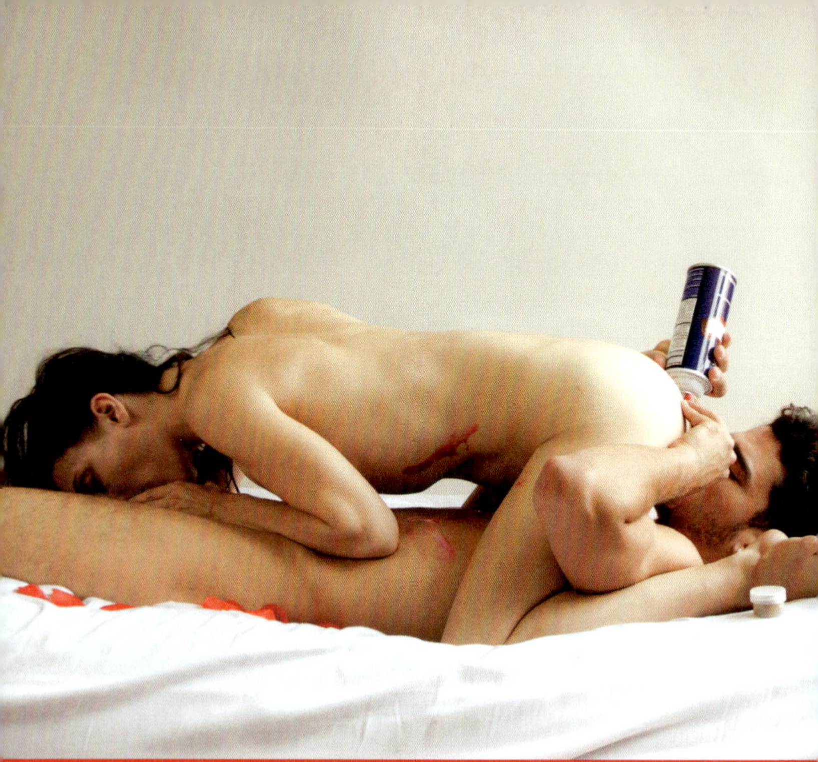

TAG 332

ABER BITTE MIT SAHNE!

Die beiden Partner begeben sich in die klassische 69er-Stellung, wobei sie oben liegt. Während sie ihn mit dem Mund verwöhnt, verteilt er etwas Schlagsahne auf seinem »Teller«.

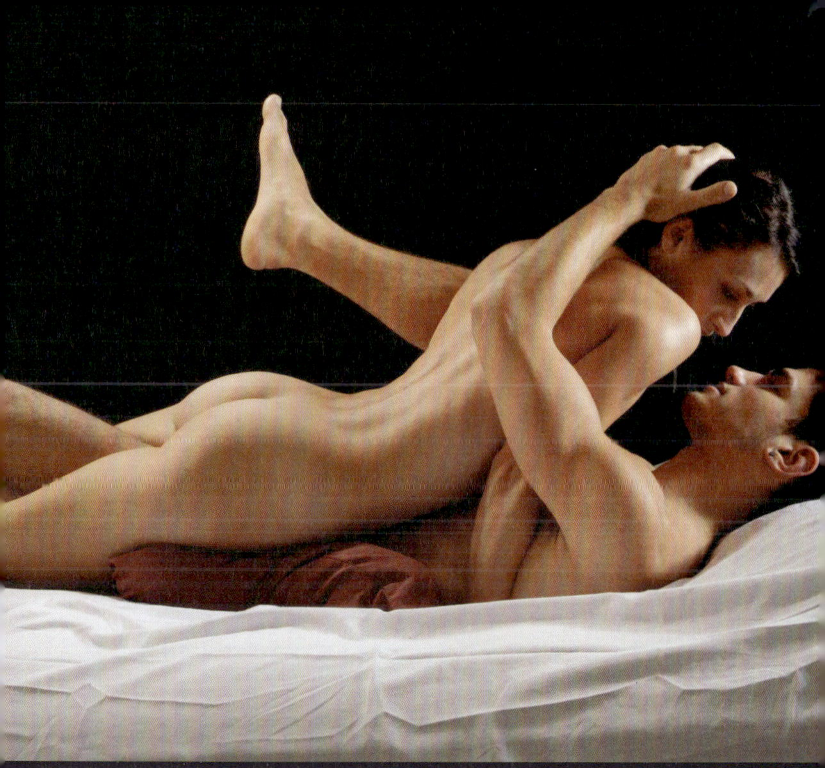

TAG 333

ROLLENTAUSCH

Er liegt auf dem Rücken und hat ein Bein ausgestreckt, während er das andere Knie zur Brust zieht. Seine Partnerin ergreift die Initiative und legt sich rittlings auf sein ausgestrecktes Bein. Dann führt sie seinen Penis ein. In dieser Stellung wird ihre Klitoris gut stimuliert.

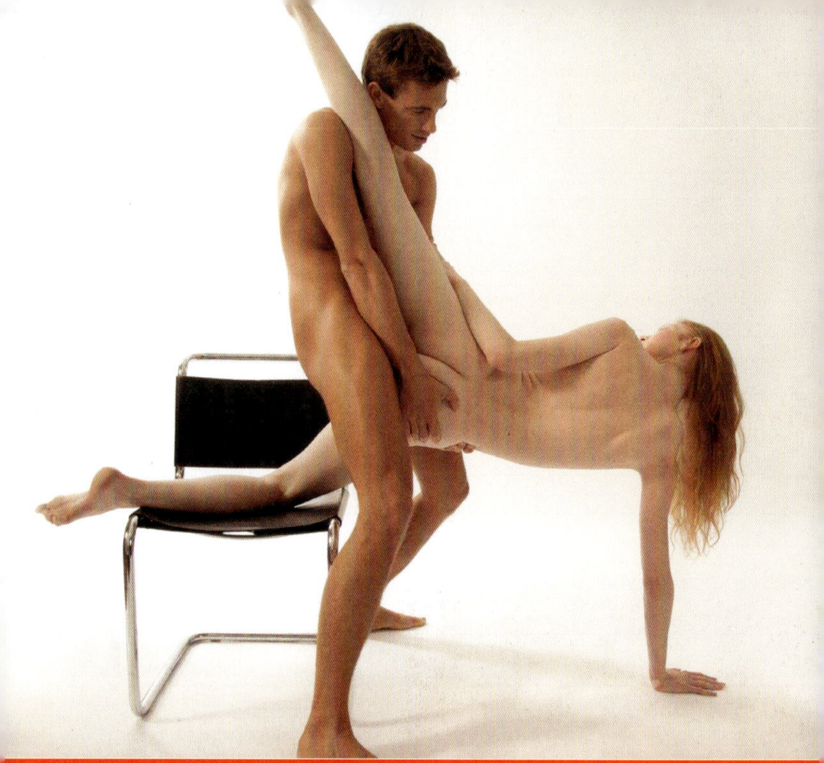

TAG 334

PREKÄRE LAGE

Sie legt ein Bein auf einem Stuhl ab und stützt sich mit einer Hand auf dem Boden auf. Das andere Bein legt sie auf der Schulter ihres Partners ab, der zwischen ihren Beinen steht, ihren Po umfasst und in sie eindringt.

TAG 335

STARKE FRAU

Sie schnappt sich ein paar Hanteln und stellt sich aufrecht hin, während ihr Partner von hinten in sie eindringt. Sie hebt, er stößt – und massiert mit seinen Händen Brüste und Klitoris.

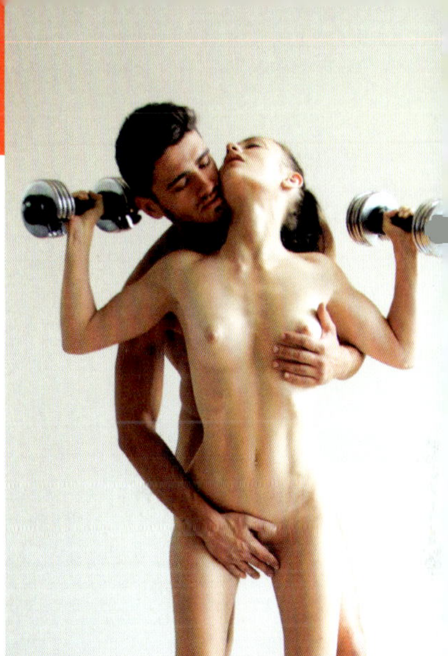

TAG 336

MIT GUMMI

Für diese Stellung brauchen Sie ein elastisches Gymnastikband, das Sie irgendwo sicher befestigen können, z. B. an einer Klimmzugstange. Sie ergreift dieses Band, während sie sich auf ihren unter ihr liegenden Partner setzt und nun lustvoll wippen kann.

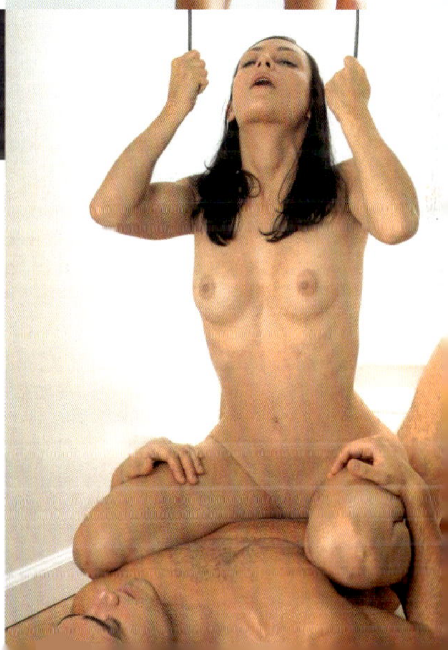

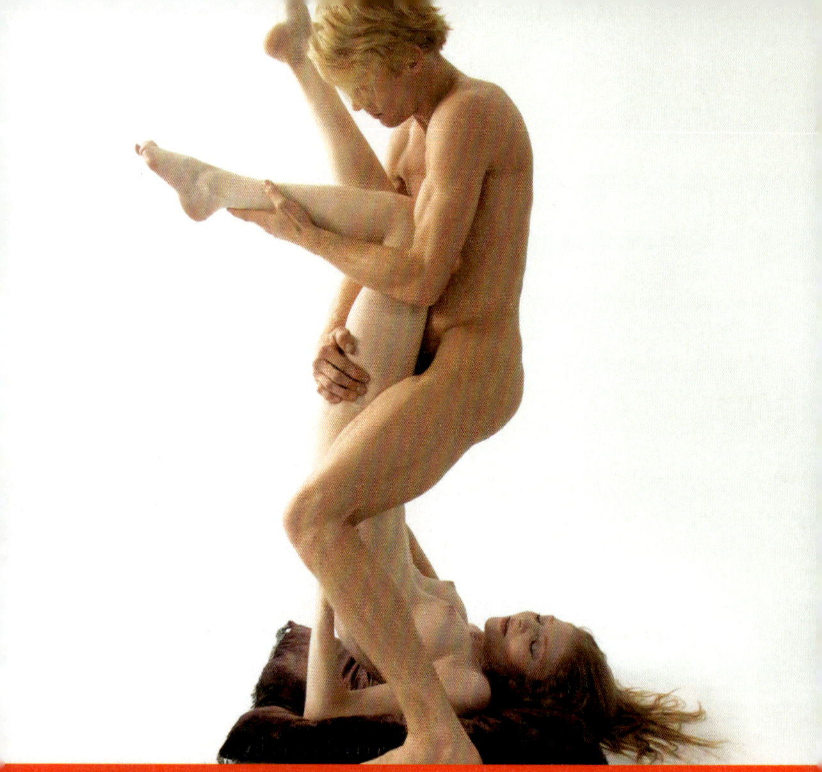

TAG 337

KOMPLEXE LUST

Sie begibt sich aus der Rückenlage in den Schulterstand, er umfasst ihre Beine und dringt von oben in sie ein. Der Schlüssel zu dieser Stellung sind Kommunikation und Koordination, ein Kissen kann auch nicht schaden …

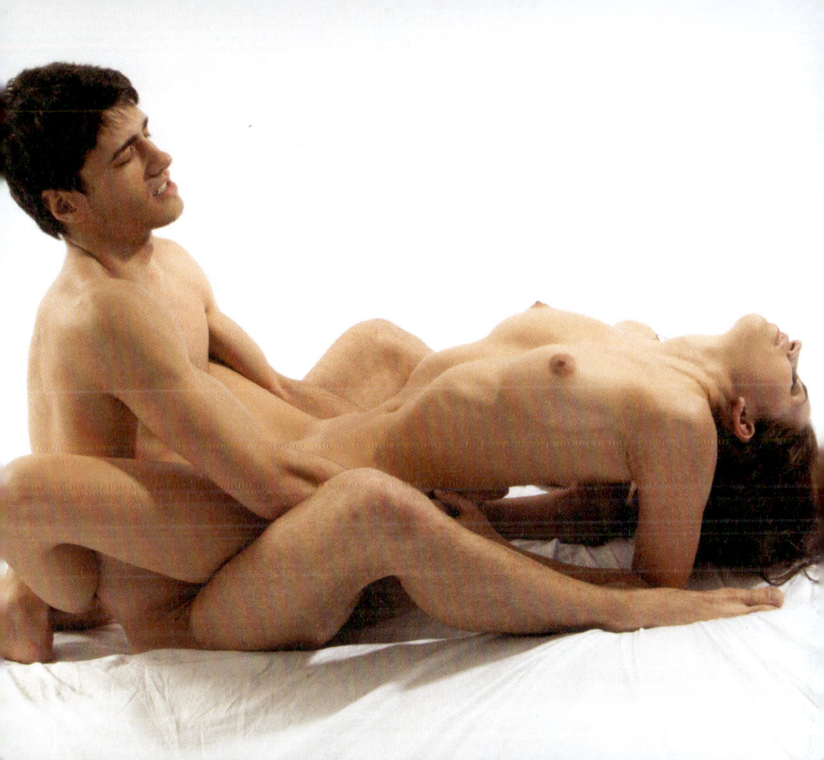

TAG 338

DIE VENUSFALLE

Sie sitzt auf seinem Schoß und beugt sich nach hinten, wobei sie sich auf den Unterarmen abstützt. Ihre Beine verschränkt sie hinter seinem Rücken. Er kann sie entweder im unteren Rücken stützen oder Brüste und Klitoris streicheln.

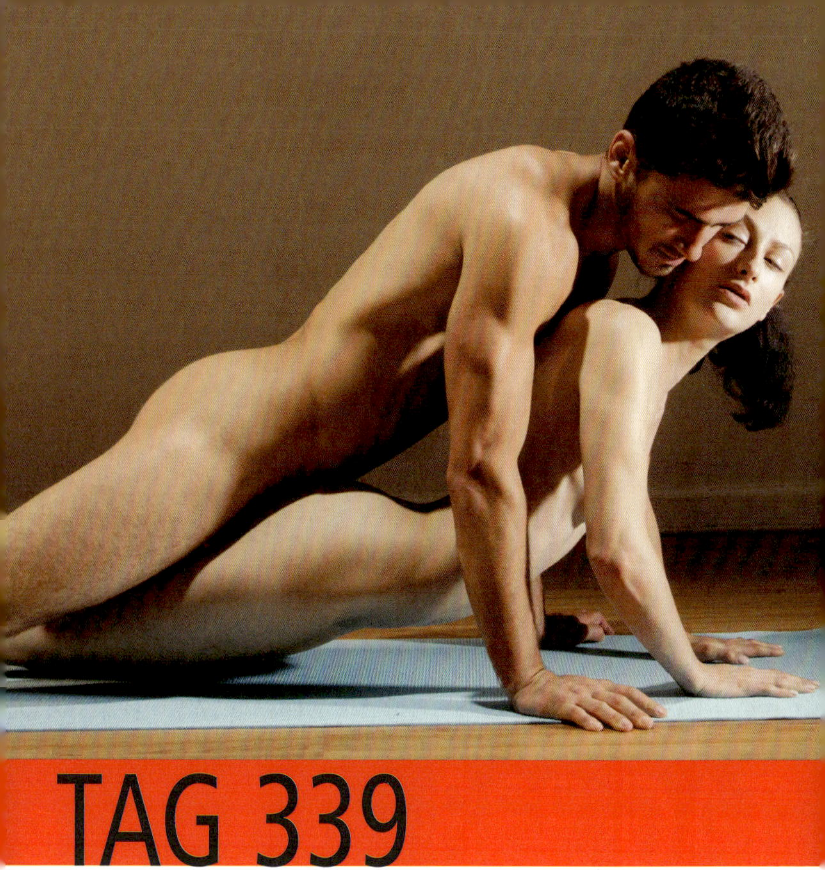

TAG 339

LIEGESTÜTZ DER LUST

Sie legt sich auf den Bauch und geht in den Liegestütz. Ihr Partner liegt in einer ganz ähnlichen Position auf ihr und dringt von hinten in sie ein. Gemeinsam machen sie so viele Liegestütze wie möglich, ohne dabei den Kontakt zu unterbrechen.

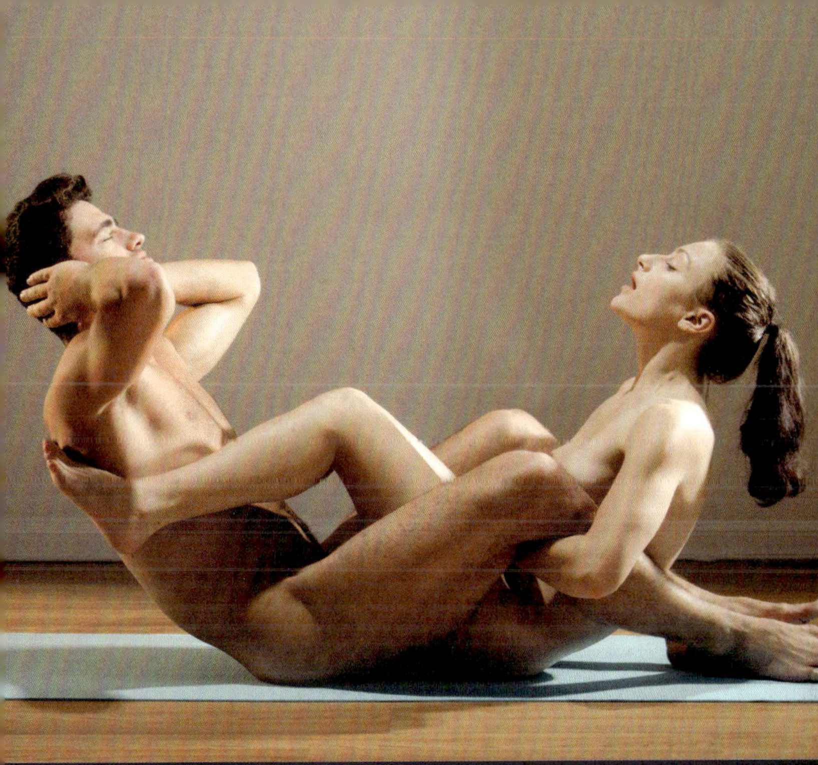

TAG 340

GUT FÜR DIE BAUCHMUSKELN

Er sitzt auf einer Yogamatte, hat die Hände hinter dem Kopf und die Beine aufgestellt und macht Sit-ups. Sie unterstützt sein Fitnesstraining, indem sie mit ihrem Schoß nah an seinen heranrutscht, seinen Penis einführt und dabei seine Waden festhält.

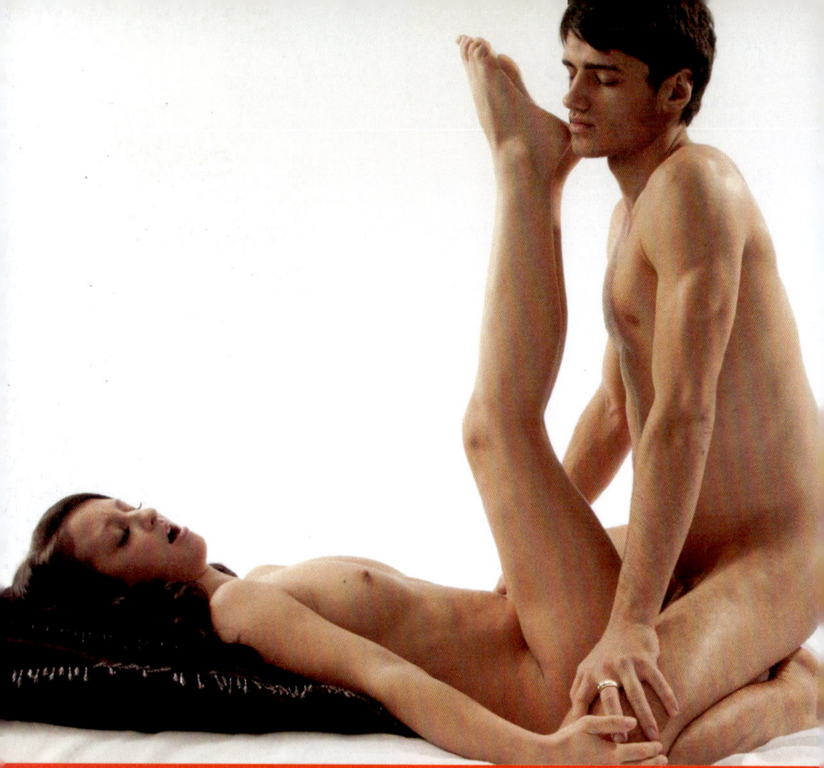

TAG 341

SPIEL MIT DEM FEUER

Sie liegt auf dem Rücken, hebt ihre Beine an und berührt mit den Fersen das Kinn ihres Partners. Er hockt kniend vor ihr, dringt in sie ein und ist in der perfekten Position, um ihre Klitoris zu stimulieren.

TAG 342

WINTERWÄRME

Nichts wärmt im Winter so sehr wie eine heiße Umarmung. Er kauert sich auf den Boden, sie setzt sich auf seinen Schoß und führt seinen Penis ein. Inniges Umarmen und Kuscheln erlaubt!

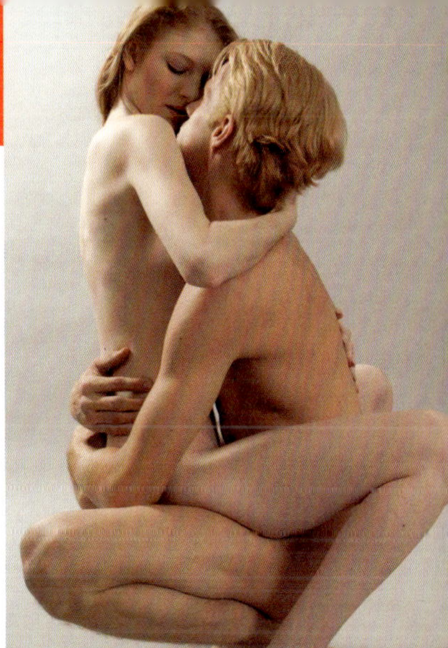

TAG 343

AUF DER SUCHE NACH SÜSSEM

Sie begibt sich in einen halben Schulterstand, während er sich nach vorn beugt und zwischen ihren Beinen offensichtlich etwas sucht – wahrscheinlich süßen Nektar …

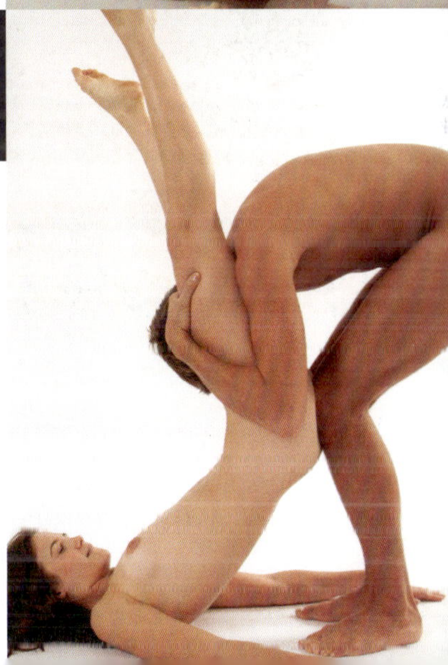

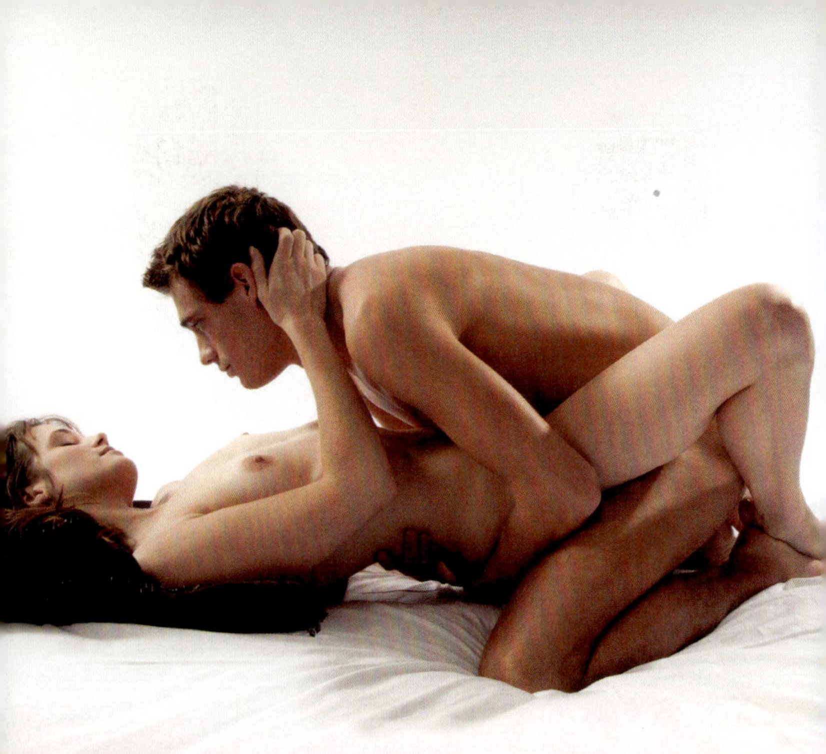

TAG 344

GUT UNTERGEBRACHT

Sie liegt auf dem Rücken, Kopf und Schultern ruhen auf einem Kissen. Dann hebt sie ihr Becken so weit an, dass ihr Partner sich kniend unter sie schieben kann. Während er anal in sie eindringt, beugt er sich nach vorn und küsst ihre Brüste.

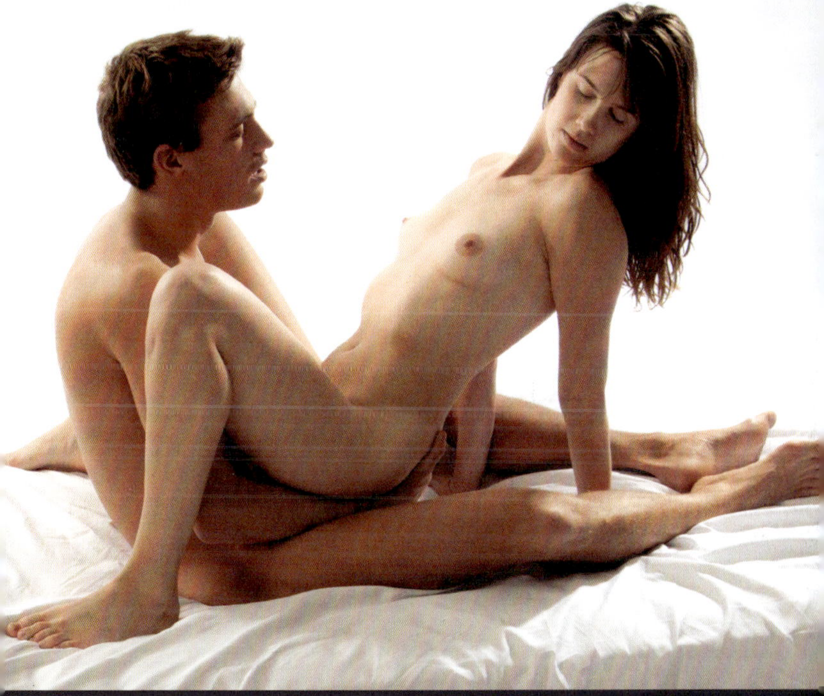

TAG 345

DAS BUTTERFASS

In dieser Analposition bereiten sich die Partner zunächst mit Gleitmittel vor. Er setzt sich mit ausgestreckten Beinen auf das Bett, während sich seine Partnerin auf seinem erigierten Penis niederlässt. Mit den Händen unterstützt er die kreisenden Bewegungen ihrer Hüften.

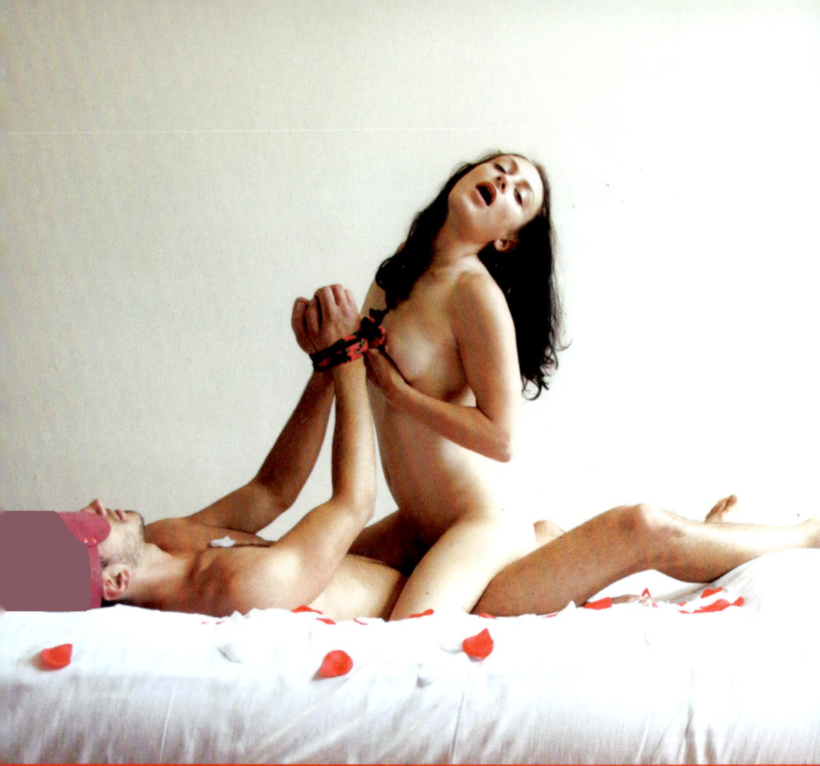

TAG 346

DU GEHÖRST MIR

Er liegt mit verbundenen Augen und gefesselten Händen auf dem Rücken. Sie setzt sich rittlings auf seinen Schoß und führt seinen Penis ein. Während sie sich auf und ab bewegt, zieht sie auch seine Hände mit nach oben, was das Eindringen noch vertieft.

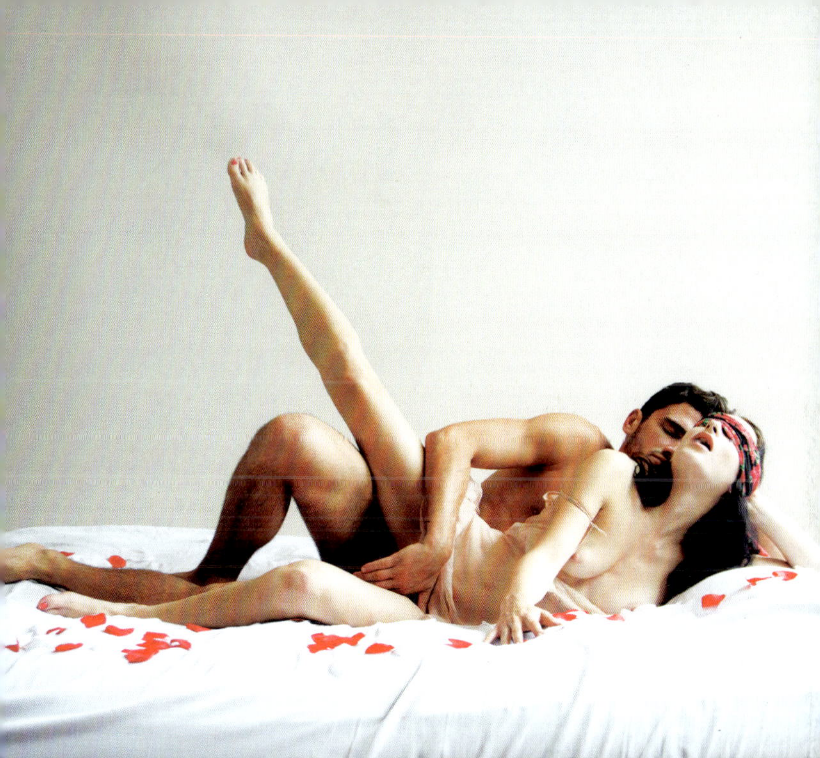

TAG 347

DER HEISSE KNOPF

Die beiden Partner liegen auf der Seite hintereinander – er hinter ihr. Sie hat die Augen verbunden und streckt ihr oberes Bein, damit er von hinten in sie eindringen kann. Er hat freien Zugang zu ihrer Klitoris und nutzt das auch schamlos aus.

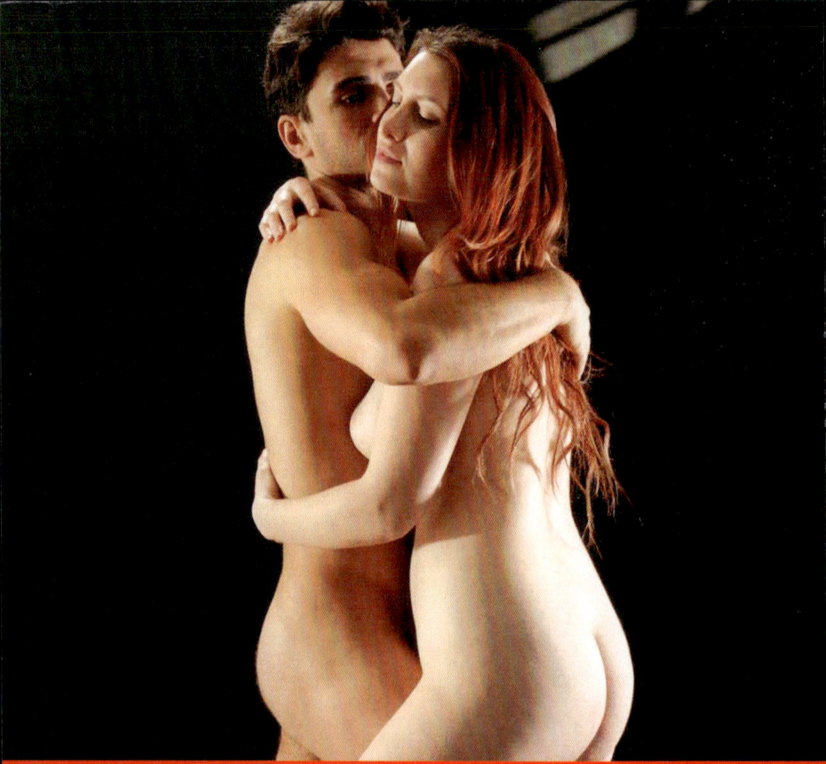

TAG 348

DIRTY DANCING

Die beiden Partner stehen sich gegenüber und schlingen die Arme umeinander. Er dringt in ihre Vagina ein, und gemeinsam bewegen sie sich tanzend durch den Raum. Wer führt, bleibt den beiden überlassen.

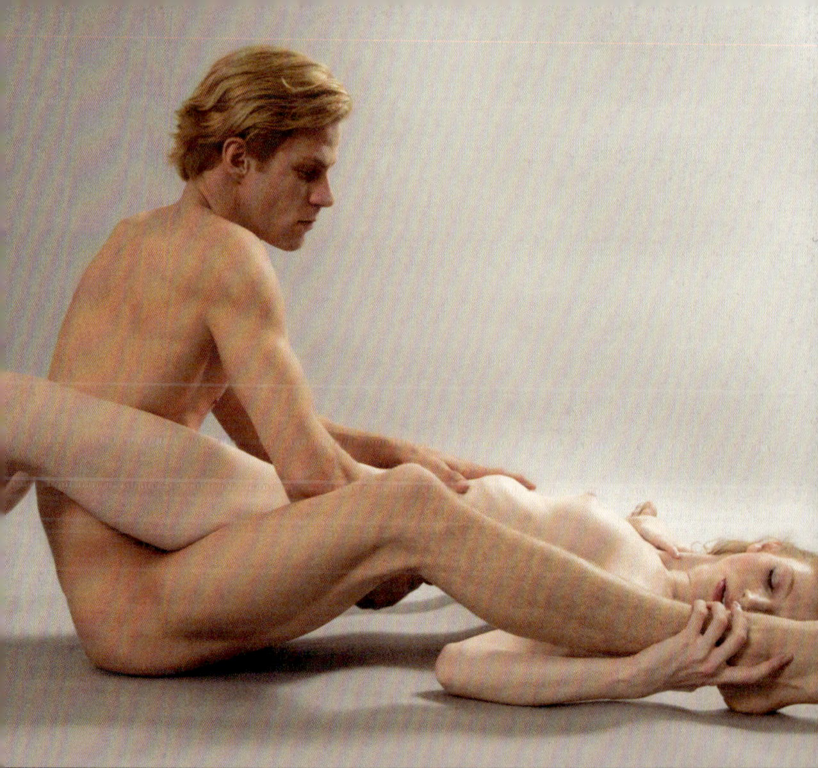

TAG 349

VERZAUBERT

Er sitzt mit weit geöffneten Beinen auf dem Boden. Sie setzt sich auf seinen Schoß und lehnt sich zurück, bis sie den Boden berührt. Er dringt in sie ein und dirigiert mit ihren Hüften die Bewegungen.

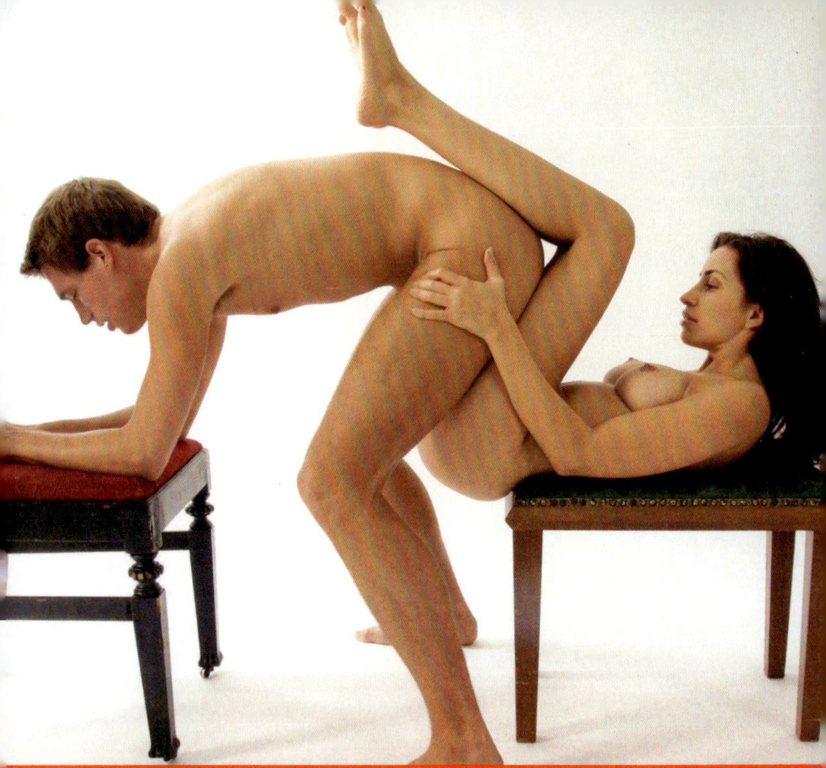

TAG 350

BERMUDA-DREIECK

Sich beim Sex zu verlieren, tut manchmal gut. Sie legt den Oberkörper auf einem Hocker ab und hebt Kopf und Beine an. Ihr Partner wendet ihr den Rücken zu, beugt sich nach vorn, stützt sich mit den Unteramen auf einem Stuhl ab und dringt in dieser Position in sie ein. Beide sind völlig orientierungslos.

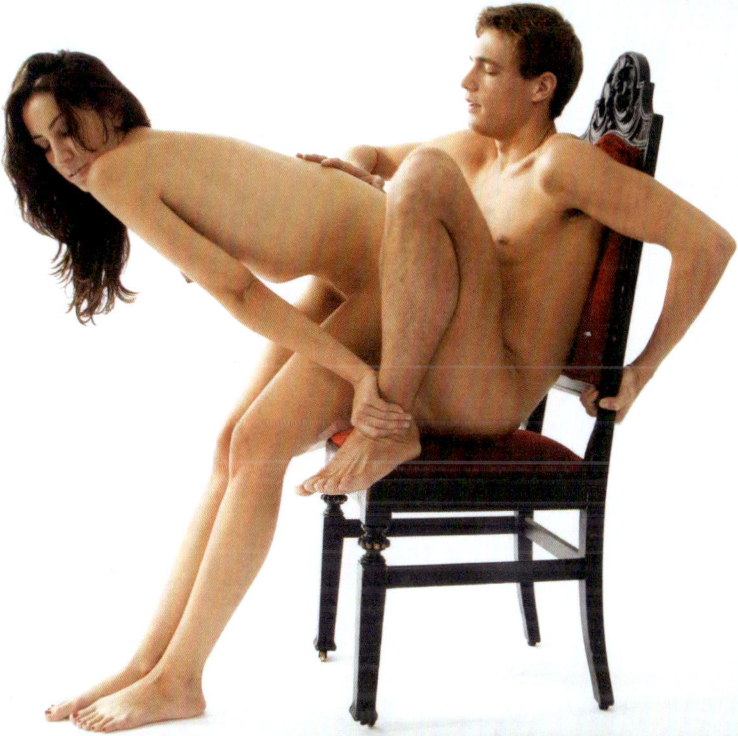

TAG 351

KANNST DU MICH DAZWISCHENSCHIEBEN?

Er sitzt mit gespreizten Beinen auf einem Stuhl und stellt die Fersen auf der Stuhlkante ab. Sie lässt sich rücklings auf seinem Penis nieder.

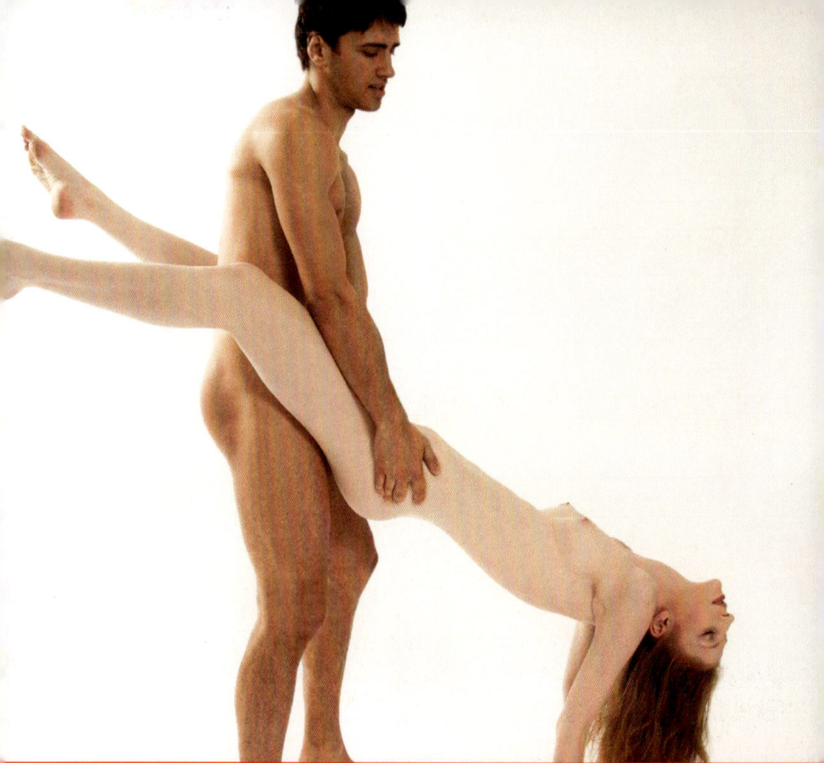

TAG 352

ZEIG DICH

Er hebt seine Partnerin in der Taille hoch, während sie ihre Beine um ihn schlingt. Dann lehnt sie sich zurück und stützt sich mit den Händen auf dem Boden ab. Er dringt in sie ein und hat einen wunderbaren Blick auf ihre Brüste und ihr Gesicht.

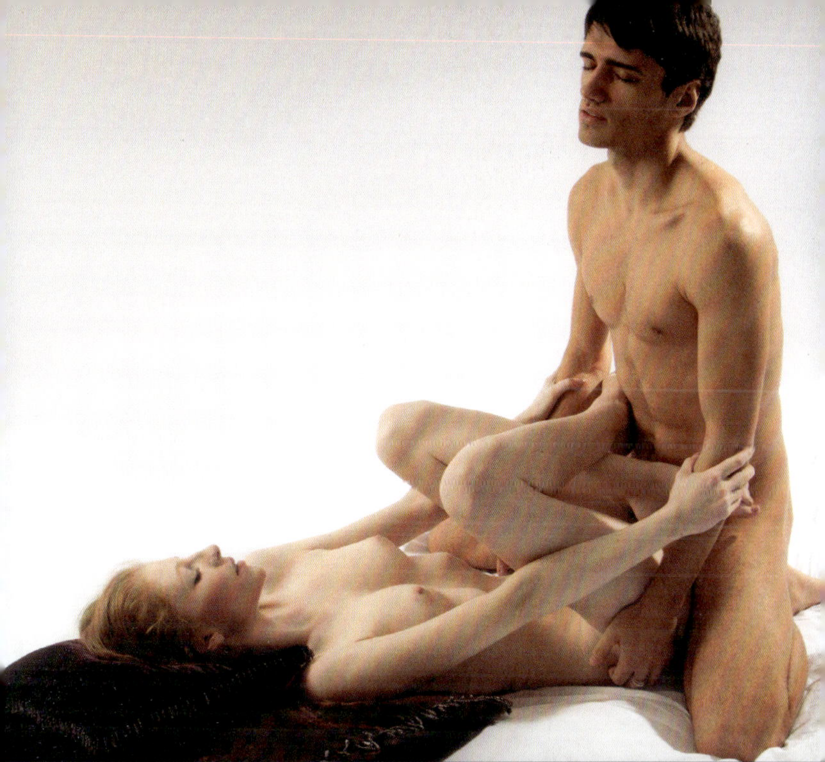

TAG 353

SEXY YOGA

Wer hat behauptet, man könne Yoga nicht im Bett ausüben? Sie liegt auf dem Rücken, hebt die Beine an und verschränkt die Unterschenkel, während er im Fersensitz in sie eindringt.

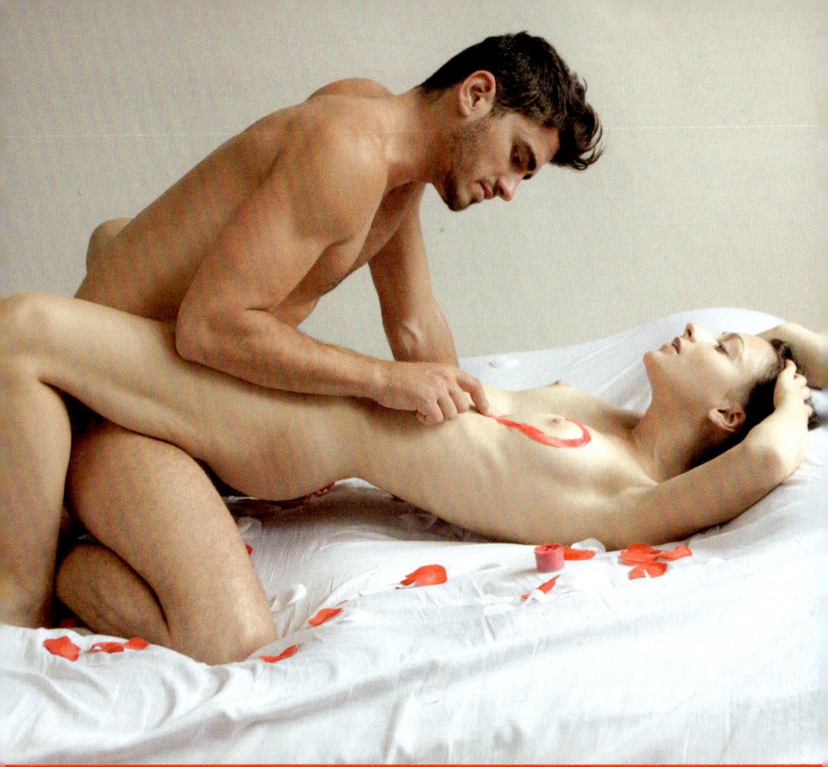

TAG 354

MIT HERZ

Sie liegt auf dem Rücken und hat die Beine um die Hüften ihres Partners geschlungen. Er bemalt ihre Brüste mit essbarer Körpermalfarbe und dringt kniend in sie ein. Wenn er möchte, kann er sein Kunstwerk gleich aufschlecken.

TAG 355

DER SAUBER-MANN

Nein, für diese Stellung müssen Sie sich nicht extra schmutzig machen. Die beiden stehen einander gegenüber, und er fährt mit einem seifigen Schwamm über ihre Brüste. Sie schlingt ein Bein um seinen Schenkel, sodass er eindringen kann.

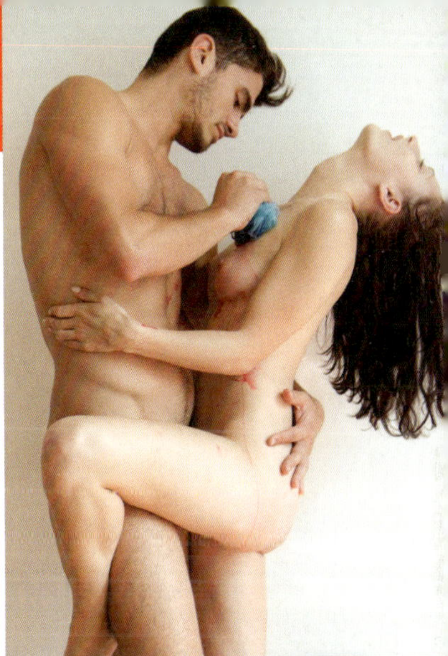

TAG 356

WASH 'N' BLOW

Beim Saubermachen nach einer Körpermalsession geht sie in die Knie, um dem Penis ihres Partners ihre volle Aufmerksamkeit zu widmen. Es steht ihm natürlich frei, sich dafür zu revanchieren …

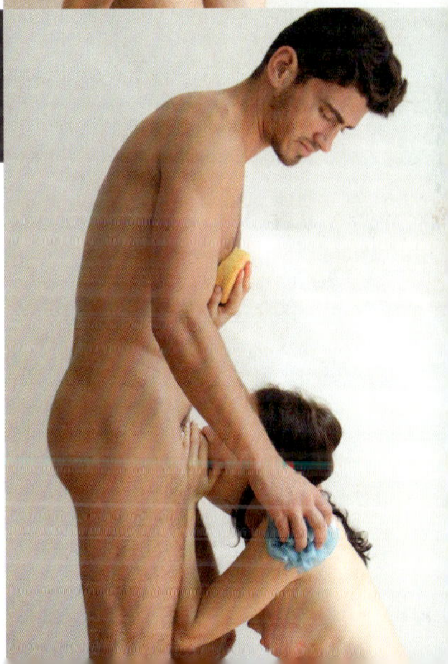

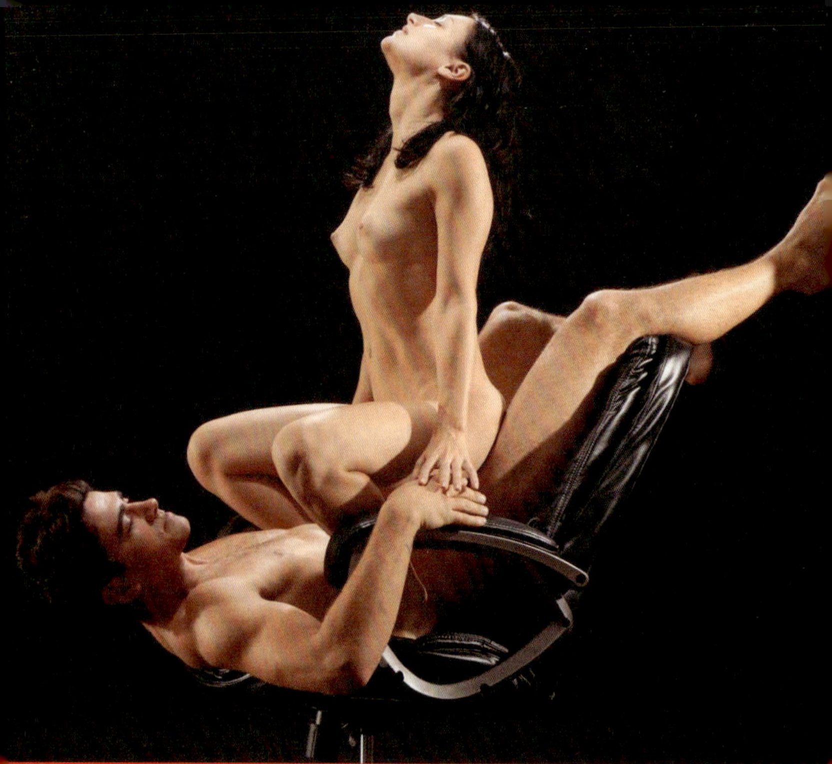

TAG 357

FEST IM SATTEL

Er legt sich so in einen Sessel, dass seine Beine über der Rückenlehne hängen. Sie hockt sich auf ihn und führt seinen Penis in ihren mit Gleitmittel vorbereiteten Anus ein. Ist alles stabil, kann sie hopsen.

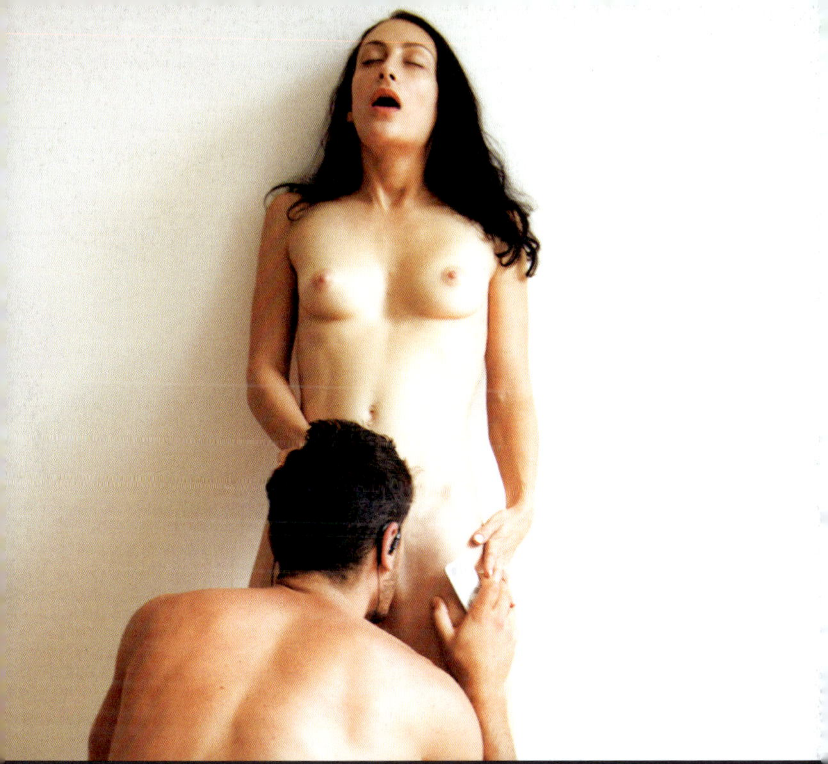

TAG 358

IN STIMMUNG

Musik ist auch beim Sex immer ein gutes Mittel, um in Stimmung zu kommen. Während er seine Partnerin oral befriedigt, summt er gleichzeitig die Melodie seiner Lieblingssongs mit. Sie werden von der Wirkung überrascht sein!

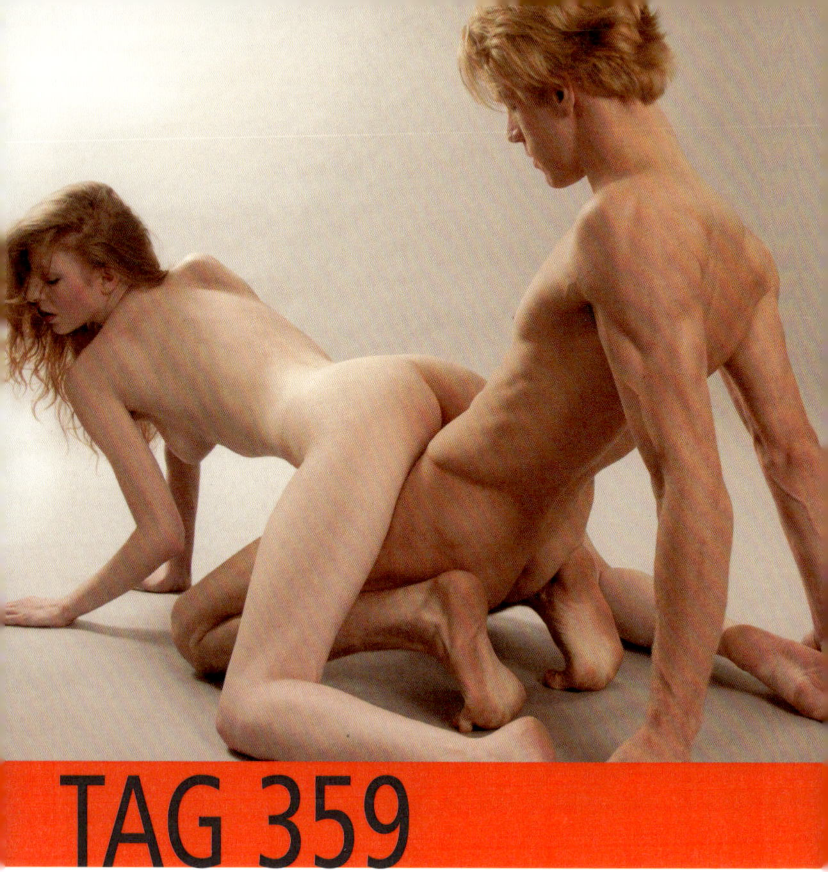

TAG 359

PARALLEL EINPARKEN

Sie begibt sich in den Vierfüßlerstand, hat die Beine aber weit geöffnet. Er sitzt auf seinen Fersen und dringt von hinten in sie ein; dabei muss er sich auf den Händen abstützen und das Becken anheben.

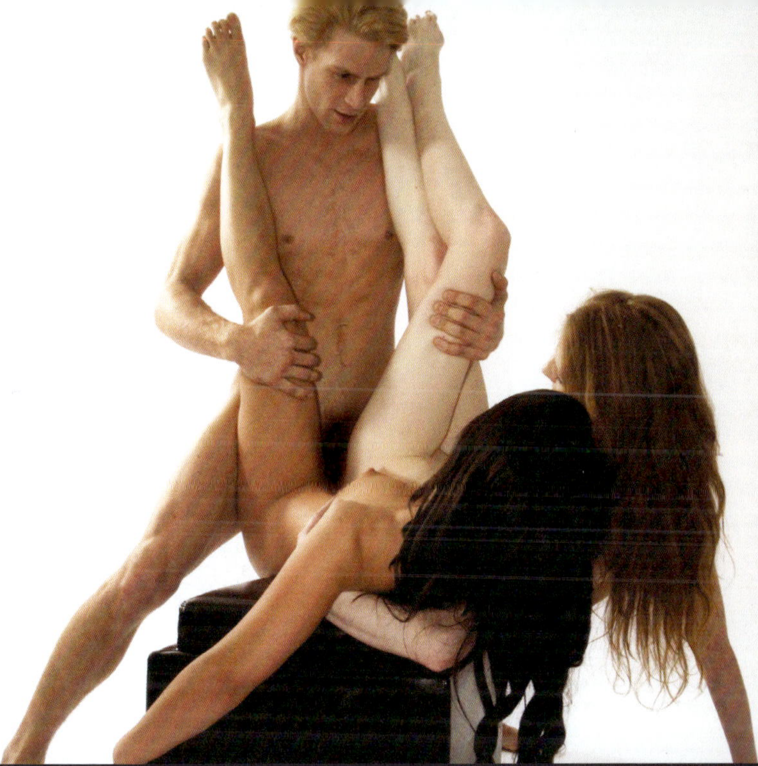

TAG 360

DIE QUAL DER WAHL

Diese Stellung ist etwas knifflig: Eine Frau liegt rücklings auf einem gut gepolsterten Hocker, ihre Freundin liegt in fast der gleichen Stellung auf bzw. neben ihr und stützt sich mit einer Hand auf dem Boden ab. Er dringt abwechselnd im Stehen in sie ein.

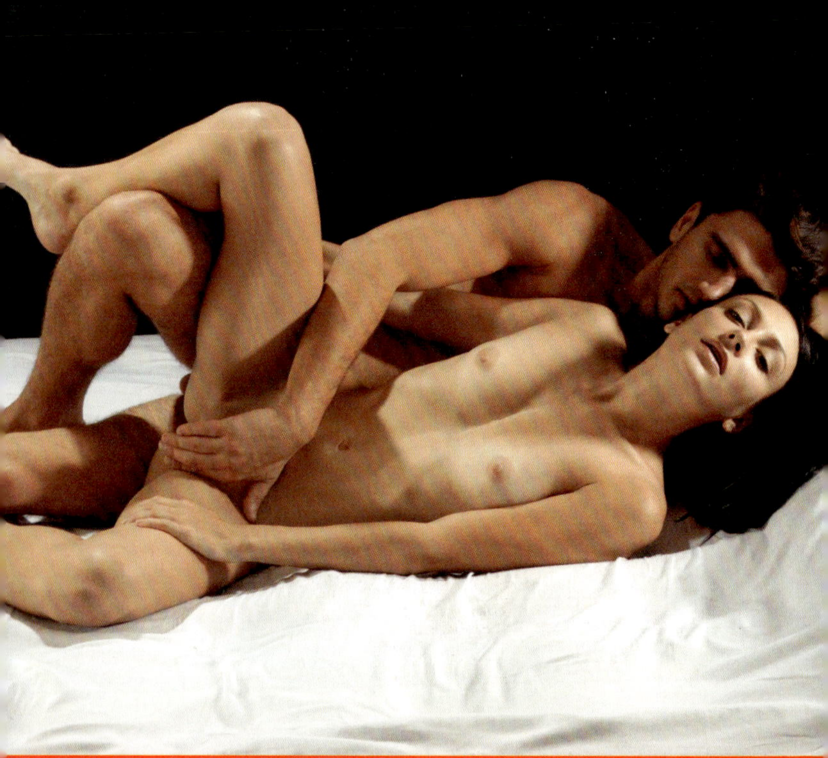

TAG 361

AUF STREICHELN SETZEN

Er und sie liegen seitlich hintereinander, sie legt ihre Wade auf seinem Oberschenkel ab. Während er in ihren Anus eindringt, hat er die Hände frei, um ihre Klitoris zu stimulieren – und sie natürlich auch.

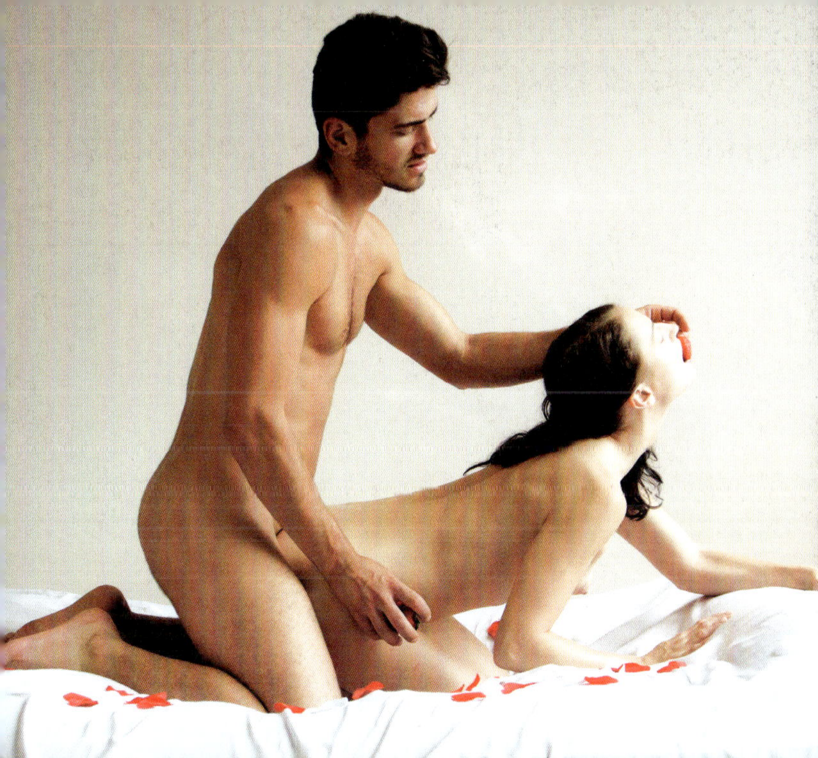

TAG 362

BRAVES HÜNDCHEN

Sie kniet vor ihm, während er von hinten in sie eindringt. Sie beißt von der Erdbeere ab, mit der er sie füttert, und er fährt mit der angebissenen Frucht über ihren Rücken, um ihre Spur mit seiner Zunge nachzuverfolgen.

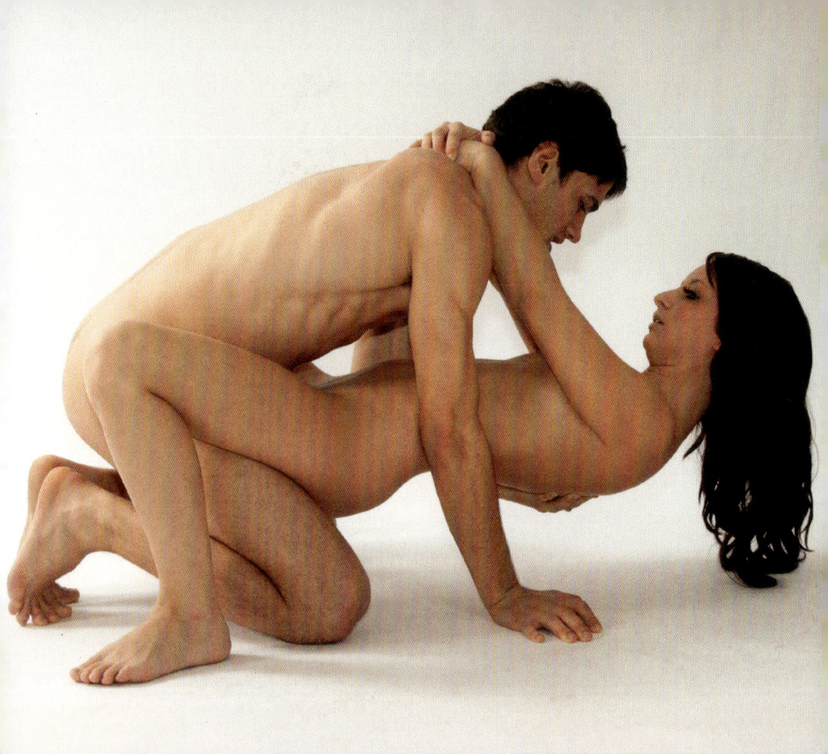

TAG 363

DAS PENDEL

Sie liebt es hart und schmutzig. Deshalb beugt sie sich aus seinem Schoß nach hinten und zieht ihn dabei mit nach unten, da sie seine Arme um seinen Nacken geschlungen hat. So kann sie von einer Seite auf die andere pendeln.

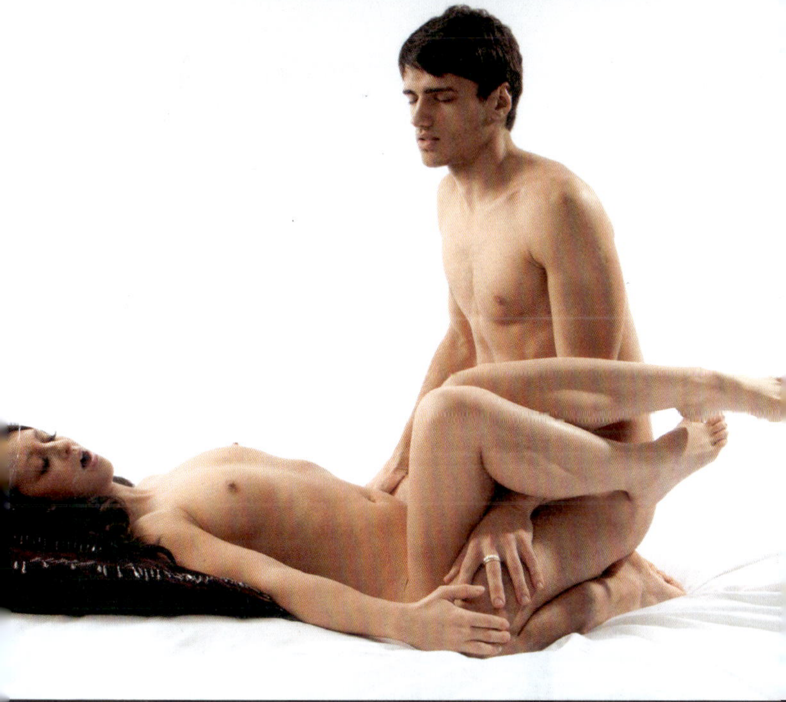

TAG 364

VOR UND ZURÜCK

Sie liegt auf dem Rücken und legt ihre Beine seitlich auf ihrem Partner ab, der mit weit geöffneten Beinen vor ihr kniet und in dieser Position in sie eindringt. Sie kann ihre Beine vor und zurück bewegen und damit die Eindringtiefe verändern.

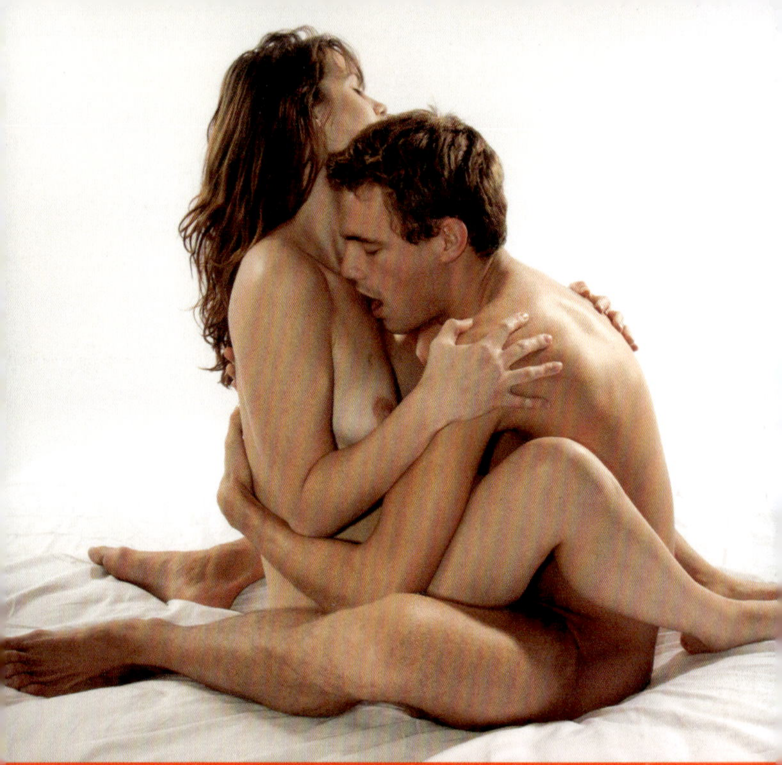

TAG 365

ENDLOSE UMARMUNG

Die Liebenden sitzen einander gegenüber, er legt seine Beine um ihren Körper. So kann er tief in sie eindringen, doch wichtiger bei dieser Stellung ist der enge und zärtliche Blick- und Körperkontakt.